常见老年病自我防治备要

主　编　洪善贻
副主编　林　刚　钟顺儿
编写人员（按姓氏笔画为序）
　　　　　王　芳　冯　奕　陈宁刚
　　　　　林　刚　茅行泰　施　航
　　　　　胡志鹃　钟顺儿　洪善贻
　　　　　夏齐国

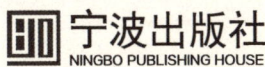
宁波出版社
NINGBO PUBLISHING HOUSE

图书在版编目(CIP)数据

常见老年病自我防治备要/洪善贻主编.—2版.—宁波:宁波出版社,2012.6(2017.6重印)
ISBN 978-7-80602-960-2

Ⅰ.常... Ⅱ.洪... Ⅲ.老年病:常见病—防治—老年大学—教材 Ⅳ.R592

中国版本图书馆 CIP 数据核字(2006)第 004017 号

常见老年病自我防治备要

主　　编	洪善贻
责任编辑	吴　波　胡雯艳
出版发行	宁波出版社(宁波市甬江大道1号宁波书城8号楼6楼　315040)
网　　址	http://www.nbcbs.com
电　　话	0574-87286804(发行部)　0574-87842506(编辑部)
印　　刷	浙江开源印务有限公司
开　　本	787毫米×1092毫米　1/16开
印　　张	19
字　　数	300千字
版　　次	2012年6月第2版
印　　次	2017年6月第3次印刷
标准书号	ISBN 978-7-80602-960-2
定　　价	36.00元

如发现缺页、错页、倒装等印装质量问题,可直接向本社发行部调换。

序

夫我国现代老年人人口大幅度增长,寿命亦在递增之中。当然,有其种种有利因素,此众所周知,不予赘言。惟余知老年人心态,十有其九希望能够再长寿而且健康,即俗谓:"无病乃是福。"

然而人至老龄,生命机能必然产生不同程度之退化,偶一不慎即易患病,有或不治,是老年人之最为关戚事也。但老年患者多重于医而少于防,孰不知医防结合,防重于医。

今洪君善贻,原系宁波市中医医院院长,内科主任医师,主治老年病多年,兼参与本市老年大学中医保健教育,对于老年病研究有素,学验具富,有鉴于老年人之疾苦,兹将多年临床经验心得,兼酌文献资料撰编《常见老年病自我防治备要》书册,旨在提高老年人医防知识,减少病恙而促进健康幸福。是则著书立说,较在临床际和教学中之宣告更可广泛,裨益良多。

近将付梓,嘱予为序,余读文稿后,深感钦佩,是亦增添人民保健事业之一翼也。

二〇〇五年十月廿三日
九十一叟钟一棠 草于无我斋

前 言

随着经济发展、社会进步和人民生活水平的提高,老年人在人口中的比例将会越来越大,据有关方面预言,2015年我国老年人人数将突破2亿,而到2050将超过4个亿。然而,由于生活节奏的加快、生活方式的改变以及周围环境的恶化等原因,诸如高血压、冠心病、糖尿病和老年痴呆症、癌症等常见老年病已明显增多,老年人的健康问题已十分突出。如何提高他们晚年的生命质量和生活质量,已越来越引起人们的关注。

我从事老年病的诊疗工作数十年,深深感到老年病预防的重要性,正如前贤朱丹溪所言:"与其救疗于有疾之后,不若摄养于无疾之先。……是故已病而后治,所以为医家之法;未病而先治,所以明摄生之理。夫如是则思患而预防之者,何患之有哉?"而在预防的过程中主要还是靠老年人自己。为此,我们编写了《常见老年病自我防治备要》一书。本书选编了20多种常见老年病,分节介绍了每种疾病的基本概念、临床表现及诊断、易患因素、预防措施和方法及中西药治疗概要等方面内容,力求在了解疾病的基础上,以预防疾病和自我调养为重点。希望本书能成为中、老年朋友所欢迎的自我保健读物,并从中获益。

本书在编著过程中,笔者参阅了大量的图书和国内外有关资料,在此,对有关资料的著作者表示衷心的感谢!

由于水平有限、时间仓促,书中难免有错误和不足之处,敬请读者提出宝贵意见。

洪善贻
二〇〇五年十月

目 录

序 …………………………………………………………… 001
前言 ………………………………………………………… 002

第一章 总论 ……………………………………………… 001
 第一节 老年病的概念 ………………………………… 001
 第二节 老年病的疾病特点 …………………………… 002
 第三节 老年病的病因 ………………………………… 005
 第四节 老年病的病机特点 …………………………… 006
 第五节 老年病的用药原则 …………………………… 009

第二章 各论 ……………………………………………… 012
 第一节 感冒 …………………………………………… 012
 第二节 慢性支气管炎 ………………………………… 018
 第三节 高血压 ………………………………………… 029
 第四节 冠心病 ………………………………………… 044
 第五节 慢性胃炎与消化性溃疡 ……………………… 061
 第六节 便秘 …………………………………………… 073
 第七节 慢性腹泻 ……………………………………… 083
 第八节 胆囊炎与胆石症 ……………………………… 092
 第九节 泌尿系统感染 ………………………………… 103
 第十节 慢性肾炎 ……………………………………… 112

第十一节　糖尿病 …………………………………… 122

第十二节　高脂血症 …………………………………… 136

第十三节　肥胖病 ……………………………………… 146

第十四节　痛风 ………………………………………… 157

第十五节　脑卒中 ……………………………………… 165

第十六节　失眠 ………………………………………… 176

第十七节　老年期痴呆 ………………………………… 186

第十八节　老年期抑郁症 ……………………………… 202

第十九节　颈椎病 ……………………………………… 213

第二十节　骨质疏松症 ………………………………… 223

第二十一节　腰椎间盘突出症 ………………………… 237

第二十二节　癌症预防概要 …………………………… 245

第二十三节　前列腺增生症 …………………………… 256

第二十四节　老年皮肤瘙痒症 ………………………… 265

第二十五节　老年性耳聋 ……………………………… 272

附录

主要穴位定位 …………………………………………… 280

按摩手法简介 …………………………………………… 285

方剂汇编 ………………………………………………… 288

主要参考书目 …………………………………………… 294

再版后记 ………………………………………………… 297

第一章 总论

第一节 老年病的概念

老年是生命自然演变所必经的一个阶段。人从婴幼儿期,经青少年期、中年期,到进入老年期是循序渐进的。在这一过程中,组织器官走向老化、衰退。因每个人发展速率并不一样,影响衰老的因素亦有很多,故每个人的衰老进度不会完全一致,从生理上很难明确哪一阶段即属老年。1982年,联合国召开的老龄问题世界大会提出"60岁及60岁以上的为老年人"。在我国,关于老年分期的规定是:45-59岁为老年前期(或称初老期),60-89岁为老年期,90岁以上为长寿期。

老年病又称老年期疾病,是指人在老年期所患的与衰老有关的,并且有自身特点的疾病。老年人患病不仅比年轻人多,而且有其特点,主要是因为人进入老年期后,人体组织结构进一步老化,各器官功能逐渐出现故障,身体抵抗力逐步减弱,活动能力降低,以及协同功能丧失等。老年病通常包括以下三个方面:

一、老年人特有的疾病

这类疾病只有老年人才得,并带有老年人的特征。它在人变老的过程中,随机能衰退或故障而发生,如老年性痴呆、老年性精神病、老年性耳聋、老年性白内障等。这类与衰老、退化、变性有关的疾病会随着年龄的增加而增多。

二、老年人常见的疾病

这类疾病既可在中老年期(老年前期)发生,也可能在老年期发生,但以老年期更为常见,或变得更为严重。它与老年人的病理性老化、机体免疫功能下降、长期劳损或由青中年期患病所致的体质下降有关,如高血压病、冠心病、糖尿病、恶性肿瘤、痛风、震颤麻痹、老年性骨关节病、老年性慢性支气管炎、肺气肿、肺源性心脏病、老年骨质疏松症、老年性皮肤瘙痒症、高脂血症、颈椎病、前列腺肥大等都属于这一类。

三、青、中、老年皆可发生的疾病,但在老年期发病则有其特点

这类疾病在各年龄段都有发生,但因老年人机能衰退,同样的病变,对于老年人则有其特殊性。例如,各个年龄段的人都可能患肺炎,但老年人患病则具有症状不典型、病情较严重的特点。又如,青、中、老年皆可患消化性溃疡,但老年人易出现并发症或癌变。

第二节　老年病的疾病特点

老年是人生中特殊的年龄阶段。由于老年人生理与病理方面的特殊性,老年人所患疾病的临床表现与中、青年人有所不同。疾病的发生、发展与转归有其特殊的规律和特征,而且即使是同一疾病,在不同老年人的身上有时也有很大的差异。一般来说,老年病有以下几方面的特点:

一、发病容易,起病隐袭

老年人由于生理机能的衰退和身体各组织器官的渐趋老化,导致体内正气逐渐虚衰,对各种致病因素的抵抗力及对环境的适应能力均减弱,因而容易发病。而老年病又多属于慢性病,其起病隐袭,发展缓慢,在相当长的时间内无症状,无法确定其发病时间,如动脉硬化、糖尿病及骨质疏松等。

二、症状不典型、不明显

老年人由于机体形态改变和功能降低,反应能力减弱,对于病痛及疾病的反应不像儿童与青年人那样敏感,因此自觉症状常较轻微,临床表现往往不典型。例如,老年人肺炎可无寒战高热,咳嗽轻微,白细胞数量不升高。老年人甲状腺机能亢进未必有同年轻人一样的典型症状,如多食易饥、怕热、出汗、眼球突出和甲状腺肿大等。由于老年人感觉减退,急性心肌梗死时很少像中年人那样有剧烈的胸痛,而是几乎没有疼痛的感觉或仅表现为轻微的胸闷感。泌尿道感染后的尿急、尿频、尿痛等膀胱刺激症状不明显,容易造成漏诊或误诊。老年人还往往不能清楚地讲明自己的病痛和不适。

三、病情发展快、变化多,易出现并发症

老年病虽起病隐匿,但由于老年人多有器官老化或者病理损害,造成脏器储备功能低下,一旦发病或受到刺激,某些原来勉强处于平衡状态的器官功能会迅速衰竭,从而使病情迅速恶化,危及生命。如老年人溃疡病,平时无明显胃肠道症状,直至发生消化道大出血才就诊,发现已并发出血性休克和肾功能衰竭,病情迅速恶化。老年人心肌梗死起病时仅感疲倦无力、出汗、胸闷,但很快会出现心力衰竭、休克、心律严重失常,甚至猝死等症状。

老年人由于正气虚衰,脏腑功能减退,对外界各种致病因素的抗御能力较弱,因此患病后并发症明显增多,如感染、水电解质紊乱、多器官衰竭、运动减少性疾病(如废用性肌肉萎缩、褥疮、骨质疏松、血栓、坠积性肺炎、尿路感染等)。

四、多种疾病常同时存在

一个老年人身上常常同时患有多种疾病。据统计,老年人平均同时患有4-6种疾病或更多,如一个老年人可能同时患有高血压、冠心病、高脂血症、颈椎病、白内障、腰肌劳损等。老年人一人多病的现象极为常见。一种是多系统同时患有疾病,如有的老年人患有高血压、冠心病、慢性胃炎、糖尿病、胆石症等多种疾病,累及多个系统;另一种是同一脏器、同一系统发生多种疾病,如慢性胆囊炎、慢性胃炎、慢性结肠炎等同时存在,增加了诊断和治疗的困难。

五、病程长,恢复慢

由于老年人阴阳俱虚,脏腑功能衰退,对机体出现的病理状态不能进行有效的调节,患病后往往不易恢复,或恢复缓慢,甚至有不少疾病还留下后遗症。

六、易反复,难根除

由于老年人正气虚弱,抗病能力差,不能有效地阻止病情的发展,而且,老年人对疾病的反应性差,临床表现不典型,易误诊或漏诊,不能做到早期诊断和早期治疗,因此易造成病程迁延、病情反复,难以彻底根治。

七、药物反应大,易相互影响

由于老年人脏腑功能减退,导致对药物的敏感性降低,对药物的耐受程度及安全幅度均明显下降。另外,由于老年人常身患多病、常需多药合用等原因,因而更容易出现药物不良反应(一般比中年人高3倍),而且一旦出现,其程度也较中年人严重。据有关资料统计,在41-50岁的病人中,药物不良反应的发生率是12%左右,80岁以上的病人则上升到25%上下。

第三节　老年病的病因

一、体质衰老，积损成疾

随着年龄渐高，人的体质也逐渐衰老，除抗病能力下降、易感受外邪而致病外，衰老本身也表现出疾病之象。有些老年病实际上是体质衰老的结果，如脾肾虚亏的老年性耳聋、老年健忘症等等。这些非外邪所致的老年病的发病基础是老年人本身的体质衰老，这是老年病发病的共性特征。

二、衰老受邪，乱而相引

疾病的发生发展必须具备两个条件，即外部条件和内部条件。各种体外致病因素即所谓"邪"，构成了发病的外部条件；而机体的抗病机能、调节机能即所谓"正"，构成了发病的内部条件。老年人因外邪入侵而发病，必须有以下条件的变化：衰老受邪，乱而相引而发病。从疾病的发生讲，虽然外部条件是必不可少的一个方面，但是决定疾病发生的因素，更重要的是人体内部条件。《景岳全书》把老年人感受外邪的原因归为年老正气日衰，即所谓"衰老受邪"。至于感邪后又如何发病，《黄帝内经》早已指出：年老"血气虚，脉不通，真邪相攻，乱而相引"而发为老年病。其"乱而相引"一语高度概括了老年病的发病原因，说明老年人机体功能本来就较弱，若有外邪入侵，则使气血阴阳逆乱而发病。故可以说，衰老是受邪的前提，也是发病的基础。

三、心理衰老，易伤七情

老年人具有易伤"七情"的生理特点，容易受外界因素及机体内部衰老变化的影响而出现各种情志变化。由于脏腑功能的衰减,气血虚亏,老年人的各种感知能力也明显下降。此外,老年人由于社会角色、社会地位等的改变,多种事件(包括家庭、社会、个人等)的影响,均能刺激、加剧其心理活动,出现种种变化。因此许多老年人都会表现出不同程度的心理衰老,表现形式多种多样,如性格改变,喜怒无常,自负孤独,喜谈往事,自私,多疑,忧郁,睡眠障碍,记忆力下降,抑郁焦虑,注意力难以集中等等。七情之伤不同于外感之邪先伤肌肉皮毛,而是直接影响脏腑经络功能,造成阴阳气血失调。因此,老年人的情志变化直接影响着许多内伤疾病的发生和发展。突然、强烈而持久的七情刺激,会使人体气机紊乱和脏腑阴阳气血失调。过喜伤心,神散不藏而失眠、心悸;大怒伤肝,肝阳暴涨而中风厥仆、眩晕头痛、耳鸣耳聋、呕逆吐血;思虑伤脾,脾不运化而脘腹胀满、食欲不振;悲忧伤肺,肺气虚衰而胸闷气短;恐惧伤肾,神无所归而惊悸怔忡。不良情绪不仅可诱发多种疾病,还可使病情日益恶化,甚至导致突然死亡。因此七情内伤是老年病的一个重要病因。

第四节　老年病的病机特点

病机,就是疾病发生、变化和发展的机理。老年病的病机变化存在着邪正斗争、阴阳失调和升降失常等几类基本的矛盾运动,同时,又具有老年病的病机变化特点。

一、多脏受损

老年病在临床表现上常呈现出易发病、易传变的特征,至于病机变化的原因,乃是多个脏腑受损,即某脏发病,同时其他脏腑也受到损伤,受损脏腑或同时发病,或之后发病。据调查,住院老年病患者中,累及多脏者多于健康老年人,80岁以上老年病人累及多脏者又多于65岁以上老人,这说明老年人的年龄愈大,患病后受损脏腑就愈多,受损的程度也愈重。

多脏受损有渐损和骤损之分,渐损以脏腑之虚为病机特点,骤损以脏腑邪滞为病机特点。前者多见于老年慢性病过程中,后者常见于老年急症过程中。脏腑受损以肾、脾虚为多,其次为肺气虚。虚损累及两脏者(以脾、肾两虚为主)居首,虚损累及三脏者(以肺、脾、肾为最多)次之,虚损累及四脏者再次之。临床上老年病病人肾阴多亏,脾肺之气常衰,有腰膝酸软、耳鸣、听力减退、二便失调、气短、流涎、多涕、脱发、皮肤干燥等症。导致老年患者多脏渐损的原因主要是久患慢性病,损伤正气,加上老年人脏腑精气本就不足,得病后则更易受损。脏腑骤损常见于老年急症,一般病初以邪实为主,后期则正气匮乏,多脏衰竭。多脏衰竭是大多数老年病尤其是老年急症发展的最终后果,也是老年病病死的主要原因。老年急症的多发脏腑以肺系、心系、肝系(包括风病)为主。而非老年人急症则以肾系为多,其次为肺系、心系。老年人常见的多脏骤损有中风病中的"心脑卒中"、肺胀病中的"肺病及心"、心悸病中的"心肾同病"等。多脏骤损与年老五脏皆不坚、抗病力弱、修复能力差,以及久病虚损、留邪有关。

二、阴阳并虚

老年病多虚,其虚的病机特点是阴阳并虚,临床上常见老年病人阳虚中夹有阴虚,阴虚中又伴有气虚或阳虚的症状,而单纯的阴虚和阳虚较为少见。这并不是说老年病既损阴又损阳,而是说不论是老年热病伤阴，还是老年寒病损阳，都以阴阳并虚或并损为病机变化特点，只是虚损的主次不同。

老年病以阴阳并损为病机变化特点，关键在于老年病人本身的阴阳水平偏低。年迈之人，气血津精多有亏损，不论是生理性的亏损还是病理性的亏损，都使得老年人阴阳保持在低水平的平衡状态下，不仅这种平衡易遭破坏而发病，而且发病后的伤阴或损阳，只能使阴或阳更虚，阴虚不能养弱阳，阳虚不能长弱阴，故而出现阴阳并损的情况。从脏腑阴阳来分析，老年病人常肾阴亏虚，肾阴虚不能化气，使气亦虚。若内伤劳倦、饮食不节，导致脾气虚弱，运化无权，致使水谷精微生化不足，阴液之源枯竭，使阴更虚。两者皆能形成气阴两虚证，若气虚重而见寒象，则成阴阳两虚证。

三、多痰多瘀多风

老年人脏腑功能减退，尤其是肾虚脾弱，肾不化气，脾失健运，不能升清降浊，运化水湿，使水液代谢障碍，水湿停留而成痰饮；久患宿疾之人，往往痰饮内伏，因复病或外感六淫而发病。痰阻血道，气郁血瘀，血瘀则水渗脉外，又可聚水聚湿而成痰饮。临床上眩晕、痰壅气急、肢体麻木或哮喘、肥胖、舌苔腻垢为特点者，多为痰邪所致。

老年人多见正气虚衰，运血无力，可导致瘀血内停。不通则痛，故在临床上多见固定部位的疼痛，如胸胁痛、脘腹痛、头痛、肩周关节凝痛等，以及出血紫暗，唇舌紫暗或有瘀点、瘀斑为特点者，为瘀血使然。

老年人正气不足，风邪易于入中，加之老年之人，津液亏损，不能涵养肝木，致肝阳上亢，肾虚肝旺，虚风内扰，故老年病多见风证。风邪为病，并于卫分，阻遏四肢经络，故四肢顽麻，肌肤不仁,口眼歪斜,半身不遂;肝风循经上扰巅顶,则眩晕欲倒,耳鸣;风邪阻于会厌,致语言謇涩不利。风胜则动,故可见抽搐、颤振、摇动等。

第五节 老年病的用药原则

一、顾护脾胃,择以平和

脾主运化,胃主受纳,"善治病者,唯在调和脾胃"。这对老年人来说尤为重要,因为老年人肠胃虚薄,不能消纳,故在治疗中要步步顾及脾胃的功能,用药时应以阴阳和平、药性温和之品为宜,以保持老年人的脾胃健运功能正常。如药力过猛,或攻伐太甚,必致虚不受纳,体不任攻,非但不能达到治疗效果,反而会加重病情。总之,在治疗老年病时,选方用药均应注意脾胃之升降作用和运化功能,即用滋补勿过呆腻,攻下时勿过其量,用凉不过寒,用热不过燥。谨守健运之机,勿伤脾升胃降之职,调理脾胃,顾护胃气,此乃"养老人之大要也"。

二、因人而异,对症下药

衰老虽是老年病发病过程中的一个共同的病机特点,但是不同的老年人在阴阳盛衰、气血偏颇、脏腑亏损、经络阻滞等方面又各有不同,所以治疗上应分别选用不同的药物治疗,如药不对症,人参也会致害。

此外,老年人个体体质的特殊性,可导致对某种致病因子或疾病的易感性,如老年人因肾气衰,多有痰饮咳喘、肥胖痰湿者,多患中风胸痹等病;瘦弱多火之人常有消渴、干燥证。老年人个体体质的差异性,又往往导致对某种疾病发展变化的特异性,也就是说不同的个体体质,具有不同的疾病转化,同受外热,如其素体阴虚,则易传心营易患心包、营分重证;而阳虚之人,得病之后易陷三阴而呈现虚寒证。另外,有些老年人对某些药物又有特别敏感的反应,故对老年人用药更应做到因人而异,对症下药。

三、慎施攻伐,中病即止

老年之人,五脏不坚,形体皆衰,阴阳平衡失调,气血运行发生障碍,在治疗用药时如药力过猛,攻伐太过,体不任攻,则不但达不到预期的治疗目的,反而会引起不良的后果。但这并不是说老年病不可用攻邪之法,老年人虽多体虚正衰,但因"衰老受邪"、"积损成疾",故老年患者又多虚实夹杂,如有邪实之证,则不必囿于年高体虚不可攻下之偏见。但老年病之攻邪,须中病即止,切不可妄加克伐,过伤正气,特别是峻猛有毒或大热、大寒之药,如大戟、芫花、甘遂、巴豆、天仙子、马钱子等,以及含汞(朱砂、轻粉)、铅(黑铅丹)、砷(雄黄、代赭石)、铜(胆矾)、铝(明矾)等中成药均应慎用,不宜久服。

四、初剂宜轻,随机调整

老年人气血渐衰,脏腑功能减退,对药物的耐受力也会减弱。故对老年人用药,不但是作用峻猛的攻下祛邪药物,易损正气,用量要减少;就是对身体衰弱者,在使用补药时,开始时的剂量也宜轻,服药后可根据情况,逐渐调整或加量,否则药力过猛而病者则虚不受补,反出偏差。程钟龄指出:"至于病邪未尽元气虽虚,不任重补,则从容和缓以补之,相其机宜循序渐进,脉证相安渐为减药。"这对于多为虚实夹杂的老年病患者的用药是颇有指导意义的。

五、分清主次,切忌杂乱

老年人某个脏腑的病变很容易发展成全身性的多个脏腑的病变,也可由急症而变为顽固的慢性病症,使病情缠绵难愈,而久病伤正,正气更虚的患慢性病的老年人更易患其他外感病,而使病情复杂。这种多脏受损、多疾并存的状况,给用药带来了困难。在治疗时不但要注意整体调节,还要抓住主要症结,分清主次,用药必须要掌握先后缓急,品种不宜过多,宜选用疗效确切而副作用少的药物,切忌杂乱。

第二章 各论

第一节 感冒

一、概述

感冒是多数由病毒感染、少数为病毒和细菌混合感染人体的鼻腔和咽喉所引起的上呼吸道炎症。由于老年人的免疫功能,特别是细胞免疫功能低下,所以老年人容易患感冒重症,而且常可并发肺炎,或诱发其他病变,病死率高。故应引起重视,注意预防和及时治疗。

感冒在中医中属"感冒"、"伤风"、"温病"的范畴。其病机为人体正气亏虚,卫外功能减弱,而致风邪侵袭肺卫皮毛。中医一般将感冒分为风寒和风热两种。

1.风寒型感冒:全身酸痛,无汗,恶寒发热,鼻塞,流清涕,咳痰清稀色白,小便清长,舌苔薄白,脉浮或浮紧。

2.风热型感冒:发热,微恶风寒,咳吐黄痰或白黏痰,咽喉红肿疼痛,口干口渴,小便黄赤,舌苔薄黄,脉浮数。

二、临床表现及诊断

(一)临床表现

早期有咽喉部干燥、喷嚏,继则畏寒、流涕、鼻塞、低热、咳嗽。流涕开始为清水样,以后变厚黄脓样,黏稠而鼻塞。如病变向下发展,侵入喉部、气管、支气管,则可出现声音嘶哑、咳嗽加剧,或有黏液痰。全身症状短暂,可出现全身酸痛、头痛、乏力、纳差、便秘或腹泻等。

(二)老年人特点及并发症

老年人全身和呼吸道的抵抗力都减低,且多有呼吸道慢性疾病,如慢性支气管炎、肺气肿等。因此,一旦感冒,往往诱发支气管炎急性发作,甚至继发肺炎。老年人的排痰功能差,高龄老人咳痰无力,因而有发生痰液堵塞呼吸道引起窒息的危险。感冒继发肺炎,常常会危及老年人的生命。

老年人心脏功能差,有的患冠心病、高血压性心脏病或肺原性心脏病。感冒引起的发热咳嗽,尤其是肺部的继发感染,都会使肺血管的阻力增大,心脏的负担加重,心跳增快,气体交换受影响,氧耗量增多。这些因素都能加重原有的心脏疾病,如心力衰竭、心绞痛加重等,甚至发生心肌梗死。

有的老年人患糖尿病,一旦发生肺部感染,机体对胰岛素的需要量增加,因而使糖尿病加重。

老年人患了感冒后,恢复较年轻人明显慢,多需2-3周才能得到基本恢复,有的则需几个月的时间,周身乏力疲劳感、头晕等症状才能完全消失。

(三)诊断标准

感冒具有典型的症状,如发热、鼻塞、流涕、喷嚏、咽痛、咳嗽、全身酸痛、头痛、乏力等,临床诊断一般无困难。感冒包括普通感冒和流行性感冒两种。普通感冒俗称为伤风。普通感冒和流感的区别在于:前者以上呼吸道局部症状为主,发热等全身症状为轻;而后者则以全身症状为主,上呼吸道局部症状为轻。

三、易患因素

感冒大多数是由病毒感染、小部分为细菌感染引起。病原体主要为流感病毒、副流感病毒、呼吸道合胞病毒、鼻病毒和冠状病毒等,也包括某些肠道病毒。细菌性病原体主要为溶血性链球菌、肺炎球菌、流感嗜血杆菌和葡萄球菌等。这些致病生物常寄生于健康人的鼻咽部，平常不引起炎症，但在有以下的诱发因素时可引发病症。

1.受寒、淋雨：会使人体血管收缩，局部循环发生障碍，局部寄生的病毒或细菌就可大量生长繁殖，感染人体而致病。

2.疲劳：过度疲劳会引起抵抗力下降，而使人体易于发生感冒。

3.年老：老年人由于其脏腑功能衰退，防御功能低下，易受病毒和细菌感染而发病。

4.烟酒：吸烟有利于细菌、病毒在呼吸道生长繁殖，长期酗酒会使机体免疫力下降。

四、防治

（一）非药物防治

1.要有良好的生活习惯，起居有规律。睡眠应充足，避免过度疲劳。宜做一些力所能及的运动和户外活动，坚持适当的体育锻炼，以增强防御外邪的能力。

2.戒烟限酒。

3.保持居室环境空气新鲜，维持一定的温度与湿度。

4.注意气候变化，特别是冷空气的侵袭。天气骤变时，应注意衣被的适时增减等。秋冬季出门要戴口罩，特别是有慢性呼吸道疾病的老年人，更应如此。

5.避免与感冒患者接触。在感冒流行时尽量不去公共场所。非外出不可时，应戴口罩，防止病毒吸入和避免交叉感染。居室要保持通风。

6.得了感冒要立即休息，多饮开水。

7.饮食以清淡为原则。属热属燥者忌辛辣燥热之品，属寒者忌生冷寒凉。均忌肥腻厚味及过早滋补，否则易于留邪或抑制机体正常祛痰能力。适当注意营养,多食易消化之物。

8.坚持用冷水洗脸、擦鼻孔,甚至用冷水擦身,以增强耐寒能力,降低感冒几率。

(二)中药预防

1.贯众:50克,水煎,可供3-5人服用。

2.三白汤:白萝卜500克,白菜根300克,连须葱白100克,水煎服,可供5人1日服。

3.大蒜:用生大蒜一头佐餐,分2-3次生食;或采用10%大蒜汁每日滴鼻3次,每次6滴左右。

(三)食疗与药膳

1.葱白粥:糯米60克,煮粥。生姜5片,连须葱白5茎,共捣烂。粥成入姜、葱再微沸片刻,加米醋5毫升,趁热饮用。主治风寒型。

2.生姜红糖水:生姜30克,煎水,加入红糖适量,热服。主治风寒型。

3.桑菊豆豉饮:桑叶、菊花各15克,豆豉10克,煎水饮。主治风热型。

4.鱼腥草煲猪肺:鲜鱼腥草60克,猪肺约200克,切块洗净,煲汤,调味饮汤食猪肺。主治风热型。

(四)推拿按摩

1.按摩鼻翼法

具体方法:将两手搓热,手指并拢,中指放在鼻翼两旁,向上缓慢推擦,经目内眦、眉头、前额,然后左右分开经太阳穴、耳前、面颊,返回到鼻翼。以上动作须反复多次,直到面部产生热感为止。坚持不懈,可防感冒。即使发生感冒,在程度上亦较轻。

2.穴位按摩

(1)初起见鼻塞流涕、打喷嚏、咽痒干咳时,用手掌搓对侧大鱼际各1-2分钟,使大鱼际和整个手掌发热,可以及时控制感冒的发生和发展。

(2)恶寒、发热、无汗、头痛、肢体酸疼、咳嗽者,先用两手拇指腹面同时按揉两侧风池穴100下。用拇指和食指相对掐拿两侧合谷穴各100下。如鼻塞严重,再用食指点掐两侧迎香穴各100下,用食指腹面上下推摩鼻梁两侧,并用手掌对擦大鱼际。如咽喉疼痛,用拇指掐双侧少商穴和商阳穴各0.5-1分钟。

(3)平时可点掐双侧风池穴和合谷穴,每穴各100下,用拳头捶打双侧足三里穴各36下,每天1-2次,能降低感冒的几率。

(五)药物防治

1.中医分型治疗

(1)风寒型感冒。治拟辛温解表,常用方为荆防败毒散等。

(2)风热型感冒。治拟辛凉解表,常用方为银翘散、葱豉桔梗汤等。

2.常用中成药

(1)感冒退热冲剂。开水冲饮,每次1-2袋,日服3次。适用于风寒感冒轻症。

(2)午时茶。每次水煎一袋,日服2-3次,适用于风寒感冒轻症。

(3)羚羊感冒胶囊。每次2-4粒,日服3次。适用于风热感冒轻症。

(4)银翘解毒片。每次服4片,每日2-3次。适用于风热感冒轻症。

3.西药

西药目前尚无疗效确切的抗病毒药物,目前所用的各种抗菌药物对病毒均无明显疗效。治疗着重在减轻症状,对症治疗。发热头痛、全身酸痛可用复方阿司匹林;鼻塞流涕可用感冒通、速效伤风胶囊;咽痛可用草珊瑚含片、华素片;支气管炎或继发细菌感染,可加用抗菌素。

(六)防治误区

1.滥用抗生素

有人认为感冒加用抗菌药物(抗生素)可以缩短病程。其实70%-80%的感冒由病毒引起,即使是咽痛和发热,大多数也由病毒引起。所以滥用抗生素不但不会缩短病程,反而会导致机体产生耐药性。

2.感冒是常见病不用治疗

有人认为感冒是小毛病不治也会好,特别是年轻人硬扛着不治疗。但久拖不决,处理不当,也会引发一系列并发症,如心血管系统方面:病毒性心肌炎、心包炎;呼吸系统方面:急性支气管炎、肺炎;血液系统方面:粒细胞减少症;泌尿系统方面:急性肾小球肾炎等。严重的话会影响日常生活,甚至会威胁人的生命。

3.凡感冒就喝生姜糖茶

在民间经常用生姜糖茶来防治感冒,但一感冒就喝生姜糖茶的做法是不正确的。感冒治疗也应该辨证分型,生姜糖茶只适用于风寒感冒,风热感冒就没有效果了。

第二节 慢性支气管炎

一、概述

慢性支气管炎简称慢支,是指气管、支气管黏膜及其周围组织的慢性、非特异性炎症。多见于中老年人,所以又有"老慢支"之称。本病为一常见多发病,随着年龄增长,患病率递增。据资料统计,我国50岁以上的老年人患病率可高达15%-30%左右。严重者可发展成慢性阻塞性肺气肿或慢性肺源性心脏病。它是严重危害人民健康的常见病和多发病。

中医属于"咳嗽"、"痰饮"、"喘证"、"肺胀"的范畴。其病机为外邪侵袭,肺卫受感,肺失宣降,痰热内阻,气道不利,肺气上逆,因而咳喘;或由其他脏腑病变,脾虚生痰、肝火上炎、肾不纳气等犯及肺脏而发病。常见有以下几种。

1.痰湿阻肺型:咳嗽痰多,痰白而稀,胸闷,食少,神疲乏力,肢体困重,大便溏薄,苔白腻,脉濡滑。

2.痰热郁肺型:咳嗽气喘,痰黄黏稠,难以咳出,胸闷胁胀,咽干口渴,舌质红,苔黄腻,脉滑数。

3.阴虚肺热型:干咳少痰或痰中带血,口干舌燥,声音嘶哑,潮热盗汗,手足心热,舌质红,苔少,脉细数。

4.肺气虚弱型:咳声低弱无力,气短,痰白清稀,量多,神疲,食少,面色苍白,自汗,易于感冒,舌苔淡白,脉虚弱。

二、临床表现及诊断

(一)临床表现

本病多缓慢起病,病程较长,反复发作而加重。主要症状有慢性咳嗽、咳痰、喘息。开始症状轻微,如吸烟、接触有害气体、过度劳累、气候变化或受冷感冒后,则引起急性发作或加重;或由上呼吸道感染迁延不愈,演变发展为慢性支气管炎。到夏天气温转暖时多可自然缓解。

1. 咳嗽:支气管黏膜充血、水肿或分泌物积聚于支气管腔内均可引起咳嗽。咳嗽的严重程度视病情而定,一般晨间咳嗽较重,白天较轻,晚间睡前有阵咳或排痰。

2. 咳痰:由于夜间睡眠后支气管腔内蓄积痰液,加以副交感神经相对兴奋,支气管分泌物增加,因此,起床后或体位变动引起刺激性排痰,常以清晨排痰较多,痰液一般为白色黏液或浆液泡沫,偶可带血。急性发作伴有急性感染时,则变为黏液脓性,咳嗽和痰量亦随之增加。

3. 喘息或气急:喘息性慢性支气管炎有支气管痉挛,可引起喘息,常伴有哮鸣音。早期无气急现象,反复发作数年,并发阻塞性肺气肿时,可伴有轻重程度不等的气急,先有劳动或活动后气喘,严重时动辄喘甚,生活难以自理。

总之,咳、痰、喘为慢性支气管炎的主要症状,并按其类型、病期及有无并发症,在临床上可有不同表现。

(二)诊断标准

1. 临床上以咳嗽、咳痰为主要症状或伴有喘息,每年发病持续3个月,并连续两年或两年以上。(临床上虽有咳、痰、喘症状并连续两年或两年以上,但每年发病持续不足3个月的患者,若有明确的客观依据,如X光、肺功能等检查异常,也可诊断。)

2. 排除有咳嗽、咳痰、喘息等症状的其他疾病,如胸膜炎、气胸、冠心病、肺结核、纵膈肿瘤等。

(三)分型

1.单纯型慢性支气管炎:符合慢性支气管炎诊断标准,具有咳嗽、咳痰两项症状。

2.喘息型慢性支气管炎:符合慢性支气管炎诊断标准,具有喘息症状,并经常或多次出现哮鸣音。

(四)分期

根据病程经过可分为三期,以使治疗有所侧重。

1.急性发作期:指在一周内出现脓性或黏液脓性痰,痰量明显增加,或伴有发热等炎症表现,或一周内"咳"、"痰"或"喘"任何一项症状显著加剧,或重症病人明显加重者。

2.慢性迁延期:指有不同程度的"咳"、"痰"、"喘"症状,迁延到一个月以上者。

3.临床缓解期:经治疗或自然缓解,症状基本消失或偶有轻微咳嗽和少量痰液,保持2个月以上者。

(五)辅助检查

1.X光检查:早期可无异常。病变反复发作,引起支气管管壁增厚,细支气管或肺泡间质炎症细胞浸润或纤维化,可见两肺纹理增粗、紊乱,呈网状或条索状、斑点状阴影,以下肺野较明显。

2.血液检查:慢支急性发作期或并发肺部感染时,可见白细胞计数或中性粒细胞数增多。喘息型者嗜酸粒细胞增多。缓解期多无变化。

3.痰液检查:涂片或培养可见肺炎球菌、流感嗜血杆菌、甲型链球菌及奈瑟球菌等。涂片中可见大量中性粒细胞、已破坏的杯状细胞,喘息型患者常见较多的嗜酸粒细胞。

三、易患因素

1.上呼吸道感染:上呼吸道感染是慢性支气管炎发病和加

剧的一个重要因素。据国内外研究,目前认为肺炎链球菌、流感嗜血杆菌和莫拉卡他菌可能为本病急性发作的最主要病原菌。病毒对本病的发生和发展起重要作用。在慢性支气管炎急性发作期分离出的病毒有鼻病毒、乙型流感病毒、副流感病毒、黏液病毒、腺病毒、呼吸道合胞病毒等。病毒感染造成呼吸道上皮损害,有利于细菌感染,引起本病的发生和反复发作。

2.吸烟:现今公认吸烟为慢性支气管炎最主要的发病因素。吸烟可破坏多核细胞,降低肺组织的弹性功能;吸烟使肺吞噬细胞总数减少,损害免疫功能,易招致外来感染而形成慢性支气管炎;吸烟能引起支气管痉挛,增加气道阻力。烟中含有焦油、尼古丁等毒素,可损伤支气管黏膜上皮纤毛,使纤毛运动受抑制,削弱肺泡吞噬细胞的吞噬、灭菌作用。有资料表明,吸烟者慢性支气管炎发病率较不吸烟者高 2~8 倍,而且吸烟开始年龄越早,吸烟量越大,发病率越高。

3.理化刺激因素:寒冷、气温骤变、湿度大以及粉尘、烟雾、有害气体可以影响人体或呼吸道局部的正常生理机能,导致支气管炎症及支气管痉挛。大气污染及有害气体如氯气、氧化氮、二氧化硫等烟雾,对支气管黏膜均有刺激作用和细胞毒性作用。其他粉尘如二氧化硅、煤尘、棉屑等也可刺激支气管黏膜,使支气管黏膜上皮纤毛运动受损,并引起肺纤维组织增生,使肺清除功能遭受损害,为细菌入侵创造条件。因此,北方气候寒冷,居民患病率高于南方。工矿地区大气污染严重,患病率高于其他地区。

4.免疫及防御功能低下:常人呼吸道具有完善的防御功能,对吸入空气具有过滤、加温和湿润的作用;气管、支气管黏膜的纤毛运动,以及咳嗽反射等,能净化或排除异物和过多的分泌物;细支气管和肺泡中还分泌免疫球蛋白(IgA),有抗病毒和抗细菌作用。老年人机体免疫功能低下,免疫球蛋白减少,呼吸道防御功能退化,单核吞噬细胞系统功能衰退,气管对细菌和异物的清除功能及防御反应降低,这是老年人易患慢性支气管炎以及慢性支气管炎反复发作感染的重要原因。

5.过敏因素:过敏与慢性支气管炎的发病有一定关系。初步看来,细菌致敏是引起慢性支气管炎速发型和迟发型变态反应的一个原因。尤其是喘息型慢性支气管炎患者,有过敏史的较多,对多种抗原激发的皮肤试验阳性率也较高。近年来,发现螨及其代谢产物有很强的刺激性和致敏性。细菌、病毒的分泌物、代谢产物也可成为抗原。

四、防治

(一)非药物防治

1.积极预防感冒和其他呼吸道感染

外邪侵害机体,呼吸道首当其冲,支气管炎常因感冒而诱发,故严寒来临或天气突变之际,要适时加衣添被以预防感冒,这对避免慢支复发非常重要。

2.居住环境

冬天,居室内定期通气换气,温度、湿度适宜,是减少慢支发病的重要措施。居室内的门窗应定时打开,使空气流通,不仅可使不良的气味得到排除,而且可以使室内的细菌减少。当然每次通风时间不宜太长,以30分钟为宜,以免造成室温骤降。居室内应严禁吸烟,尽量避免油烟、柴烟、煤烟的污染。

3.体育锻炼

要持之以恒地进行力所能及的体力活动和体育锻炼。根据患者的喜好,可选择体操、散步、慢跑、太极拳、气功及一些球类活动。体育锻炼可以提高心肺功能,活跃血液循环,促进新陈代谢。体育锻炼最好从夏天开始,当然从秋天或入冬后开始也可。老慢支患者,特别是已并发肺气肿或肺心病的,活动量稍多就会感到气短不适,当然要避免过强的体力活动和体育锻炼。但可于夏秋早晨、冬天中午饭前散散步,做做增强肺功能(即增强膈肌活动)的呼吸操,如先用鼻缓慢吸气,然后缩小口唇缓慢呼气等;练习腹式呼吸,可以改善呼吸道的阻塞状况,增加肺通气量;还可进行耐寒锻炼,可采用经常性的面部、鼻部、胸部和四肢暴露部位的按摩方法,坚持用冷水洗脸,冲洗鼻腔,以锻炼耐寒能力。

4.饮食调摄

(1)饮食以清淡为原则,多食新鲜蔬菜,如白菜、菠菜、油菜、萝卜、胡萝卜、西红柿、黄瓜、冬瓜等,不仅能补充多种维生素和无机盐,而且具有清痰、去火、通便等功能;要注意供应高蛋白、富含维生素饮食,因为"老慢支"病人身体比较虚弱,所以宜通过高蛋白饮食予以补充,平时可多选用营养价值高、含有优质蛋白质的牛奶、鸡蛋、瘦肉、鱼、豆制品等以补充消耗,增强机体免疫功能。少食肥腻厚味等不易消化的食品。

(2)冬季可适当吃些羊肉、狗肉、牛肉等热性肉类,以起到温补效果,但症属阴虚内热、多痰多火者,应慎食。针对慢性支气管炎患者咳嗽日久不愈、耗伤正气、肺脾虚弱的特点,还可选用具有健脾、补肾、益肺、理气、止咳、祛痰功效的食物,如梨、橘子、枇杷、大枣、百合、莲子、白木耳、核桃、蜂蜜及动物肺脏等,这些食物既能强身又有助于症状的缓解。

(3)患慢性支气管炎的老人,应戒酒,忌食毛笋及辣椒、咖喱、胡椒、蒜、葱、韭菜等辛辣之物,避免刺激呼吸道使症状加重;菜肴调味也不宜过咸、过甜,冷热要适度。有喘息者,当少食海味鲜腥,如带鱼、黄鱼、虾、蟹、橡皮鱼等。

(4)多喝水。大量饮水可使痰液稀释而有利于排出,缓解感染症状,增强抗生素疗效。每日饮水量应不少于 2000 毫升。

(二)食疗与药膳

1.百合核桃粥:百合 30 克,核桃仁 15 克,大红枣 10 枚,粳米 50 克。共煮成粥,供早、晚餐食用。功效滋肺补肾,平喘止咳,适宜于肺气虚弱型。

2.人参蛤蚧粥:蛤蚧粉 2 克,人参粉 3 克,糯米 50 克。先煮糯米,待粥将熟时,加入蛤蚧、人参粉拌匀,煮至粥熟,趁热食之。功效补肾纳气,平喘止咳,适宜于肺肾两虚型。

3.黄芪乌骨鸡:黄芪 300 克,乌骨鸡肉 250 克,放入砂锅中共炖,鸡肉烂熟后,去黄芪,加调味品,吃肉喝汤,分 3-4 次吃完,每周吃 1 只鸡,连吃 3 周。功效补益肺气,适宜于肺气虚弱者。

4.双花三汁饮:菊花 12 克,金银花 12 克,白萝卜汁 30 克,梨汁 30 克,生姜汁 10 克,蜂蜜 50 克。先水煎两花两次,去渣,合并两次滤液,加入三汁调匀,调入蜂蜜,煮沸后冷却即可。每日 1-2 次,当饮料频频饮用。可抗菌消炎,化痰止咳。适用于痰热郁肺型。

5.柚子蒸冰糖:柚子 1 个,取内层白瓤,切碎放碗中,加冰糖或蜂蜜适量,加盖盖严,隔水蒸至烂熟。每日早晚各 1 汤匙,冲入少许热黄酒内服。适宜于阴虚肺热型。

6.白糖拌海带:将海带浸洗后,切成小段,用开水连续泡 3 次,每次约半小时,捞出海带,拌适量白糖。每日早晚各吃 1 盘,连服 7-10 天。适用于痰热郁肺型。凡出现痰黄不易咳出者,均可服用。

7.冰糖蜂蜜萝卜：白萝卜250克，冰糖30克，蜂蜜适量，水1大碗，煎成半碗，早、晚分服。适用于痰热郁肺型。

8.四仁鸡子粥：白果仁1份，甜杏仁1份，胡桃仁2份，花生仁2份，共研末。每日清晨取20克同粳米50克煮粥，待粥将熟时打入鸡蛋1枚，搅匀煮熟，趁热服。连服半年，对老年慢性气管炎合并肺气肿者，长期有益。

9.栗子猪肉汤：栗肉200克，猪瘦肉250克。猪肉切块爆炒，加水及盐和调味品，放栗肉炖汤。适宜于肺气虚弱型。患慢性支气管炎体弱久不愈者，可常用，具有补脾肾益肺的功效。

10.鳖炖淮山杞子：鳖1只，开水烫后，去内脏及头，切块，与淮山药30克、枸杞子30克放入砂锅内炖，饮汤食肉。鳖滋阴散结，淮山药益气补脾，枸杞子补益肝肾，适宜于阴虚肺热型。

11.鲫鱼红糖甜杏汤：鲫鱼1尾，甜杏仁9克，红糖适量。鱼去腮、内脏和鳞，与杏仁、红糖共煎，饮汤食鱼。用于慢性支气管炎肺气不足而有痰之咳嗽者的调补和治疗。

12.川贝蒸梨：取川贝3克，梨1个。将川贝放入去核的梨中蒸熟，全部吃下，每日1个，连吃7日。用于久咳不愈者。

(三)贴背疗法

根据冬病夏治的原则，在夏季接受预防性治疗，以减少冬季的发作，或减轻发作后的症状。可采用三建膏、消喘膏等药物贴背。

(四)贴脐预防

脐疗法是运用多种剂型(丸、散、膏、丹、糊等)的药物，对脐部施以敷、贴、填、撒、纳、蒸、涂、罨、熏、熨、灸等，以治疗疾病的一种常用中医外治法。人的脐部也是一个穴位，名神阙。脐疗法是利用脐部敏感度高、渗透力强、渗透快、药物易于穿透弥散而被吸收的解剖特点，以及神阙总理人体诸经百脉，联系五脏六腑、四肢百骸、五官九窍、皮肉筋膜的生理特点,使药力经脐迅速渗透到各个组织器官,以调节人体气血阴阳,扶正祛邪,从而达到治病的目的。长期的医疗实践证明,贴脐疗法简便易行,药价低廉,用药量小,经济方便,疗效可靠,适应症广,无副作用,既没有煎药、吃药的麻烦,又没有针刺酸麻胀沉的不适感,更没有皮肤疼痛、感染破溃、难以忍受的顾虑。如慢性支气管炎可用下法治疗:

1.每年北方在白露节后,南方在寒露节后,即用肉桂30克,公丁15克,吴茱萸15克,共研成粉末,加冰片1克搅匀,装入有色瓶内密封待用。用时挑出适量药粉,填入脐中,以填满为度,外用普通胶布或伤湿止痛膏贴封,每隔2-3日换药1次,以10次为1疗程,疗程中间休息5-7天。连续贴脐4-6个疗程,直到次年春暖花开。急性发作时,可配合其他药物,贴脐照常进行。这个方法有温阳化气、扶正固本的作用。经临床试用,有提高患者免疫功能、增强抵抗力、预防感冒、减少气管炎急性发作、减轻缓解期的症状等作用。

2.取麻黄、公丁香、肉桂、苍耳子各适量,将其混匀碾为细末,过筛,装瓶密封备用。用时取药末6克,用温开水调和成膏状,敷于患者脐孔内,外以纱布覆盖,胶布固定。每日换药1次,10天为1疗程。

(五)推拿按摩

一般咳嗽,用中指腹面重按对侧中府穴约30秒钟,放松10秒后再次按压,如此反复按压十多次,使局部出现酸胀感。再将手从颈前伸向对侧背部,用食指或中指腹面点按肺俞穴100下。咳嗽剧烈时,按天突穴重复多次,至咳嗽缓解为止。咳嗽痰多时,用拇指腹面置于丰隆穴,重复捏按10次。

慢性支气管炎加揉按两侧足三里穴和肺俞穴各100下,用力宜轻。

(六)药物治疗

1.中医分型治疗

(1)痰湿阻肺型。治拟健脾燥湿化痰,常用方有二陈汤、三子养亲汤等。

(2)痰热郁肺型。治拟清热肃肺化痰,常用方有清金化痰汤等。

(3)阴虚肺热型。治拟养阴润肺止咳,常用方有清燥救肺汤、百合固金汤等。

(4)肺气虚弱型。治拟补肺益气,常用方有补肺汤、六君子汤等。

2.常用中成药

(1)安达平糖浆。具有养阴敛肺、镇咳祛痰的功能,主治阴虚肺热型。每日3次,每次15毫升。

(2)蛇胆陈皮液。功效为散风顺气、止咳化痰,用于痰热郁肺型。对阴虚咳嗽患者不可滥用。每日3次,每次10毫升。

(3)养阴清肺糖浆。具有养阴清肺、化痰止咳的功能,主治肺阴亏虚型。每日3次,每次10毫升。

(4)小青龙冲剂。具有解表化饮、止咳平喘的功能,主治外感风寒、内有痰饮之老慢支急性发作期。每日3次,每次13克,于饭后开水冲服。

(5)半夏露。具有温肺散寒、化痰止咳的功能,主治风寒咳喘。每日3次,每次10毫升。

(6)固本咳喘片。具有益气固表、健脾补肾的功能。主治肺气虚弱、脾肾两虚所致的咳喘。每日3次,每次4片。

(7)玉屏风冲剂。具有补肺固卫的功能,主治肺气虚弱型。适用于易感冒之人。每日3次,每次1包。

(8)百合固金液。具有滋阴润燥的功能,主治阴虚肺热型。每日3次,每次10毫升。

(9)痰咳净。具有通窍顺气、排痰镇咳的功能,主治痰浊阻肺型。每日3次,每次1匙,含舌下服。

(10)桂龙咳喘宁胶囊。功效为止咳化痰、降气平喘,用于痰湿阻肺型。每日3次,每次10毫升。

(11)急支糖浆。功效为清热化痰、宣肺止咳平喘。治疗痰热郁肺型。每日3次,每次10毫升。

3.西药治疗

针对慢性支气管炎的病因、病期和反复发作的特点,采取防治结合的综合措施。在急性发作期和慢性迁延期应以控制感染和祛痰、镇咳为主,常用抗感染药有氨苄西林、环丙沙星、氧氟沙星、丁胺卡那霉素、奈替米星或头孢菌素类等;祛痰药有溴己新(必嗽平)、氯化铵、棕色合剂等;止咳可用咳必清。伴发喘息时,应予解痉平喘治疗,如氨茶碱、美喘清、博利康尼等,还可应用支气管舒张剂,如异丙托溴铵(溴化异丙托品)气雾剂、博利康尼都保等吸入治疗。对年老体弱无力咳痰的病人或痰量较多的病人,应以祛痰为主,不宜选用强烈镇咳药,以免抑制中枢神经,加重呼吸道炎症,导致病情恶化。帮助危重病人定时变换体位,轻轻按拍病人胸背,可以促使痰液排出。缓解期的治疗,主要是改善体质、提高免疫防御功能、预防复发、控制病情发展等。可适当选用气管炎菌苗、卡介苗、转移因子、丙种球蛋白等。

(七)防治误区

1.立即见效

慢性支气管炎属于慢性疾病,具有发病过程慢、病程较长、难治愈、易反复的特点,因此对老慢支的治疗应该持之以恒。而有些患者往往病症刚刚消失就立即停止用药,不知病症刚消失时,身体的抵抗力并未全部恢复,还处在易被病菌侵袭的状态。建议患者在症状消除之后,在医生指导下继续用药一段时间,以巩固疗效。

2.抗生素万能

滥用抗生素的现象在慢性支气管炎患者中非常普遍。实际上,老慢支每次发作时感染的细菌不同,所用的抗生素应有针对性,频繁换药会导致菌群紊乱,不仅不利于治疗,而且容易使病菌产生耐药性。另外,滥用抗生素还会造成肝肾功能损害等不良后果。因此,患者应慎用抗生素。建议患者在老慢支咳喘复发时,服用一些止咳、祛痰、平喘类中药或中成药。

第三节 高血压

一、概述

高血压病是指体循环动脉收缩压及(或)舒张压增高,超过了"正常血压"范围,是一种常见的临床综合征。

高血压病是最常见的心血管疾病,这种疾病目前已经成为危害百姓身体健康的一大"杀手"。据统计,我国上世纪80年代初确诊的高血压病患者只有3000万左右,到了1997年,这个数字就已经增长到了1.1亿。而目前的高血压病患者至少有2亿,而且每年新增高血压病患者达350万人,其中35岁以上人群为高血压病高发人群。由高血压病等引起的心血管疾病已经成为我国居民第一位的致死原因,严重影响人民群众的生命健康和生活质量。

根据本病临床表现,属于中医"头痛"、"眩晕"、"肝风"等范畴。其病机主要是肾阴不足,水不涵木,肝阳上亢。常见证型如下。

1. 肝阳上亢型:眩晕,头痛,头胀,耳鸣,易怒,口干,口渴,心烦,失眠,面红,便秘,尿黄赤,舌质红苔黄,脉弦数有力。

2. 肝肾阴虚型:眩晕,头痛,耳鸣,眼花,手足心热,腰膝酸软,肢体麻木,舌红少苔,脉细数。

二、临床表现及诊断

(一)临床表现

高血压病的症状,往往因人、因病期而异。大部分高血压病人没有任何不适,特别是早期多无症状或症状不明显,偶于体格检查或由于其他原因测血压时发现。其症状与血压升高程度并无一致的关系。常见的症状以下几种。

1. 头晕:头晕为高血压病最多见的症状。有些是一过性的,常在久蹲后站起时出现,有些是持续性的。头晕是病人的主要痛苦所在,其头部有持续性的沉闷不适感,严重地妨碍思考,影响工作。

2. 头痛:头痛亦是高血压病常见症状,多为持续性钝痛或搏动性胀痛,甚至有炸裂样剧痛。常在早晨睡醒时发生,起床活动或饭后逐渐减轻。疼痛部位多在额部两旁的太阳穴和后脑勺。

3. 烦躁,心悸,失眠:高血压病患者性情多较急躁,遇事敏感,易激动。心悸、失眠较常见,失眠多为入睡困难或早醒、睡眠不实、噩梦纷纭、易惊醒。

4. 其他症状:眼花、耳鸣、手麻、腰酸、腿软、鼻出血等也是高血压的常见症状。

(二)诊断标准

1.诊断及分级

根据《中国高血压防治指南》2010年修订版的标准:

在未使用降压药物的情况下,非同日3次测量血压,收缩压≥140mmHg和/或舒张压≥90mmHg。收缩压≥140mmHg和舒张压<90mmHg为单纯性收缩期高血压。患者既往有高血压史,目前正在使用降压药物,血压虽然低于140/90mmHg,也诊断为高血压。根据血压升高水平,又进一步将高血压分为1级、2级和3级(见表1)。

表1 血压水平分类和定义

分类	收缩压(mmHg)		舒张压(mmHg)
正常血压	<120	和	<80
正常高值	120-139	和/或	80-89
高血压:	≥140	和/或	≥90
1级高血压(轻度)	140-159	和/或	90-99
2级高血压(中度)	160-179	和/或	100-109
3级高血压(重度)	≥180	和/或	≥110
单纯收缩期高血压	≥140	和	<90

注:当收缩压和舒张压分别属于不同级别时,以较高的分级为准。

分级可以了解血压的高度和今后内脏受损害的危险性。

2.分型

高血压分为原发性高血压和继发性高血压两种。原发性高血压又称为高血压病(本节重点介绍),其发病原因目前尚未完全清楚,此类高血压患者人数占总高血压患者的95%以上;继发性高血压是指由于某些明确的原因诱发或伴随的高血压,人数不足

5%,常见的有以下几种:

(1)肾脏疾病。肾实质性疾病(肾小球肾炎、肾盂肾炎、糖尿病肾病、多囊肾、肾结核和肾肿瘤)及肾血管性疾病(肾动脉狭窄症)等。

(2)心血管疾病。主动脉闭锁不全、主动脉狭窄、多发性大动脉炎等。

(3)内分泌疾病。原发性醛固酮增多症、嗜铬细胞瘤、库欣综合征、甲状腺功能亢进症等。

(4)中枢神经系统疾病。脑肿瘤、脑创伤等。

3.辅助检查

(1)心电图和超声心动图:以判断有无左心室肥厚和心律紊乱,确定高血压病患者心脏状况,并判断是否心脏肥大,是否存在心肌损伤或合并冠心病等。

(2)X光及其他检查(必要时进行血管造影、CT检查定位诊断),以判断有无主动脉扩张、延长或缩窄,判断有无心脏肥大等。

(3)尿常规及肾功能检查:检查尿蛋白、尿糖、血肌酐、尿素氮、血钾、血尿酸水平,了解有无早期肾脏损害,高血压是否由肾脏疾患引起,以及是否伴有糖尿病等。

(4)眼底检查:可以检查眼底动脉硬化程度,了解小动脉病损情况,以便了解高血压对血管的损害情况。

(5)有条件者在治疗前做24小时动态血压检测。

三、易患因素

1.遗传因素

高血压是多基因遗传疾病。同一个家族中出现多个高血压患者不仅仅是因为有相近的生活方式,更重要的是有遗传基因存在。调查发现,父母是高血压患者的人患高血压的概率明显高于父母血压正常者。父或母有高血压，其子女患病率为28.3%；父母均为高血压患者，则子女患病率为46%；而父母双方血压均为正常的，其子女患高血压的仅为3%。

2. 肥胖

体重超重给机体带来许多副作用。研究表明，肥胖者高血压的患病率是体重正常者的2~6倍。体重每增加4.5千克，收缩压平均升高4.5mmHg；体重指数〔BMI=体重（千克）除以身高（米）的平方〕增加1，5年内发生高血压的危险性增高9%。流行病学也证实，体重的改变与血压的变化成正相关关系，降低体重可减少患高血压的危险性。有人对中度高血压患者进行5~10年的观察，发现平均体重下降5%，可使2/3依靠药物降压的病人不再服药。

3. 不合理的饮食习惯

如膳食高盐、低钾、低钙、低动物蛋白质等，可导致血压升高。人们每天摄入的盐分，主要是氯化钠，临床上经证实，人们若食入过多的钠盐，可以因钠分子浓度的增加造成水分潴留，导致血管平滑肌肿胀，血管腔变细，血液流动的阻力增加；同时，血管内水量的相应增加会使血容量增加，直接加重了心脏和肾脏的工作负担，从而使血压升高。许多研究证明，摄盐量与高血压发生率成正相关关系，即人群摄入食盐量越多，血压水平越高。我国的研究也显示，北方人食盐的摄入量多于南方人，高血压的发病率也呈北高南低之势。饮食终生低钠的人群，几乎不发生高血压。高钠可使血压升高，低钠有助于降低血压。而高钙和高钾饮食可降低高血压的发病率。研究证据表明，膳食高盐是中国人群高血压发病的重要因素，而低钾、低钙及低动物蛋白质的膳食结构又加重了钠对血压的不良影响。

4.饮酒

中美心血管病流行病学合作研究表明,男性持续饮酒者与不饮酒者相比,4年内发生高血压的危险增高40%。流行病学调查显示,饮酒多者,高血压的患病率升高,而且与饮酒量成正比,也就是说喝酒越多者,血压水平就越高。在我国,有人进行过对照研究,结果发现,饮酒者血压水平高于不饮酒者,特别是收缩压,有资料表明,每日饮酒30毫升,其收缩压可增高4mmHg,舒张压可增高2mmHg;每日饮酒60毫升,收缩压可增高6mmHg,舒张压可增高2-4mmHg。饮酒使血压升高的确切机制尚不清楚,可能与酒精引起交感神经兴奋、心脏输出量增加,以及间接引起肾素等其他血管收缩物质的释放增加有关。

5.吸烟

烟中含有尼古丁,会刺激心脏,使之跳动加快,使血管收缩,血压升高。尼古丁作用于血管运动中枢,同时还使肾上腺素分泌增加,引起小动脉收缩。长期大量吸烟,可使小动脉持续收缩,久之动脉壁变性、硬化、管腔变窄,形成持久性高血压。有人对4万名30-40岁的吸烟者和不吸烟者进行过长达11年的观察,结果发现吸烟者中高血压的患病率比不吸烟者高2.5倍。

6.长期高度精神紧张及个人性格暴躁

高度集中注意力工作的人,以及长期精神紧张和长期经受噪声等不良刺激的人易患高血压。如果这部分人同时缺乏体育锻炼,如司机、售票员、会计等,更易患高血压。这是因为当精神紧张或情绪激动时,大脑皮质和皮质下中枢功能紊乱,儿茶酚胺分泌增多,导致心搏出量和小动脉阻力增加,可引起血压上升。

四、防治

(一)非药物防治

1.饮食原则

(1)控制热能和体重。肥胖是高血压病的危险因素之一,而肥胖的主要原因是热量摄入超标。体内多余的热量能转化为脂肪贮存于皮下及身体各组织中,从而导致肥胖。因此,控制热能摄入、保持理想体重是防治高血压的重要措施之一。要控制热能,须控制主食及脂肪摄入量,尽量少用或不用糖果点心、甜饮料、油炸食品等高热能食品。

(2)限盐。流行病学调查证明,食盐摄入量与高血压病的发病成正相关关系。故一般主张,凡有轻度高血压或家族有高血压病史的,其食盐摄入量最好控制在每日5克以下。平时,肉类如鸡、鸭、牛、羊,以及一些蔬菜本身都已含有钠盐,烹饪时人们又习惯性地加入各种调味品,如酱油、食盐、豆酱、辣酱等,都含大量的盐分,使菜肴内的盐量更高。所以人们应该尽量食用清淡的食物,以减少盐分的摄入,尽量少吃酱菜等盐腌食品。

(3)控制膳食脂肪。食物中脂肪的热能比应控制在25%左右,最高不应超过30%。脂肪的质量比其数量有更重要的意义。动物性脂肪含饱和脂肪酸高,过多的饱和脂肪酸可升高胆固醇,使血管硬化,进而提高血压,易导致血栓形成,使高血压脑卒中的发病率增加。家禽及家畜食物如鸡、猪、羊的皮、五花肉、内脏等都含有大量的饱和脂肪酸;食用油如猪油、奶油、牛油等也含有大量饱和度高的脂肪酸,这些食物都对高血压患者不利,应该避免食用。而植物性油脂含不饱和脂肪酸较高,能延长血小板凝集时间,抑制血栓形成,从而降低血压,预防脑卒中。故食用油宜多选植物油,如豆油、花生油、葵花油等。不过,当植物性食油经过长时间的加热时,其不饱和脂肪会因高热的影响,起化学反应,变成对人体有害的饱和脂肪,譬如用来炸油条、炸鸡、煎葱油饼所用的植物油,由于重复的加热作用,已变成对血管不利的饱和脂肪。故高血压者也不宜多食煎炸食品。另外,其他食物也宜选用低饱和脂肪酸、低胆固醇的食物,如蔬菜、水果、全谷食物、鱼、禽、瘦肉及低脂乳等。

(4)多吃一些富含维生素C的食物,如蔬菜、水果。新近的研究发现,在老年高血压病患者中,血液中维生素C含量最高者,其血压最低。据此认为维生素C具有保护动脉血管内皮细胞免遭体内有害物质损害的作用。蔬菜和水果含有大量的维他命、矿物质和纤维,对血管、皮肤、软组织和骨骼的成长和修复都有帮助,可多食用。

(5)保证膳食中钙的摄入充足。据研究报告,每日膳食,钙摄入800-1000毫克,可防止血压升高。流行病学调查资料证明,平均每日摄入钙量450-500毫克的人群比摄入钙量1400-1500毫克的人群,患高血压病的危险性高出2倍。

2.运动

适合高血压患者的几种常见体育运动有:

(1)散步。散步一向被认为是最有益的健身活动之一,各种高血压患者均可采用,因为它可使体内血脂明显下降,从而有效改善血管舒缩功能,还可以缓解中枢神经的紧张度。在较长时间的步行后,舒张压可明显下降,高血压症状也可随之改善。散步可在早晨、黄昏或临睡前进行,并以时走时立为佳,全身放松。时间一般为15-50分钟,每天一两次,速度可按各人身体状况而定。到户外空气新鲜的地方去散步,对防治高血压是简单易行的运动方法。

（2）慢跑。慢跑的运动量比散步大，适用于轻症患者。慢跑可通过持续有节奏的呼吸运动，吸入充足的氧气。还可缓解神经紧张，提高心脏的耐受性，防止血液凝块及血液循环失调等，有助于高血压的治疗。

一般病人在定量步行2-3千米无不良反应时，可采用慢跑锻炼。不过，高血压病人宜采用间歇训练法，即每慢跑30秒钟左右，接着休息1-2分钟，反复进行10多次。也可以和其他保健体操穿插进行，这样效果会更好。时间可由少逐渐增多，以15-30分钟为宜。速度要慢，不要快跑。最好以达到有轻度疲劳感为度，运动过程中自测心率每10秒钟21次左右为极限。

长期坚持锻炼，可使血压平稳下降，脉搏平稳，消化功能增强，症状减轻。患有冠心病则不宜长跑，以免发生意外。

（3）太极拳。太极拳适用于各期高血压患者，对防治高血压有显著作用。据一项对北京地区的调查显示，长期练习太极拳的50-89岁老人，其血压平均值为134.1/80.8mmHg。明显低于同年龄组的普通老人（154.5/82.7mmHg）。高血压者打太极拳有三大好处：

第一，太极拳动作柔和，全身肌肉放松能使血管放松，促进血压下降。

第二，打太极拳时，用意念引导动作，思想集中，心境宁静，有助于消除精神紧张因素对人体的刺激，有利于血压下降。

第三，太极拳包含着具有平衡性与协调性的动作，有助于改善高血压患者动作的平衡性和协调性。

太极拳种类繁多，有繁有简，可根据个人状况自主选择。如杨式、简化二十四式太极拳等运动量不太大，比较合适，而陈式太极拳运动量较大，要慎行。如果患者没有学过太极拳或记忆力较差，也可以选取太极拳中的个别动作重复练，如左右倒卷肱、云手、左右揽雀尾等，做起来也一样是行云流水，对安定心神效果良好。

(4)气功。据我国医学人员对气功疗法降压原理的研究证实，气功对高血压患者有明显的治疗作用，用气功治疗高血压的近期有效率可达90%左右。美国也有报道说，用气功治疗高血压，半年后约75%的人收到成效。

现在介绍一种放松功：采用仰卧姿势，头部垫枕头，口眼轻闭，四肢自然伸展，两手随意分置身旁，两足平伸。排除一切杂念，心平气和，集中思想，默数呼吸。自然而不费力气，采用鼻吸口呼法，通过鼻腔缓慢吸气，呼气时口唇略微缩小，空气从口中慢慢呼出，以延长呼气时间，有利于血管松弛，血压下降，最后达到气意合一的境地，即意念和呼吸合一，全身松静自然。

3. 培养良好的生活习惯

对于高血压病人来说，合理休息（包括精神上的休息）是十分重要的。尤其是老年人，身体内各脏器都已处于不同程度的衰老状态，更应注意休息。尽量争取午休，晚上早一点睡觉。看电视也应控制好时间，不宜长时间坐在电视屏幕前，也不要看内容过于刺激的节目，否则会影响睡眠。按时就寝，养成上床前用热水烫脚的习惯，然后按摩双足心，促进血液循环，有利于解除一天的疲乏。尽量少用或不用安眠药，力争自然入睡，不养成依赖催眠药的习惯。

早晨醒来，不要急于起床，应先在床上仰卧，活动一下四肢和头颈部，伸一下懒腰，使肢体肌肉和血管平滑肌恢复适当张力，然后慢慢坐起，稍活动几次上肢，再下床活动，这样血压不会有太大波动。

生活有规律,保持良好的心境和情绪稳定。合理安排生活和工作,注意劳逸结合,避免过于疲劳、紧张。有工作压力或精神紧张的人,应该学会放松,自我调理。心情要舒畅,俗话讲,"笑一笑,十年少"。实践证明,心情开朗、乐观的人较长寿。若能做到"得意淡然,失意泰然",尽量减少情绪波动,对保持血压相对稳定、减少并发症的发生具有重大意义。相反,如果终日处于兴奋、紧张或忧伤之中,对鸡毛蒜皮小事耿耿于怀,会导致心跳加快,血压升高,血液黏度增加,使原已升高的血压继续上升,诱发高血压危象、脑血管破裂等严重并发症。

娱乐有节,这是高血压病患者必须注意的一点。如下棋、打麻将、打扑克要限制时间,一般以1-2小时为宜,要学会控制情绪,坚持以娱乐健身为目的,不可计较输赢,不可过于认真或激动,否则会导致血压升高。

戒烟限酒。吸烟、饮酒会干扰人体的正常生理功能,影响内分泌的调节,导致人体血压持续升高,其中饮酒是促进血压升高的独立危险因素。因此,高血压患者及肥胖者应戒烟限酒。提倡不饮酒,有饮酒习惯的高血压病人应限制饮酒量。

(二)食疗与药膳

1.海带草决明汤:海带20克,草决明15克。水煎煮汤,每次75毫升,日服2次。适用于肝阳上亢型高血压兼血脂增高者。

2.芹菜饮:鲜芹菜500克,蜂蜜50毫升。将芹菜捣烂榨汁,加入蜂蜜中。每次服三分之一,日服3次,服时微微加温。或芹菜250克,红枣10枚,水煎代茶饮。常以芹菜佐餐亦可。

3.冰糖炖海参:海参30克加水炖烂,入冰糖适量,再炖片刻。午饭前空腹食用,每日1剂,疗程不限。用于肝肾阴虚型。

4.罗布麻茶:罗布麻叶6克,山楂15克,五味子5克,冰糖适量,开水冲泡代茶饮。用于肝阳上亢型。常饮此茶可降压,改善高血压症状,并可防治冠心病。

5.海带绿豆粥:绿豆、海带各100克,大米适量。将海带切碎与其他两味同煮成粥。可长期当晚餐食用。适用于肝阳上亢型。

6.何首乌粥:何首乌60克,加水煎浓汁,去渣后加粳米100克、大枣3-5枚、冰糖适量,同煮为粥,早晚食之。有补肝肾、益精血、乌发、降血压之功效,适用于肝肾阴虚型。

(三)按摩降压法

坚持自我按摩有助于降低血压,现介绍几种简单实用的按摩方法,不仅易学,而且有较好的降压作用。

1.六字按摩法

擦:用两手掌摩擦头部的两侧各36次。

抹:用双手的食指、中指和无名指的指腹,从前额正中向两侧抹到太阳穴,各抹36次。

梳:双手十指微屈,从前额发际开始,经过头顶,梳至后发际36次。

滚:双手握拳,拳眼对着相应的腰背部,上下稍稍用力滚动36次,滚动的幅度尽可能大一些。

揉:两手掌十字交叉重叠,贴于腹部,以脐为中心,顺时针、逆时针各按揉36次。

摩:按摩风池穴、劳宫穴、合谷穴、内关穴等穴位各36次。

2.浴面分抹法

搓热双手,从额部经颞部沿耳前抹至下颌,反复20-30次。然后再用双手四指指腹从印堂穴沿眉弓分抹至双侧太阳穴,反复多次,逐渐上移至发际。手法轻松柔和,印堂穴稍加压力以局部产生温热感为度。本法可降低血压,增进面部光泽。

3.揉攒竹穴

用双手拇指端分别按揉双侧攒竹穴约100次,用力要均匀。此法可减轻头痛、头晕等症状。

4.抹桥弓

头偏向一侧,用双手四指指腹分别在对侧耳后隆起处沿大筋向下推抹至胸廓上口处,双手交替进行,反复多次。此法有显著的降压作用。

(四)外治法

1.神阙敷药

吴茱萸、川芎各半,混合研为细末,密贮备用。治疗时将神阙穴用酒精棉球擦干净,取药粉5~10克纳入脐中,上用麝香止痛膏固定,3天换敷1次。皮肤过敏者立即停用。

2.外敷膏贴脚心

蓖麻仁50克,吴茱萸20克,附子20克。混合研为细末,加生姜150克,共捣如泥,再加冰片10克和匀,调成膏状,每晚30克贴两脚心(涌泉穴),7日为一疗程。

(五)药物治疗

1.中医分型治疗

(1)肝阳上亢型。治拟平肝潜阳法,常用方为天麻勾藤饮、镇肝熄风汤等。

(2)肝肾阴虚型。治拟滋养肝肾法,常用方为杞菊地黄汤等。

2.常用中成药

(1)杞菊地黄丸。具有滋肾阴、清肝热的作用。适用于肝肾阴虚型高血压病。每次9克,日服2次,适合长期服用。

(2)脑立清。具有镇肝潜阳降逆作用,用于肝阳上亢型高血压病。每次10-15粒,口服2-3次,饭后温开水送服。

(3)清脑降压片。具有滋阴清肝、潜阳降压的综合作用,适用于肝阳上亢型高血压病。口服每次4-6片,1日3次。

(4)松龄血脉康胶囊。具有平肝潜阳、活血化瘀作用,用于肝阳上亢型高血压,伴血脂升高者尤宜。每次2-4片,1日3次。

(5)养血清脑颗粒。可养血平肝,用于血虚肝阳上亢而头痛明显者,每次1包,1日3次。

3.西药

目前常用的降压药物可分为五大类,即利尿剂(如双克、安体舒通、吲达帕胺等)、β受体阻滞剂(如倍他乐克、美托洛尔、索他洛尔等)、钙通道阻滞剂(如硝苯地平、尼莫地平、非洛地平、施慧达等)、血管紧张素转换酶抑制剂(如卡托普利、依那普利、洛汀新、瑞泰等)及血管紧张素Ⅱ受体拮抗剂(如代文、科素亚等)。其他尚有α受体阻滞剂、中枢和周围交感神经抑制剂以及直接血管扩张剂等。

降压药物应用的基本原则:小剂量开始,优先选择长效制剂,联合用药及个体化治疗。

通常降压药物需长期、甚至终身服用,降压药的种类不宜频繁更换,也不要突然减量或停药。如有需要,一定要在医生指导下进行。对老年患者应平稳降压,并注意监测。

(六)防治误区

1.能降血压的药物都是理想药物

降压不是评定药物疗效的唯一的标准,也不是治疗高血压的唯一目的。降压同时还能保护靶器官,无明显不良反应,不影响脂质代谢和糖代谢,这类药物才适合长期服用,才是最理想的药物。

2.降压越快、越低,就越好、越安全

血压下降过快、过低,易发生脑缺血、体位性低血压。除了高血压危象、高血压脑病需要紧急降压外,其余高血压病人,即使血压水平较高的2、3级高血压患者,也应平稳而逐步降压。

3.血压降至正常就是治愈

有患者当血压降至正常后,就认为已经治愈而停止治疗,结果血压又升高,这种反复对身体非常不利。正确的做法是依据患者的不同病情,采用灵活选药的具体化阶梯式治疗方案,即所有药物初用时都应自小剂量开始,逐步加量,待血压下降至预期水平,且稳定一段时间(6个月)后,可减少用药种类、剂量,以减轻或消除副作用,并坚持治疗的顺从性。

4.自我感觉良好就不需要治疗

老年人多数是检查身体或看其他病时发现有高血压病的,这个时候就应进行相应的治疗,因为这时血压对其靶器官(心、肾、脑)已开始侵害,只是还处于功能代偿期,所以不出现症状,但不等于没有病。当然在这段时间不一定要服药治疗,只要注意消除引起高血压的各种因素,改善生活方式,多数人的血压应当能恢复正常。

5.盲信偏方,自行服药

临床上有患者自用偏方、验方治疗,或迷信降压器具,这样往往不能治疗高血压,反而会延误治疗时机。还有患者看药品说明书,有降压作用的就用,这也不大妥当。药品必须在医师指导下购买使用,自行随便服用很容易出现问题。

第四节 冠心病

一、概述

冠心病全称为冠状动脉粥样硬化性心脏病,是一种由于冠状动脉粥样硬化或痉挛,而使血管腔狭窄或阻塞导致心肌缺血、缺氧或坏死的心脏病,亦称缺血性心脏病。

冠状动脉粥样硬化性心脏病多发生在40岁以后,男性多于女性,脑力劳动者较多。在我国,此病不如欧美多见,约占心脏病死亡人数的10%-20%。据研究显示,1998年至2008年间,中国男性冠心病发病率较上一个十年增加了26.1%,女性增加了19.0%。冠心病是老年人最常见的疾病之一,据最新调查,我国因病死亡的公民中,患冠心病等心血管疾病死亡的人数最多。我国每年死于各种冠心病的人数估计超过100万。

中医将本病归属于"胸痹"、"心悸"、"怔忡"等范畴,其病之本为心、脾、肾三脏功能失调,以致气、血、阴、阳亏虚,病之标为气滞、血瘀、痰浊、阴寒互结,以致心脉不畅,心失所养。常见有以下几种证型。

1.心血瘀阻型:心悸怔忡,短气喘息,胸闷不舒,心痛时作,或形寒肢冷,舌质暗或有瘀点、瘀斑,脉涩或结代。

2.心气不足型:心悸气短,头晕乏力,自汗,动则悸发,静则悸缓,舌苔薄白,质淡,脉细弱。

3.心阴亏虚型:心悸易惊,心烦失眠,口干便燥,五心烦热,盗汗,舌红少津,脉细数。

二、临床表现及诊断

(一)临床表现及分型

根据冠状动脉病变的部位、范围、血管阻塞程度和心肌供血不足的发展速度、范围和程度的不同,本病可分为五种临床类型。这里重点介绍心绞痛和心肌梗死两种类型。

1.心绞痛型:有发作性胸骨后疼痛,由一过性心肌供血不足引起。

心绞痛以发作性胸痛为主要临床表现,疼痛特点为:

(1)部位。主要在胸骨体上段或中段之后,可波及心前区,有手掌大小范围,常放射至左肩、左臂内侧达无名指和小指,或至颈、咽或下颌部。

(2)性质。胸痛常为压迫、发闷或紧缩性,也可有烧灼感,但不尖锐,没有针刺或刀扎样痛,偶伴濒死的恐惧感觉。发作时,患者往往不自觉地停止原来的活动,直至症状缓解。

(3)诱因。发作常由体力劳动或情绪激动所诱发,饱食、寒冷、吸烟、心动过速等亦可诱发。疼痛发生于劳作或激动的当时,而不是在一天劳累之后。典型的心绞痛常在相似的条件下发生,但有时同样的劳作只在早晨而不在下午引起心绞痛,说明与晨间痛阈较低有关。

(4)持续时间。疼痛出现后常逐渐加重,然后在3-5分钟内逐渐消失,一般在停止原来诱发症状的活动后即缓解。

2.心肌梗死型:症状严重,由冠状动脉闭塞致心肌急性缺血坏死所致。

典型心肌梗死的临床表现有:

(1)突发性胸骨后或心前区剧痛,向左肩臂或其他处放射,其部位和性质与心绞痛相同,但常发生于安静或睡眠时,疼痛程度较重，范围较广，其程度较平常所发生的心绞痛明显加重，持续时间一般超过15分钟，有些可长达数小时或数天，休息或含用硝酸甘油片多不能缓解，伴大汗、恐惧。

(2)疼痛剧烈时常伴有频繁恶心、呕吐和腹胀。

(3)疼痛发生后24~48小时会出现程度不等的发热和心动过速。

(4)大部分病人伴有心律失常、血压下降。

(5)部分病人可出现急性左心衰竭，表现为呼吸困难、咳嗽，重者会出现肺水肿。

还有一部分病人并没有典型症状，常见的非典型症状有：

(1)无疼痛或胸前区轻微疼痛，一般多见于老年人和患有糖尿病的病人。

(2)有时疼痛位于上腹部，容易被误诊为胃穿孔或急性胰腺炎等。还有少部分病人表现为颈部、背部痛。如果是老年人出现这类症状，应想到此症。

(3)部分病人一发病即表现为休克或急性心力衰竭，而无明显疼痛症状。

在急性心肌梗死发生前，约80%的病人均有先兆表现，即在发病前，数日或数周内有乏力、胸部不适、活动时心悸等症状。若能发现先兆，并及时处理，可使部分病人避免发生心肌梗死。

3.无症状型：亦称隐匿冠心病。患者无症状，但静息时或负荷试验后有ST段压低、变平或倒置等心肌缺血的心电图改变。病理学检查心肌无明显组织形态改变。

4.缺血性心肌病型：表现为心脏增大、心力衰竭和心律失常，由长期心肌缺血导致心肌纤维化引起。

5.猝死型：因原发性心脏骤停而猝然死亡，多为缺血心肌局部发生电生理紊乱，引起严重的室性心律失常所致。

(二)检查方法

1.心电图检查:心电图是冠心病诊断中最常用和最基本的检查方法,是诊断心肌缺血的有效而无创伤的方法。无论是心绞痛还是心肌梗死,都有其典型的心电图变化,心电图检查特别是对心律失常的诊断更有其临床价值,对心肌梗死的诊断尤其有着重要的意义。

2.心电图负荷试验:通过运动或其他方法,给心脏以负荷,诱发心肌缺血,进而证实心绞痛的存在,此法是目前诊断冠心病常用的一种辅助手段。但对于心脏功能较差、体力欠佳或是心肌严重缺血者,进行该试验有一定风险,不推荐使用。

3.动态心电图:24小时内可连续记录多达10万次左右的心电信号,可提高对非持续性异位心律,尤其是对一过性心律失常及短暂的心肌缺血发作的检出率,因此扩大了心电图临床运用的范围,并且出现时间可与病人的活动与症状相对应。

4.冠状动脉造影:这是显示冠状动脉粥样硬化性病变最有价值的方法,可清楚地将整个左或右冠状动脉的主干及其分支的血管腔显示出来,可以了解血管有无狭窄病灶存在,可对病变部位、范围、严重程度、血管壁的情况等作出明确诊断,从而决定治疗方案(介入、手术或内科治疗),还可用来判断疗效。这是一种较为安全可靠的有创诊断技术。

5.螺旋CT:64排螺旋CT可清晰显示出冠状动脉的解剖结构,对冠状动脉血管壁的状况可提供精确判断。但此项检查要求患者心率在70次/分钟以下,如心率不达标,需在医生指导下服药降低心率。另还要做碘过敏试验准备。

三、易患因素

1.性别与年龄:多见于40岁以上的中老年人,49岁以后进展较快。据对北京地区70万35岁以上的人的调查,冠心病和脑溢血的发病率每隔10岁增高3倍,而且随着年龄的增长,动脉粥样硬化形成的速度也加快。在性别上,女性在更年期前受卵巢激素保护,很少发生动脉粥样硬化,很少得冠心病或发生心肌梗死,因此50岁以前心肌梗死发病的男女比例是9:1;但是50岁以后,女性卵巢功能萎缩,心肌梗死病人也随之增加,60岁时男女比例为3:1;到70岁时,男女的比例已接近1:1;到80岁时,女性略多于男性。这组数字表明,女性更年期后,要特别注意血压、心脏等方面的问题。

2.血脂异常:总胆固醇、甘油三酯、低密度脂蛋白(LDL)或极低密度脂蛋白(VLDL)增高,以及高密度脂蛋白(HDL)的减低、载脂蛋白A(ApoA)的降低和载脂蛋白B(ApoB)的增高都被认为是危险信号。在正常情况下,部分血脂可透过动脉内膜渗入动脉管壁,再由动脉外膜的淋巴管排泄出去,不会沉积在动脉管壁内。但当血脂含量长期处于高水平时,机体对血脂的代谢调节作用便会发生紊乱。如果再有精神紧张、情绪剧烈波动、血压升高及吸烟过多等因素的作用,就会导致动脉内膜损伤,使本来不能渗入动脉管壁内的血脂成分渗入动脉管壁之中,并逐渐堆积起来;同时,由于动脉内膜损伤,血小板在损伤处附着聚集,形成微血栓。这些变化将导致动脉内粥样斑块的形成。这些斑块逐渐增大,向管腔内突出,使管腔逐渐变窄,血流受限,且动脉管壁弹性降低,质地变硬,便形成了动脉粥样硬化。

3.高血压:血压增高与冠心病关系密切。冠心病患者60%-70%有高血压病,高血压病患者患冠心病者较血压正常者高3-4倍。收缩压和舒张压增高都与冠心病密切相关。长期血压增高使血管内压持续增高,血流对管壁冲击力量显著加大,结果使血管内膜发生机械性损伤。血管内膜一旦损伤,胆固醇、甘油三酯等很容易渗入血管壁,并在那里积聚,以致形成微血栓,又不断吸引血脂增加沉积。患高血压时,血管长期处于痉挛状态,使管壁营养不良,也易于吸引胆固醇等脂质沉着。还应指出的是,老年高血压患者尤其易发生动脉硬化,其原因除了上述情况外,老年人多有动脉血管壁粘多糖代谢紊乱,使脂质更容易在动脉管壁上沉着,从而加速动脉硬化的过程。

4.高血糖:糖尿病患者中冠心病发病率较无糖尿病者高2倍,冠心病患者糖耐量减低者颇常见。糖尿病患者由于胰岛素分泌不足,反射性、代偿性地刺激脂酶活性增高,分解脂肪供给能量,使大量甘油三酯、胆固醇及游离脂肪酸等进入血液。同时,脂肪合成能力减弱,低密度脂蛋白水平升高,脂肪分解产物滞留于血液中,从而为动脉粥样硬化和糖尿病微血管病变提供了条件,促进了冠心病的发生与发展。

5.吸烟:与不吸烟者比较,吸烟者冠心病的发病率和病死率增高2-6倍,且与每日吸烟的支数成正比。卷烟的烟雾中,含有3000多种有害物质,其中危害最大的是煤焦油、尼古丁、一氧化碳、一氧化氮、氰氢酸和丙烯醛等。一氧化碳与血红蛋白的结合力比氧气与血红蛋白的结合力大250倍,吸烟后进入血液的一氧化碳,抢先与血红蛋白结合,形成碳氧血红蛋白,严重地影响氧与血红蛋白的结合,导致血液携氧量明显减少。碳氧血红蛋白可引起动脉内壁水肿,形成水泡,妨碍血液流过。在此基础上,胆固醇易于沉积,血小板易于附着,从而为动脉粥样硬化奠定了基础。尼古丁则可兴奋交感神经节和肾上腺髓质,使之分别释放儿茶酚胺和肾上腺素,引起心率加快、动脉血管痉挛,久而久之,导致动脉内膜损伤,又为胆固醇、甘油三酯的沉积和血小板的积聚提供了条件,加快了动脉粥样硬化的发展。烟雾中的有害物质也可破坏维生素 C 和对细胞膜有明显保护作用的维生素 E,从而间接加剧动脉粥样硬化病变,还可引起动脉长期痉挛,导致高血压。高血压又可促进动脉粥样硬化,动脉硬化又反过来加重高血压,从而形成恶性循环。

6.肥胖:体重过度增加,会使心脏负荷加重和血压上升;由于过多地摄入高热量食物,使血脂、血压水平增高,冠状动脉粥样硬化形成并加重;肥胖后体力活动减少,又妨碍了冠状动脉粥样硬化病变者侧支循环的形成。肥胖分"苹果型"和"鸭梨型"。"苹果型"肥胖者肚子大,俗称"将军肚",此种体形的人,体内脂肪主要堆积在内脏、心脏、动脉内,所以更危险;"鸭梨型"肥胖者臀部大、腿粗,肚子不大,危险性小些。

7.性格因素:研究表明 A 型性格的人比较容易患冠心病。A 型性格者极有抱负,富于进取心,竞争意识强,工作专心而不注重休息,性情急躁,日常生活中节奏紧迫,言谈举止简洁甚至粗暴。有研究表明,A 型性格者患心绞痛或心肌梗死的危险性较 B 型性格者高 2 倍。

8.精神因素:紧张情绪、长期压抑自己对他人的敌意行为和愤怒的感情等能使体内的肾上腺等生物活性物质的分泌明显高于正常人。肾上腺素可使血管收缩,血小板增加,血液凝固时间缩短,进而引起动脉粥样硬化和冠心病。

9.遗传因素:家族中有在较年轻时患冠心病者,其近亲得病的机会可 5 倍于无这种情况的家族。常染色体显性遗传所致的家族性高脂血症常常是这些家庭成员易患冠心病的原因。

10.饮食:常进食高热量及含较多动物性脂肪、胆固醇、糖和盐者,冠心病的发病率明显提高。饮食和饮水中微量元素对冠心病的发病与发展也有举足轻重的作用。如果饮食中缺乏钴、硒、锌及铬等元素或铁含量过高,都会引发或加重冠心病。近年来,美国学者通过调查研究证明,饮用钙、镁等含量较低的软水,冠心病发病率就高,而饮用钙、镁等含量较高的硬水,冠心病发病率就明显降低。酒精能直接损害心肌,造成心肌能量代谢障碍,抑制脂蛋白脂肪酶,促使肝脏合成前β脂蛋白,从而使血中主要含胆固醇的β脂蛋白消失减慢,甘油三酯上升,促进动脉粥样硬化的形成。

11.缺少运动:经常坚持体育锻炼可以使血浆高密度脂蛋白水平升高,低密度脂蛋白和极低密度脂蛋白水平降低,而不常运动时,低密度脂蛋白和极低密度脂蛋白水平升高,高密度脂蛋白水平降低。缺少运动还会增加血液黏滞度,使血小板容易聚集而形成微血栓,从而会加重动脉粥样硬化和冠心病。此外,缺少适当的体力活动,还会影响左右冠状动脉分支间的侧支循环的建立,从而减弱冠脉系统对冠心病病变的代偿能力,可增加心源性猝死的机会。

四、防治

(一)非药物防治

1.饮食调养

(1)控制总热量,维持热能平衡,防止肥胖,使体重达到并维持在理想范围,是防治冠心病的有效方法之一。

(2)控制脂肪与胆固醇摄入。高血脂是冠心病的主要诱因之一。饮食中饱和脂肪酸和胆固醇摄入过量,是导致高血脂的主要膳食因素。故应控制脂肪摄入,使脂肪摄入总量占总热量的20%-25%以下,其中动物脂肪以不超过摄入脂肪总量的1/3为宜,胆固醇摄入量应控制在每日300毫克以下。多吃富含不饱和脂肪酸的食油,如豆油、芝麻油、花生油、米糠油等,可降低胆固醇及甘油三酯水平。这些油具有保护心脏和预防动脉粥样硬化的作用,可作为烹调食物的主要用油。

(3)蛋白质的质和量适宜。应适当增加植物蛋白,尤其是大豆蛋白。其适宜比例为:蛋白质占总热量的12%左右,其中动物性蛋白和植物性蛋白各占一半。多吃鲜鱼,因其蛋白质优良,易消化吸收,且对血脂有调节作用,与畜肉类食品相比,更适合于老年人,对防治冠心病有利。

(4)采用复合碳水化合物,控制单糖和双糖的摄入,尽量少吃纯糖食物及其制品。碳水化合物主要来源于米、面、杂粮等含淀粉类食物。

(5)多吃蔬菜、水果。蔬菜、水果是维生素、纤维素和果胶的丰富来源。植物纤维和果胶能降低人体对胆固醇的吸收。水果、蔬菜中含有丰富的膳食纤维和维生素,其中可溶性纤维素具有降血脂和保护血管的作用,能吸附胆固醇,阻止胆固醇被人体吸收,并能促进胆酸从粪便中排出。维生素C、E、A也能保护心血管,如维生素C能促进胆固醇生成胆酸,从而有降低血胆固醇的作用,并能改善冠状循环,保护血管壁,猕猴桃、柑橘、柠檬和紫皮茄子里就含有丰富的维生素C;维生素E具有抗氧化作用,能阻止不饱和脂肪酸过氧化,保护心肌并改善心肌缺氧状况,从而预防血栓发生。

(6)多吃含镁、铬、锌、钙、硒、碘元素的食品。含镁丰富的食品,如小米、玉米、豆类及豆制品、枸杞、桂圆以及坚果类食品,可影响血脂代谢和血栓形成,促进纤维蛋白溶解,防止血小板凝聚。微量铬可预防动脉粥样硬化的形成,降低胆固醇,含铬丰富的食品有酵母、牛肉、全谷类、干酪、红糖等。含锌较多的食品如肉、牡蛎、蛋、奶等,可降低血清胆固醇的含量。含钙丰富的食品可预防高血压及高脂膳食引起的高胆固醇血症,这类食物有奶类、豆制品等。含硒较多的食物,如牡蛎、鲜贝、海虾等,能延缓动脉粥样硬化,降低血浆黏度,增加冠状动脉血流量,减少心肌的损伤程度。碘能降低胆固醇在血管壁上的沉着,减缓或阻止动脉粥样硬化的发展,常食海带、紫菜等含碘丰富的海产品也很有益。

(7)多吃一些保护性食品。如洋葱、大蒜、苜蓿、木耳、海带、香菇、紫菜等。大蒜和洋葱含有防治动脉粥样硬化的有效成分——精油,如果按每千克体重1克的标准吃生大蒜,就可起到预防冠心病的作用。

(8)少量多餐,避免吃得过多、过饱,不吃过油腻的食物,因为饱餐及高脂肪餐能诱发急性心肌梗死。饭菜应清淡,易于消化,制作时可多采用蒸、煮、拌、熬、炒、炖等少油的烹调方法。

(9)忌吸烟、酗酒、饮浓茶及一切辛辣调味品。但少量饮用红酒能使冠心病和中风死亡率降低,喝啤酒和烈酒者并不获益,这是因为红酒由整颗红葡萄经发酵酿制而成,含大量来自红葡萄皮的抗血小板成分,能预防血小板粘在动脉壁上,降低血液黏稠度,使血液循环流畅,有助于预防冠状动脉硬化和冠心病。白葡萄酒是红葡萄去皮后发酵制成的酒,只含少量抗血小板成分,故其清血作用不如红酒。

(10)不要将饮用水软化。

2.运动

(1)运动的原则

运动应根据个人身体情况、原来的体力活动习惯和心脏功能状态来规定,以不过多增加心脏负担和不引起不适感为原则。体育活动要循序渐进,不宜勉强做剧烈活动,科学合理的做法是从低运动量开始,遵循缓慢柔和的原则,逐步增加运动量,运动强度不宜过大。临床实践表明,40岁以上的心脏病患者,锻炼时最高心率以不超过每分钟120次为宜,有心绞痛史患者锻炼时的最高心率宜在110次以下。过快地提高运动强度,有可能导致运动时危险性增加。对冠心病病人来说,运动时间最好选择在下午,下午运动比较安全,因为心血管病人每日上午6-12时容易出现缺血损伤和心律失常,若在这段时间从事加重心脏负荷的运动,自然更易发生意外。在运动中一旦出现胸闷、胸痛、极度疲乏或其他症状,应立即停止运动。有以下情况的病人不宜运动:

①6个月以内发生过急性心肌梗死的,必须经过医生检查,确定病情稳定后才可考虑。

②在休息时也有心绞痛发作的,或近一周内发生过心绞痛的,应经过适当治疗,病情稳定,且无心电图改变的才可考虑。

③如轻微活动就心慌、气喘或有尿少水肿等心功能不全症状的,运动后会加重病情。

④心律失常严重的,如早搏频繁出现或每分钟在5次以上,或运动后早搏次数增多,或有严重的窦性心动过缓,特别是运动后心率次数不能增多的患者,应及时到医院诊治。

(2)运动的方式和方法

①步行及慢跑:步行简便易行,宜在优美环境中进行。对改善心肺功能、提高摄氧效果最好。每分钟步行100步以上者,可使心率达100-110次/分钟。此运动一般在清晨或傍晚进行,每次15-30分钟,中间休息1-2次,每次3-5分钟,以后可逐渐增加步行速度和持续时间,直至3-5千米/小时,步行30分钟,

每日2次,持之以恒。步行时应选择平坦一点的路,步幅均匀,步态稳定,呼吸自然,防止跌跤。慢跑虽然容易取得锻炼效果,但因其发生外伤的可能性较大,也曾有猝死的报道。因此,老年人、心功能有明显损害、体质较差者,不宜贸然从事。

②骑自行车:在我国几乎家家有自行车,人人会骑,并可结合上下班进行锻炼。行车前,应将车座高度和车把弯度调好,行车中身体稍稍保持前倾,避免用力握把。但以一般骑车速度,摄氧率很低,而且因交通拥挤,精神容易紧张。因此,可在晨间或运动场内进行。也可使用多功能自行车在室内进行运动,优点是负荷量容易调整,运动量容易计算。

③游泳:体力较好、原来会游泳、具有条件能长期坚持者,可以从事游泳锻炼。据报道,游泳可使摄氧量增高。游泳前要做好准备活动,以免游泳时间过久而引起肌肉痉挛或心绞痛。

④打太极拳:太极拳动作舒松自然,动中有静,对合并高血压的冠心病者更为合适,简化太极拳运动量较小,心率只能达到90-105次/分钟。

(二)食疗与药膳

1.柏子仁炖猪心:猪心1个,洗净,柏子仁9克放猪心内,隔水炖熟,加调料,吃猪心。适用于心阴亏虚型。

2.双耳汤:银耳、黑木耳各10克,泡发洗净,加冰糖隔水蒸一小时,食用。适用于心阴亏虚型。

3.人参银耳汤:人参5克,银耳10-15克。先将银耳浸泡12小时,洗净,人参切小片后,一起放入,加水,用微火煮熬1小时即可。本方有益气养阴之效,用于气阴两虚证者。

4.玉米粉粥:玉米粉100克,粳米100克。将粳米洗净,放入锅中,加清水500-800毫升,武火煮至米开花后,调入玉米粉,再用文火煮沸片刻即成。适用于心阴亏虚型。

5.桃仁粥:桃仁10克,粳米适量。将桃仁煮熟去皮、尖,取汁和粳米同煮粥。食用,每日1次。亦可用桃仁捣烂如泥,加水研汁去渣,加粳米煮粥。本方有活血化瘀之效,主治心血瘀阻型。

6.大蒜粥:紫皮大蒜30克去皮,放入沸水中一分钟后捞出,用粳米100克放入蒜水中煮成稀饭,再将蒜重放入粥中煮片刻,早晚温服。适用于心气不足型。

7.田七炖鸽肉:取田七2克,肉鸽1只,精盐、味精、生姜末适量。将肉鸽宰杀后去毛和内脏,洗净,和田七、调料入锅,加水1000毫升,文火炖熟,食肉饮汤。适用于心血瘀阻型。

8.洋葱炒肉片:取洋葱150克,瘦猪肉100克,酱油、盐、油、味精适量。将植物油少许倒入锅内烧至八成热,放入瘦猪肉煸炒,再将洋葱下锅与肉同炒片刻,倒入各种调料再炒,少时即成,可佐餐。适用于心气不足型。

(三)外治法

丹参、川芎各30克,冰片3克,共研细粉,混匀后备用。每次取药粉适量,与醋调成膏状,敷于双侧心俞穴、膻中穴,外盖纱布,然后用胶布固定,每天换药1次。

(四)推拿按摩

穴位按摩首先要缓解心悸、胸闷、气促三大症状,心绞痛时要立即止痛。

1.出现心悸、胸闷时,用拇指甲点掐两侧中冲穴,用拇指腹面按压两侧内关穴,点掐和按压速度为60-80次/分钟。心律快,点掐按压速度宜慢;心律慢,点掐按压速度宜快。然后用拇指甲点掐两侧神门穴,每次每穴操作3-5分钟(约200-300下),每天早晚各1次,用力稍重,使穴位处出现酸痛感。

平时轻点内关穴,轻掐中冲穴和神门穴,各100下,对心脏的保健和调整心率、缓解胸闷气促大有好处。

2.心绞痛发作时,用硬币边缘按压至阳穴3-6分钟,按压至心绞痛缓解为止。疼痛严重时,再用中指端顶压极泉穴,用拇指甲点掐中冲穴,按压臂中穴,均用重手法,直至疼痛缓解。

(五)药物治疗

1.中医分型治疗

(1)心血瘀阻型。治拟活血化瘀,常用方为血府逐瘀汤等。

(2)心气不足型。治拟补益心气,常用方为黄芪生脉饮、归脾汤等。

(3)心阴亏虚型。治拟滋养阴血,宁心安神,常用方为天王补心丹等。

2.常用中成药

(1)速效救心丸。具有镇静止痛、改善微循环、降低外周血管阻力、减轻心脏负荷、改善心肌缺血的作用,可增加冠脉血流量,缓解心绞痛。用于心血瘀阻型冠心病、胸闷憋气及心前区疼痛。见效快,药性温和。含服,每日3次,每次服5粒,急性发作时服10-15粒。

(2)复方丹参片。有活血化瘀、祛瘀止痛、安神宁心等作用。可治胸闷、心悸、冠心病、脑血栓等多种疾病。用于心血瘀阻型。口服,每次3片,每天3次。

(3)复方丹参滴丸。具有活血化瘀、理气止痛等作用。用于心血瘀阻型,可治胸中憋闷、心绞痛。口服或舌下含服,每次10粒,每天3次。疗程4周或遵医嘱。

(4)麝香保心丸。具有芳香温通益气强心之功。用于心肌缺血引起的心绞痛、胸闷及心肌梗死等心血瘀阻型冠心病。口服,每次1-2丸,每日3次,或症状发作时服用。孕妇忌用。

(5)庆余救心丸。具温通宣痹、行气化浊之功。用于胸闷、气憋、心绞痛以及气厥、心腹疼痛等心血瘀阻型冠心病。口服,每次0.7克,每日1-2次。

(6)血栓心脉宁。可开窍醒神,活血化瘀。主治脑血栓、冠状动脉粥样硬化性心脏病、心绞痛等症。口服,每次2-4粒,每日3次。孕妇忌用。

(7)心可宁胶囊。活血散瘀,开窍止痛。用于冠心病、心绞痛、胸闷、心悸、眩晕。口服,每次2粒,每日3次。

(8)银杏叶片。具活血化瘀、通脉舒络作用。用于动脉硬化及高血压病所致的冠状动脉供血不全、心绞痛、心肌梗死、脑血管痉挛以及动脉血管供血不良所引起的疾患。口服,每次1-2片,每日3次。

(9)心通口服液。益气养阴,软坚化痰。用于气阴两虚、痰瘀交阻型有心痛、心悸、胸闷气短、心烦乏力及冠心病心绞痛症状者。口服,每次10-20毫升,每日2-3次。如服后有泛酸者,可于饭后服用。孕妇忌用。

(10)黄芪生脉饮。益气养阴,养心补肺。用于气阴两虚、心悸气短的冠心病患者及老年虚弱等症。口服,每次10毫升,每日3次。4周为1个疗程。

(11)山海丹。对各型冠心病均有效。口服,每次4-5粒,每日3次。饭后半小时服用,连服3个月为1疗程。

3.西药治疗

治疗药物有三类:(1)扩张血管药。包括硝酸酯类(如硝酸甘油、消心痛)、β受体阻滞剂(如倍他乐克、美托洛尔、必索洛尔等)、钙通道阻滞剂(如硫氮卓酮、维拉帕米等)。(2)调整血脂药物。其中,主要降低血胆固醇,也降低血甘油三酯的有他汀类;主要降低血甘油三酯,也降低血胆固醇的有贝特类、烟酸类等;(3)抗血小板药物(如阿司匹林、氯吡格雷等)。可防止血栓形成,有助于防止血管阻死性病变和病情的发展,可用于心肌梗死后预防复发和预防脑动脉血栓栓塞。

对狭窄或闭塞血管,可用介入的方法扩张动脉,改善心肌的血流灌注,如经皮腔内冠状动脉成形术、冠状动脉内支架植入术等。

(六)防治误区

1. 急性心肌梗死保守治疗好

有些冠心病患者对新技术、新疗法了解太少,觉得手术有风险,在紧急时刻不愿选择急诊介入手术。有资料表明,在我国有高达70%的急性冠心病患者由于种种原因选择了药物保守治疗,效果很不理想。因此,要改变这种认识上的误区,如果经济条件许可,介入治疗无疑是一种明智的选择。

2. 放上支架(或冠脉搭桥手术)后就万事大吉

很多心绞痛经常发作的患者,做完支架手术(或冠脉搭桥手术)后症状迅速消失,甚至恢复了体力活动,就以为万事大吉了。其实,有冠状动脉硬化的患者,其他部位的血管同样也会变得狭窄,危险性仍然存在,况且,有些患者血管病变较多,支架只放在了几个重要的部位,其他狭窄血管没有放支架。因此,即使放了支架,也应谨慎选择生活方式,并按医生要求继续服药治疗。

3. 迷信某些食物治病

社会上盛传黑色食物可治疗冠心病。这些天然食物有一定药用价值,可用于防治,但不能代替药物。

附：急性心肌梗死的家庭急救

急性心肌梗死是中老年人的常见急症，如果能够早期诊断、及时救治，对降低病死率有重要意义。

老年人的急性心肌梗死早期表现为：原有心绞痛的冠心病病人，心绞痛状况（时间、程度、频率等）有加重表现，时间超过15分钟，应用硝酸甘油无效；突然发作重度心绞痛，病前有劳累、酗酒及精神创伤等诱因；持久或反复发作夜间心绞痛；在心肌梗死恢复期突然出现重度心绞痛；心绞痛后伴有恶心呕吐、心律失常、血压下降，或心功能不全等。

急性心肌梗死时，典型的临床症状并不难识别，如果又有高脂血症、糖尿病、高血压等病，尤其要警惕急性心肌梗死的可能。

中老年人的急性心肌梗死症状多不典型，无疼痛或疼痛不剧烈的患者，应注意下列情况：凡40岁以上的患者，出现原因不明的大汗淋漓、脉搏弱、面色苍白、血压下降等休克表现时，应考虑急性心肌梗死的可能；高龄患者，突然出现呼吸困难、紫绀、端坐呼吸、咯粉红色泡沫痰或咯血等心力衰竭表现，或者出现严重的心律失常而无其他原因可查者，也应考虑急性心肌梗死的可能；高血压病患者突然血压显著下降，尤其同时伴有心力衰竭者，也应想到急性心肌梗死的可能。

急性心肌梗死是一种十分危急、病死率极高的病症。一旦发病，急救处理的及时和妥当，对急性心肌梗死转归十分重要。急救处理的第一步就是现场应急处理，这往往比送医院急救还要重要。就地抢救时应做到下列几项：

1.首先让病人就地休息，切忌让病人行走、用力或搬动病人，让病人立即平卧或半卧位，绝对休息，稳定病人情绪。

2.有条件者给予高浓度持续吸氧，不少于半小时。

3.缓解剧烈疼痛:(1)舌下含硝酸甘油片1-5片,每片相隔3-5分钟。有条件者静脉点滴硝酸甘油,在500毫升液体中加入硝酸甘油5-10毫克持续点滴。(2)速效救心丸15-30粒吞服。

4.适当应用镇静药。安定1-2片口服或10毫克肌肉注射。异丙嗪、苯巴比妥也可酌用。

5.尽早尽快给急救中心打电话呼叫危重病抢救车前来监护治疗,待心率、心律、血压都稳定后,轻抬轻搬病人,安全送到医院进一步抢救治疗。一定要就地抢救脱险后再转送医院。

6.在医生到来之前,病人身边不能没有人,要随时观察病情变化。如果病人突然面色青紫、抽搐,大叫一声,口吐白沫,意识不清,呼吸微弱而停止,瞳孔散大,这就是急性心肌梗死并发了严重的心律失常心室颤动导致心跳骤停,此时需争分夺秒在病人心前区重捶1-2下,然后做胸外挤压术、人工呼吸术,坚持进行等待医生到来。这样病人有可能获救,否则易发生猝死。

第五节 慢性胃炎与消化性溃疡

一、概述

慢性胃炎与消化性溃疡是非常常见的消化道疾病。慢性胃炎系指不同病因引起的胃黏膜的慢性炎症或萎缩性病变。消化性溃疡主要指发生于胃和十二指肠的慢性溃疡,是一种多发病、常见病。溃疡的形成有各种因素,其中酸性胃液对黏膜的消化作用是溃疡形成的基本因素,因此得名。绝大多数的溃疡发生于胃和十二指肠,故又称胃溃疡、十二指肠溃疡。

慢性胃炎十分常见,约占接受胃镜检查病人的80%-90%,男性多于女性,随年龄增长发病率逐渐增高。据统计,50岁以后约半数以上的人患有慢性胃炎。老年人的慢性胃炎又多伴发肠腺上皮化生和胃黏膜细胞的不典型增生,后者与胃癌的发生关系密切。

消化性溃疡也是十分常见的疾病,据估计,约有10%的人一生中曾患过此类疾病。消化性溃疡主要包括胃溃疡和十二指肠溃疡。有关资料统计,十二指肠溃疡的发病率是胃溃疡的3倍。在大多数国家和地区,十二指肠溃疡比胃溃疡多见。男性多见,男女患者之比为5.23-6.5:1。本病可见于任何年龄,但以青壮年发病者居多。胃溃疡的发病年龄一般较十二指肠溃疡约迟到10年,但60-70岁以上初次发病者也不在少数,女性患者的平均年龄比男性患者高。

慢性胃炎和消化性溃疡经常会出现胃脘部的疼痛,故当属于中医"胃脘痛"及"痞满"、"反胃"、"嘈杂"等范畴。其病因病机为嗜食辛辣、过度饮酒、暴饮暴食而损伤脾胃,脾胃失和;或忧思恼怒,气郁伤肝,肝失疏泄,横逆犯胃,气机阻滞,胃失和降,而致胃脘痛。常见有以下几种证型。

1.肝气犯胃型:胃脘胀痛,连及两胁,食后尤甚,情志不舒则疼痛加重,嗳气,吐酸,善叹息。舌苔薄白,脉弦。

2.脾胃虚寒型:胃脘隐隐作痛,喜温喜按,遇冷痛甚,兼见面色萎黄,四肢不温,倦怠乏力,大便溏薄,舌质淡,苔薄白,脉细。

3.阴虚胃热型:胃脘疼痛,伴有烧灼感,痛无定时,得食稍缓,口干而苦,心烦易怒,纳食减少,或见吐血或黑便。舌质红,苔黄少津,脉弦细而数。

二、临床表现及诊断

(一)临床表现

慢性胃炎缺乏特异性症状,症状的轻重与胃黏膜的病变程度并非一致。大多数病人常无症状或有程度不同的消化不良症状,如饭后上腹饱胀不适、胃部隐痛、嘈杂、嗳气、反酸、恶心、食欲不振及体重减轻等。萎缩性胃炎患者可有贫血、消瘦、舌炎、腹泻等,由于老年人的感受性较迟钝,平时自觉症状可较轻微,有的到出血或癌变等合并症出现时才发现。

消化性溃疡病人的症状主要表现为中上腹的隐痛或不适,这种隐痛或不适的发作具有以下特点。

1.慢性:由于溃疡发生后可自行愈合,但愈合后又好复发,故常有上腹疼痛长期反复发作的特点。整个病程平均6-7年,有的可长达一二十年,甚至更长。

2.周期性:上腹疼痛呈反复周期性发作,为此种溃疡的特征之一,尤以十二指肠溃疡更为突出。中上腹疼痛发作可持续几天、几周或更长,继以较长时间的缓解。全年都可发作,但以春、秋季节发作者多见。

3.节律性:溃疡疼痛与饮食之间的关系具有明显的相关性和节律性。在一天中,早晨3点至早餐的一段时间,胃酸分泌最低,故在此时间内很少发生疼痛。十二指肠溃疡的疼痛常在餐前饥饿时发生,持续不减,直至进食或服下制酸药物后才缓解。一部分十二指肠溃疡病人,由于夜间的胃酸较高,尤其在睡前曾进餐者,可发生半夜疼痛。胃溃疡疼痛的发生较不规则,常在餐后半小时内发生,经1-2小时后逐渐缓解,直至下一餐进食后再出现上述节律。

4.疼痛部位:十二指肠溃疡的疼痛多出现于中上腹部,或在脐上方,或在脐上方偏右处;胃溃疡疼痛的位置也多在中上腹,但稍偏高处,或在剑突下和剑突下偏左处。疼痛范围约数厘米直径大小。因为空腔内脏的疼痛在体表上的定位一般不十分确切,所以,疼痛的部位也不一定能准确反映溃疡的解剖位置。

5.疼痛性质:多呈钝痛、灼痛或饥饿样痛,一般较轻而能耐受,持续性剧痛是溃疡穿透或穿孔。

6.影响因素:疼痛常因精神刺激、过度疲劳、饮食不慎、药物影响、气候变化等因素诱发或加重;可经由休息、进食、服制酸药、以手按压疼痛部位、呕吐等方法减轻或缓解。

(二)老年人特点

老年人中胃病相当多见,但老年人的胃病与年轻人有所不同,有其自身的特点。

许多老年人被诊断有慢性萎缩性胃炎。有的老人见到诊断报告后非常害怕,担心这种胃病会癌变。实际上,人到中年以后,胃黏膜萎缩性改变相当普遍,特别是老年人更为多见。有人对某敬老院30位70岁以上的老人进行胃镜检查,发现83%的老人有胃黏膜萎缩性改变,而随访未发现有癌变者。因此,现在有专家认为,慢性萎缩性胃炎可能是退行性的病理改变,是一种"半生理现象"。由于病人胃酸减少,可仅出现消化不良、腹胀、食欲减退等症状。当然,对老人的慢性萎缩性胃炎也应予以重视,对年龄在50岁以上,有胃酸缺乏或低胃酸者,特别是伴有肠上皮化生和不典型增生者应定期复查。

老年人消化性溃疡也有其特点:

1.老年人消化性溃疡以胃溃疡多见,也可发生十二指肠溃疡。

2.溃疡病灶较大,60岁以上老人溃疡病灶的直径近半数超过

1厘米,胃溃疡直径常可超过2.5厘米,甚至有超过3-5厘米的巨大溃疡,这与老年人有明显胃黏膜萎缩、修复功能差有关。

3.溃疡多发生于高位胃体的后壁或小弯。年龄越大,溃疡位置越高。

4.溃疡引起的疼痛也不典型,缺乏典型的中上腹节律性疼痛。老年人消化性溃疡常表现为无规律的中上腹痛、呕血和(或)黑粪、消瘦,很少发生节律性痛、夜间痛及反酸。由于老年人胃溃疡位置较高,引起的疼痛可放射到胸部或胸骨后,易误诊为心绞痛。有时病人仅有胃部不适、食欲减退症状,进食与服药后也不易缓解。

5.易并发大出血,常常难以控制。由于动脉硬化,血管难以自行收缩而不容易自止,出血量多。

6.胃酸正常,甚至偏低。

7.胃溃疡中少数可癌变,特别是巨大溃疡更为多见。

(三)诊断

慢性胃炎的诊断主要有赖于胃镜检查和直视下胃黏膜活组织检查,其确诊主要靠病理学检查。因此只做胃镜不做活检是错误的。由于老年人的胃病症状常不典型,单纯靠临床症状有时很难区分慢性胃炎、溃疡病、胃癌,所以对老年人,有上腹部不适、嗳气、腹胀、呕吐等非特异性症状者,都应做胃肠X光钡餐检查及胃镜检查,以免延误诊治。

病史是诊断消化性溃疡的主要依据,根据本病具有慢性病程、周期性发作和节律性中上腹疼痛等特点,可作出初步诊断,但确诊需要依靠胃镜检查和X光钡餐检查。

1.胃镜检查:对慢性胃炎与消化性溃疡最好的检查方法是胃镜检查和胃镜下胃黏膜活组织病理检查。如没有特殊原因,就应该选择胃镜检查。也可以采用上消化道钡餐检查,但其准确性不如胃镜检查,而且检查时间也远比胃镜检查时间长。此外,还可用 B 超检查或 CT 检查,但前者比较粗糙,后者价格昂贵,而且清晰度不如胃镜检查,更重要的是它们不能进行活组织病理检查。

2.幽门螺旋杆菌(HP)感染的检测:HP 感染的检测方法大致分为四类:①直接从胃黏膜组织中检查 HP,包括细菌培养、组织涂片或切片染色镜检细菌;②用尿素酶试验、呼气试验、胃液尿素氮检测等方法测定胃内尿素酶的活性;③血清学检查抗 HP 抗体;④应用多聚酶链反应(PCR)技术测定 HP-DNA。目前,比较简单、准确而且几乎没有痛苦的检查方法是 ^{13}C 或 ^{14}C 呼气试验。

三、易患因素

1.幽门螺旋杆菌感染

这种细菌的感染是引起慢性胃炎的主要病因,而慢性胃炎与消化性溃疡密切相关,多数消化性溃疡患者合并有慢性胃炎。90%以上的十二指肠溃疡、80%以上的胃溃疡与幽门螺旋杆菌感染有关。慢性胃炎中的幽门螺旋杆菌阳性率达 90%-100%。有幽门螺旋杆菌感染的溃疡病和慢性胃炎,经过根治幽门螺旋杆菌的治疗后,溃疡病和慢性胃炎的复发率大大下降,可低于 10%。

2.滥用药物

某些解热镇痛药、抗癌药等,如消炎痛、保泰松、阿司匹林、肾上腺皮质激素、氟尿嘧啶、氨甲喋呤等曾被视为致溃疡因素。在上述药物中,对阿司匹林的研究比较多,阿司匹林可抑制胃黏膜前列腺素的合成,破坏黏膜屏障。有人指出,规律性应用阿司匹林者较之不用阿司匹林者胃溃疡病的患病率约高 3 倍。肾上腺皮质类固醇很可能与溃疡的生成和再活动有关,有溃疡病史的病人,疾病可能加重。非类固醇抗炎药,如消炎痛、保泰松、布洛芬、萘普生等,也可在不同程度上抑制前列腺素的合成,从而在理论上可以产生类似阿司匹林的临床效应。利血平等药具有组胺样作用,可使胃酸分泌增多,故有潜在致溃疡作用。

3. 精神因素

情绪不良、精神紧张都可通过神经内分泌系统增加胃酸的分泌,又会引起胃肠道血管的收缩,从而影响胃肠道黏膜的血液营养供应,而引起慢性胃炎和溃疡病。如临床上经常遇到一些青年在过度劳累、终日处于紧张状态时出现消化道溃疡,甚至出血。

4. 不良饮食嗜好和习惯

暴饮暴食或不规则进食可能破坏胃分泌的节律性,影响胃消化功能,造成消化不良和营养不良,而营养不良可削弱胃黏膜的屏障作用,导致溃疡病的发生,并可影响黏膜的修复。据临床观察,咖啡、浓茶、烈酒、辛辣调料、泡菜等食品对胃黏膜可引起理化性质损害作用;偏食、饮食过快、太烫、太冷、多吃零食等不良饮食习惯,均可能是本病发生的有关因素。饮酒可刺激胃酸分泌,对胃黏膜也有直接损伤作用。

5. 吸烟

早在六七十年前就已经发现,吸烟者消化性溃疡的发病率比不吸烟者高 2 倍。烟草中含有的尼古丁成分有损伤胃黏膜的作用,吸烟可以导致胃肠蠕动异常,影响胃肠排空和引起胃、十二指肠液反流;烟草中的烟碱可使幽门括约肌张力减低,影响其关闭功能,可使胆汁返流进入胃而破坏胃黏膜;吸烟还可使胃酸和胃蛋白酶分泌过多,一般比不吸烟者可增加 91.5%。以上这些均说明吸烟是消化性溃疡的一个重要致病因素。

6.遗传

在溃疡病患者家族中,该病的再发率很高,单卵双胞胎同时发生溃疡的几率在50%以上;在十二指肠溃疡患者中O型血较其他血型多见。现已一致认为,消化性溃疡具有遗传性,而且证明胃溃疡和十二指肠溃疡病系单独遗传,互不相干。胃溃疡患者的家族中,胃溃疡的发病率较正常人高3倍;而在十二指肠溃疡患者的家族中,较多发生的是十二指肠溃疡而非胃溃疡。

7.地理环境与气候

不同地域的溃疡病发病率有所不同。据有关胃镜检查资料显示,我国消化性溃疡的地域特点是:南方高于北方,城市高于农村。气候改变也是诱发溃疡病的因素之一,秋冬与冬春之交为消化性溃疡的高发时期。

8.其他慢性疾病的影响

患肺气肿的患者,十二指肠溃疡发生率比正常人高3倍;冠心病、动脉硬化会造成胃黏膜供血不佳,可影响溃疡的愈合;肝硬化患者的消化性溃疡发生率是普通人群的2-3倍,乙肝患者表面抗原阳性,胃溃疡发病率高达33%。糖尿病、甲状腺病、慢性肾上腺皮质功能减退和干燥综合征患者同时伴有萎缩性胃炎较多见。

四、预防

(一)非药物防治

1.合理的饮食

(1)合理的饮食制度。饮食应规律化,切忌暴饮暴食,饥饱无度,应定时定量,少量多餐。过饱会加重胃的负担,相反,进食过少,胃内缺乏食糜,会加重胃黏膜本身的机械性摩擦。在胃炎发作期,应根据胃的舒适程度给予清淡流质、半流质饮食,量应从少至多,从稀至稠。食物均应细软、易消化。

(2)合理的烹调方法。烹调以烧、蒸、氽、煮等软性烹调为主,忌煎、炸食品。食物应切细煮软,如肉加工成肉泥丸,黄豆加工成豆浆、豆腐等。忌甘肥厚腻及生硬食物,以免对胃造成伤害。

(3)合理的饮食安排。宜吃易消化的且含足够热量、蛋白质和维生素的食物,如稀饭、细面条、牛奶、软米饭、豆浆、菜叶等。忌刺激性食物,如酒、浓茶、咖啡。忌辛辣之品,如辣椒、生葱、生蒜。忌过甜、过酸、过咸、过热及生冷之品。同时亦应少食易引起产气的食物,如甘薯、萝卜、豆类等。胃酸过多者宜选用牛奶、豆浆、菜泥、果汁、面条等碱性食品,忌用能大量刺激胃酸分泌的食物,如浓肉汤、鸡汤及大量的蛋白质食物、调味品、甜食等;胃酸过少者则可多使用上述刺激胃酸的食物以帮助消化,刺激食欲。溃疡病者避免吃油煎过的食物,以及含粗纤维多的芹菜、韭菜、豆芽、火腿、腊肉、鱼干等。为避免癌变,日常应注意不吃过烫食物,少吃刺激性及含硝酸盐高的食物,如腌菜、咸鱼、咸肉、烟熏食品,要多吃新鲜的蔬菜、水果。

2.生活调摄

防治老年慢性胃炎和避免癌变,要建立良好的生活和卫生习惯,积极治愈上呼吸道和五官、口腔等的慢性疾病,勿将痰液、鼻涕等带菌分泌物吞咽入胃。

要劳逸结合,避免精神紧张、焦虑、恐惧和体力疲劳。

慎用对胃有刺激性的药物,如阿司匹林、消炎镇痛、激素、红霉素、磺胺类药等,以减少胃黏膜损害。治疗用药要有针对性。

戒除烟酒等不良嗜好。烟酒可延迟胃炎的好转和溃疡的愈合。

(二)食疗与药膳

1.白胡椒煲猪肚:白胡椒15克,略打碎,放入洗净猪肚内,并留少许水分,然后头尾用线扎紧,慢火煲煮,调味服食,隔三天服一次。主治脾胃虚寒型。

2.椒面汤:川椒10克炒末,白面120克,和匀,入盐少许与豆豉,做成面条煮汤食用。主治脾胃虚寒型。

3.佛手山药粥:佛手12克,米仁、白扁豆、山药各30克。先将佛手加水煎煮20分钟,去渣取汁,再同米仁、山药、白扁豆共放入锅中,加水适量,煮至米、豆熟烂成粥。每日1次,连食7-10日。主治阴虚胃热型。

4.金橘根煲猪肚:金橘根30克,猪肚100-150克,洗净切块,水四碗煲至一碗半,盐少许调味,饮汤吃肉。主治肝气犯胃型。

5.玫瑰花茶:每次用干玫瑰花瓣5-10克,放茶杯内,冲入沸水,加盖泡片刻,代茶饮。主治肝气犯胃型。

6.良附粥:高良姜、香附各9克,粳米100克。将高良姜、香附放入砂锅中,加水煎汤,滤汁去渣,再加入粳米和适量水,煮成稀粥,每日分2次食完。主治脾胃虚寒型。

(三)外治法

当归、川椒各30克,香附40克,白芷60克,艾叶200克,分成2份,先取1份炒热,装入纱布袋,温熨脐部,冷后更换。每次20分钟,每日2次。适用于除阴虚胃热型以外的各型。

(四)推拿按摩

一般胃脘疼痛,先用掌面贴于胃脘部作顺时针方向抚摩200转,再用中指指腹按顺时针方向按揉中脘穴100下,然后用两手中指指端同时按揉左右足三里穴各100下。如属慢性胃病复发者,再两手握拳,用食指掌指关节突起部按揉左右胃俞穴各50下,用力适中,频率稍快,使局部有酸胀或酸痛感。如疼痛剧烈,可再用食指尖重掐两侧梁丘穴,至疼痛缓解为止。

(五)药物治疗

1.中医分型治疗

(1)肝气犯胃型。治拟疏肝理气和胃,常用方为柴胡疏肝散、四逆散等。

(2)脾胃虚寒型。治拟温阳益气建中,常用方为黄芪建中汤、香砂六君子汤等。

(3)阴虚胃热型。治拟养阴益胃为主,常用方为益胃汤、沙参麦冬汤等。

2.常用中成药

(1)气滞胃痛冲剂。适用于肝气犯胃型。每次1袋,每日3次。

(2)胃苏冲剂。适用于肝气犯胃型。每次1袋,每日3次。

(3)健胃愈疡片。适用于肝气犯胃型。对消化道溃疡活动期效果较好。每次4-6片,每日4次。

(4)参苓白术丸。适用于脾胃虚弱型。每次6克,每日2次。

(5)香砂养胃丸。适用于脾虚气滞型。每次6克,每日3次。

(6)香砂六君子丸。适用于脾胃虚弱型。每次6克,每日3次。

(7)温胃舒胶囊。适用于脾胃虚寒型。一次3粒,一日2次。

(8)养胃舒胶囊。适用于胃阴亏虚型。一次3粒,一日2次。

(9)三九胃泰。适用于肝气犯胃型。用法:冲剂,每次20-40克,一日2-4次,开水冲服;胶囊剂,每次2-4粒,一日2次,温开水送服。连服15天为1疗程。

(10)养胃冲剂。适用于脾胃虚弱型。每次1袋,每日3次。

(11)六味木香胶囊。适用于肝气犯胃型。一次4-6粒,一日1-2次。

3.西药治疗

慢性胃炎尚无特效疗法,无症状者无须治疗。有症状者可对症治疗,如有消化不良症状者可给予胃黏膜保护剂治疗,如铝碳酸镁片等;腹胀、恶心呕吐者可给予胃肠动力药,如胃复安、吗丁啉或莫沙必利;有高酸症状者可给予奥美拉唑等或泰胃美,但萎缩性胃炎者应忌用制酸剂;有胆汁反流者可给铝碳酸镁片及胃肠动力药,以中和胆盐,防止反流;对幽门螺旋杆菌阳性者可用三联疗法或四联疗法进行根治;萎缩性胃炎可给予维酶素、维生素 B_{12} 和叶酸;萎缩性胃炎伴重度不典型增生或重度肠腺化生,尤其是大肠型肠化者可行外科手术。

消化性溃疡患者除应用胃黏膜保护药物,如胶态次枸橼酸铋和铝碳酸镁片外,还必须应用降低胃酸的药物和根除幽门螺旋杆菌感染的药物。降低胃酸的药物包括 H_2 受体拮抗剂(如雷尼替丁和西米替丁)和质子泵抑制剂(如奥美拉唑等)两类。根除幽门螺旋杆菌感染的药物常用的有三联方案(质子泵抑制剂加两种抗菌素)和四联方案(质子泵抑制剂加两种抗菌素再加铋制剂),疗程为1-2周。

(六)防治误区

1. 胃疼时吃止痛药

许多人在胃痛发作时,常常不去医院看病,而先服止痛药。事实上,止痛药可以止头痛、关节痛,却止不了胃痛。相反,许多止痛药,会刺激胃黏膜,导致疼痛症状加剧,严重的甚至会发生胃溃疡、胃出血、胃穿孔等上消化道并发症。

2. 太紧张或太大意

肠胃功能与情志密切相关。精神紧张,肠道也处于高敏状态,这时人不仅容易肚子痛,还会交替出现便秘和腹泻。另外有些人,因为工作或社交的关系,压力大,在外应酬忙,常年饭食不正常。特别是大量饮酒者,或者主观不愿意,或者强调客观原因不能戒酒,这样常会发生胃病、脂肪肝、胆囊炎等。

3.胃病不会传染

许多人一直认为,胃溃疡、十二指肠溃疡和慢性胃炎等胃部疾病,是由胃酸分泌混乱、饮食习惯不良等引起的。其实不然,近年来医学研究发现,幽门螺旋杆菌是罪魁祸首。幽门螺旋杆菌是一种寄生在消化道内的细菌,是会通过接触而经唾液传染的。

第六节 便 秘

一、概述

便秘是一种症状,一般指便次少、排便困难或两者兼有,并伴有一系列不适感。引起便秘的原因很多,有些是因器质性病变引起的,叫继发性便秘。但绝大多数是无甚原因的,即所谓单纯性便秘,也称习惯性便秘。便秘进展缓慢,病程较长;老年人中多见。这里介绍的主要是原发性便秘,原发性便秘是由于粪便成分失当、精神因素、肠肌力下降而导致的便秘。

便秘是老年人的常见现象,严重影响着老年人的生活质量。在60岁以上的人群中,患有便秘的占30%-33%。老年人患便秘的比中年人多1倍,且随着年龄增长而症状加重,老年期比老年前期的排便间隔时间延长了29.7%,排便时间延长了39.8%。便秘的危害有很多,可引起肛肠疾患,可使患结肠癌的可能增加,还可诱使心、脑血管疾病的发作。

便秘在中医中有"脾约"、"闭"、"阴结"、"阳结"、"大便秘"、"大便燥结"、"肠结"等名称。其病因病机为胃肠燥热,耗伤津液;忧愁思虑或久坐少动,气机郁滞;劳倦内伤,年老体弱,气血不足等,常见的证型有以下几种。

1.热结便秘型:大便干结,小便短赤,面红心烦,或有身热,口干口臭,腹胀或痛,舌红苔黄燥,脉滑数。

2.气虚便秘型:大便不一定干硬,虽有便意而临厕努挣乏力,难于排出。挣则汗出,气短,便后疲乏,面白神疲,肢倦懒言,舌淡嫩,苔白,脉弱。

3.血虚便秘型:大便干结,面色淡白无华,心悸健忘,头晕目眩,唇舌淡白,脉细。

二、临床表现及诊断

(一)临床表现

大多便秘病人的症状是粪便干结、排便困难,常可伴有腹痛、腹胀、恶心、食欲减退、疲乏无力及头痛、头昏等症状。也有些病人可在左腹部降结肠和乙状结肠部位触及条形肿块,疑其为肿瘤而前往就诊。

(二)分型

原发性便秘分为结肠型便秘和直肠型便秘。

1.结肠型便秘:又可分结肠痉挛型便秘和结肠迟缓型便秘两种。

(1)结肠痉挛型便秘。主要见于以便秘为主的肠易激综合征,症状以大便呈羊粪球状为主,并有左下腹疼痛,这种类型便秘以中、青年为多见。

(2)结肠迟缓型便秘。主要是由于结肠蠕动缓慢引起的,因粪便在结肠内停留时间过长,水分被过度吸收,形成大块干硬的粪便;也有些人呈现初硬后溏的粪便,该型在老年人中常见。

2.直肠型便秘:是由于直肠平滑肌弛缓,或直肠壁压力感受器敏感性减退，致使直肠反射迟钝、粪便长时间滞留于直肠中而不能排出所致，病人可有里急后重感，在肛检时常能在直肠触及粪块。

(三)诊断标准

便秘的诊断标准包括：1.大便量太少、太硬，排出困难。2.排便困难合并一些特殊症候群，如：长期用力排便、直肠胀感、排便不完全感或需手法帮助排便。3.七天内排大便次数少于2-3次。

近年来对慢性便秘的诊断提出了量化的指标，即在不用通便剂的情况下，具备在过去12个月中至少12星期连续或间断出现以下2个或2个以上症状：1.大于1/4的时间排便费力；2.大于1/4的时间有粪便呈团块或硬结；3.大于1/4的时间有排便不净感；4.大于1/4的时间排便时肛门有阻塞感或肛门直肠梗阻；5.大于1/4的时间排便需用手法协助；6.大于1/4的时间每星期排便少于3次。

三、易患因素

1. 少食粗粮和膳食纤维

随着生活水平的提高，有些人的饮食以奶类肉类等高脂肪高蛋白食物为主，对淀粉类、富含纤维素的蔬菜、水果等进食较少。有些人的主食过于精细，含有麸皮的粗粮不上餐桌。这样，由于食物过于精细，消化吸收后残渣少，大便量少，结肠蠕动不能有效推动大便前移，就容易发生便秘。

2. 工作过于紧张或工作、生活无规律

这些人常常被迫抑制便意，粪便在结肠中停留太久，水分过度吸收，使粪便少而硬，发生便秘。

3. 长期久坐

由于长时间坐着工作，活动较少，胃肠蠕动也相对缓慢。另外，由于坐的时间较长，盆腔以及直肠黏膜容易引起充血，而引发痔疮等肛门直肠病变,这些人常常害怕排便,久之发生便秘。

4.衰老

老年人由于机体的功能逐渐衰退,消化道平滑肌的蠕动能力下降,直肠肌肉萎缩、张力减退、上腹部肌肉萎缩,排便无力。

5.肥胖

肥胖的人常懒于运动,或是行动不便而回避运动,身体活动的减少,必然引起肠蠕动的减缓。再因肥胖者腹内大网膜有大量的脂肪堆积,很大程度上牵制了结肠运动。

6.药物

由于老年人多患有各种慢性疾病,平时服药品种多,故应特别注意药物性便秘。常见的能引起便秘的药物有以下几种:阿片类镇痛药,如可待因、吗啡等;抗抑郁药,如丙咪嗪、阿米替林、阿普唑仑、氟西汀(百忧解)、帕罗西汀(赛乐特)等;抗精神病药,如奋乃静、氯氮平;神经活性药,如德巴金、卡马西平;肌肉松弛药,如阿曲库铵、替扎尼定等;胃肠解痉药,如阿托品、东莨菪碱等;抗高血压药,如钙离子拮抗剂中的硝苯地平(心痛定)、氨氯地平(络活喜)、维拉帕米等;化疗药,如长春新碱等;利尿剂,如速尿等;含铝的止酸药,如氢氧化铝;非甾体消炎药,如布洛芬;抗组胺药,如苯海拉明;钙剂;铁剂等。这些药物有的可作用于中枢神经系统和肠神经系统,或直接作用于肠道平滑肌,使肠道蠕动减慢,肠黏膜分泌减少,吸收增多,而引起便秘;有些药物会影响大便的质地或肛门直肠的张力,导致便秘;还有些便秘病人长期滥用刺激性泻药,如酚酞(果导)、大黄、番泻叶、蓖麻油等,使肠神经系统受到损害,致使肠肌间神经丛退化,也可引起便秘。

四、防治

(一)非药物防治

1.养成定时排便习惯

当结肠把粪便排到直肠，引起直肠壁感受器的刺激而产生便意，即可排便。一天之中，便意容易产生于何时随各人的生活习惯的不同而不同，但通常在早晨醒来或早餐后便意最容易产生，这是因为早晨起床后，人体由平卧转变为站立，直立有助于粪便进入直肠，产生排便反射；早餐后，食物进入胃中，引起胃结肠反射，使结肠蠕动增加，也有利于排便。老年人由于年龄的增长，脏腑功能逐渐衰退，感觉日趋迟钝，便意往往不易产生，因此每日定时蹲厕，有助于建立起大肠对粪便的感觉和排泄的条件反射。

但当条件不允许时，如在公共汽车上或学生上课时，人们就必须抑制排便。为了避免这种情况，我们应养成晨起或早餐后排便的习惯，此时排便也最科学。排便时耐心蹲踞10-30分钟，时间不宜过长，不要过度用力，不要着急，不要烦躁，要注意力集中，全身放松，如此养成习惯后，即使旅游出差都不要打破习惯，建立起牢固的定时排便习惯。

2.注意饮食卫生和饮食结构的合理性

食物结构可影响粪便的性状，如饮食过于精细、膳食纤维太少，可致粪便量也少，粪便在肠道时间太长，则水分被过度吸收，大便就会干燥而难于排出。故食物结构中应多一点蔬菜、水果和粗粮等含纤维素丰富的食物，以增加食物的残渣量，预防便秘的发生。老年人由于咀嚼能力的减弱，食物过精，结肠缺乏纤维残渣的刺激而引起便秘也是一个常见问题。因此在饮食的选择上应当注意粗细搭配，用餐时做到细嚼慢咽。同时勿过食辛辣厚味之品及饮酒过度，避免肠道因过度刺激引起肠痉挛而加重便秘。

在肠道内未被消化的膳食纤维可以保留水分，使粪便湿润而柔软。纤维素吸收水分后使粪块体积增大，膨胀的粪便可推动肠的蠕动，使粪便运转加快，足够的粪便到达直肠后，能引起直肠黏膜充盈扩张的感觉，而产生便意。所以膳食纤维起着重要的通便作用，正常人每日最好摄入膳食纤维30克。

(1) 含膳食纤维的米谷类食谱。我国的传统饮食习惯是以米谷类为主食的，米谷粮食不但供给人体细胞活动必需的热量和维持细胞活力所需的部分蛋白质，以及以B族维生素为主的各种维生素，而且还含有纤维素，可以促进结肠蠕动，运转粪便，并增加肠道正常细菌数目，帮助食物的消化吸收。对于便秘的病人，更需每日适量补充含粗纤维量比大米、小麦高的麸谷类，如燕麦、玉米等，合理搭配食用。

(2) 含膳食纤维的蔬菜类食谱。在植物性食物中，含较多纤维素的有菌藻类(海带)、芝麻、豆类等。蔬菜中纤维量较高的依次为蒜苗、金针菜、茭白、苦瓜、韭菜、冬笋、菠菜、芹菜、丝瓜、荸荠、藕、莴笋等。

(3) 含膳食纤维的瓜果类食谱。瓜果类中纤维含量较高的依次(由高到低)为枣子、柿子、葡萄、鸭梨、苹果、香蕉等。

(4) 含膳食纤维的薯类食谱。包括山芋、芋头、山药，虽然其所含植物蛋白较米谷类食物低，但其所含的膳食纤维比米谷类多，更有益于便秘病人。而且薯类食品还富含胡萝卜素、维生素等多种营养成分。

3.加强体育锻炼

体育锻炼能使全身组织器官的氧气供应充足，使肌肉收缩力增强,减少盆腔瘀血。体力活动可刺激结肠蠕动,加快肠内容物的推进,有利于排便。排便需要依靠腹肌、膈肌、肛提肌的力量,通过运动可使呼吸加深,促使膈肌上下运动加强,腹壁肌肉收缩,改善了腹内压,促进了结肠蠕动。另外,下肢肌肉的活动,可直接或间接地影响盆底肌肉和肛门括约肌的力量,增强排便的协调运动。活动还可以增加食欲,促进消化酶的分泌,改善胃肠动力。据调查,坚持体育锻炼的老年人,约78.5%大便习惯正常。

运动的方法很多,如散步、慢跑、练太极拳和气功等等。老年人可根据自己的爱好选择1-2种,关键是做到持之以恒。

(二)食疗与药膳

1.米汤蜜蛋花:取热米汤一碗,蜂蜜20毫升,鸡蛋1个。先将鸡蛋打入碗中,加入蜂蜜后将鸡蛋搅匀成蛋浆,然后冲入热米汤,再将碗盖上15分钟即成,每日清晨煮早饭时冲服1次。

2.木耳鹌鹑蛋:取白木耳50克,鹌鹑蛋5个,冰糖30克。先将白木耳浸泡12小时后,加入冰糖,将鹌鹑蛋去皮,共炖煮至料熟,每晨空腹时食用1次。

3.芝麻粥:取黑芝麻10克,粳米50克,蜂蜜适量。先将芝麻放热锅内炒熟,再将粳米加入水煮到八成熟时,放入芝麻、蜂蜜,拌匀后继续煮至成粥。每日2次,作早、晚餐食用。

4.百合羹:取百合250克,蜂蜜适量。将百合加适量清水煮成糊状后,加入蜂蜜拌匀,然后食用,每日1次。

5.红薯粥:取红薯150克,白米适量。将红薯洗净去皮,切成小块状后,与白米加水共同煮成粥。每日2次,作早餐或晚餐食用。

6.红薯蜜糖饮:取红薯200克,大枣30克,先将红薯洗净,削去外皮,并切碎,和大枣一起入锅,加水500毫升左右,用旺火熬煎至200毫升时,再将蜂蜜加入和匀,用文火煎10分钟,冷后即可服用。

7.糖醋莲藕:将莲藕焯一下,放入适量的糖、盐、醋和香油即可。可以存放在密封的瓶子里,用作每日早餐的小菜。

8.紫菜芝麻饭:将100克烤紫菜剪成细丝,再将120克黑芝麻和120克白芝麻用擀面杖擀碎。将三种原料拌在一起贮存在瓶子里,每餐舀一两勺和米饭拌在一起食用。

(三)推拿按摩

1.腹部按摩法

每日早晨起床前及每日晚上卧床后,采用仰卧位,右手压在左手上面,按照大肠的走行方向,从右下腹部开始,稍加压力慢慢向上按摩推移,至右肋缘下再向下至左下腹部,如此反复,坚持5分钟。

2.穴位按摩

用中指腹面作顺时针方向按揉中脘穴100下,用掌面同时按揉天枢穴和大横穴100次。

接着用拇指甲掐两侧支沟穴,左右各100下,宜深沉用力,使局部产生酸胀感。用两手中指端同时按揉两侧足三里穴100下,左手按逆时针方向按揉,右手按顺时针方向按揉。

最后将两手握拳置于脾俞穴上,向大肠俞穴作上下往返摩擦30次。再用两手掌面同时上下往返摩擦八髎穴(以上摩擦,要产生明显的温热感,并向深层透热)。一般按摩7-10天。

(四)提肛锻炼

正确的提肛方法是:凝神,用力收缩肛门,持续一两秒钟后放松,有节律地交替进行,连续5-10分钟,每日早晚各一次,长期坚持。这对老年人和体质虚弱者,不仅可以防治脱肛、内痔、肛周疾病和排便障碍综合征等,而且是一种较好的保健方法。

(五)药物治疗

1.中医分型治疗

(1)热结便秘型。治拟清热润肠,常用方为麻仁丸。

(2)气虚便秘型。治拟益气润肠,常用方为黄芪汤。

(3)血虚便秘型。治拟养血润燥,常用方为润肠丸。

2.常用中成药

(1)三黄片。清热解毒,泻火通便,可用于热结便秘。每天服1-3次,每次服两片。

(2)牛黄解毒片(丸)。清凉、解毒、消炎、通便,用于热结便秘。每天服1-2次,每次服2-4片。

(3)麻仁丸(又称脾约麻仁丸)。润肠通便,用于热结便秘。每晚临睡前服9克,一般次日早晨可解大便。

(4)苁蓉通便口服液。滋阴补肾,润肠通便,用于老年血虚便秘。口服每次10-20毫升,每日1次于睡前或清晨服用。糖尿病患者不宜服用。

(5)通便灵胶囊。清热润肠,调肝益肾,适用于热结便秘。每次1-2粒,每日1-2次。

(6)桑椹子膏。本品是由桑椹子制成的膏剂,具有养血润燥、补益肝肾的功能。治疗血虚便秘,亦可治头昏眼花、心悸、失眠、腰膝酸软、头发早白等症。每次开水冲服1汤匙,1日2次。

3.西药

治疗便秘常用泻药,按其作用机理可分为三类:(1)容积性泻药。有些是不易被肠道吸收、易溶于水的无机盐类,如硫酸镁、硫酸钠等,在肠管内形成高渗,吸收大量水分而增加肠容积。(2)刺激性泻药。这些药物本身或其代谢物能刺激肠壁而增加蠕动,促进排便,如酚酞(果导)、番泻叶、大黄等。(3)润滑性泻药。能润滑肠壁,软化大便,如液体石蜡、甘油等。一般来说,容积性泻药多用于肠道外科手术前、胃肠道 X 光检查及药物中毒时;因肠肌张力不足缺乏蠕动而便秘者,宜选用刺激性泻药;年老体弱、高血压、痔疮或肛瘘患者则应选用润滑性泻药。长期大量应用泻药,可使肠黏膜对正常刺激失去敏感性,并使小肠肌结构发生改变,造成肠功能性吸收不良、营养不良、体重减轻、结肠扩张类似巨结肠症及类溃疡性结肠炎等不良反应。

对顽固的便秘,可短期使用盐水、甘油或肥皂水洗肠,或用轻泻剂,如酚酞 100-200 毫克/次,双醋酚汀 10-20 毫克/次。对少数病人粪便硬结在直肠内近肛口处,一般泻剂无效,可用开塞露塞肛。对挛缩性便秘者用溴剂、镇静解痉类药物以及液体石蜡更为适宜。

(六)防治误区

1.便秘是小病,治不治无所谓

便秘的原因很多,有些疾病如肠道肿瘤、肠粘连、糖尿病、甲状腺功能减退等也可能引起便秘。所以出现便秘,应予重视,要及时去医院诊治。

2.只要能导泻,什么药都用

在这种错误思想的指导下,有些便秘患者长期使用导泻药,如开塞露、果导片、清宁丸、番泻叶、润肠茶等等,这些药物虽对便秘有一定的缓解作用,但长时间使用不仅会形成药物依赖性,而且频繁刺激肠道,会引发肠功能紊乱、结肠黑变病等。

3.只注重药物治疗,忽视便秘防治及生活和饮食习惯的调理

有些人不懂得便秘的治疗应从调整生活方式和饮食习惯入

手,只重视药物治疗,以求方便,在便秘的防治中误入歧途。我们强调便秘治疗的方法是,在开始服用缓泻剂治疗前,先要改变不良的生活方式和饮食习惯。

第七节 慢性腹泻

一、概述

腹泻是指排便频率明显超过平日正常的频率,粪质稀薄,或含未完全消化的食物,甚至带粘冻、脓血。慢性腹泻指病程在两个月以上的腹泻或间歇期在2-4周内的复发性腹泻。

据世界卫生组织统计,全世界每年腹泻发病人数达40亿人次之多。在我国,每年有8.36亿人次罹患腹泻,其中,儿童与老年人所占比例很高。腹泻是一种最常见的疾病,一年四季均可发病,尤其好发于夏、秋两季。

中医认为其属于"泄泻"、"腹痛"的范畴。其病机为:脾虚湿盛,脾胃运化功能失调,肠道分清泌浊、传导功能失司。常见的证型有以下三种。

1.脾胃虚弱型:大便时溏时泻,迁延反复,食少,食后脘闷不舒,稍进油腻食物,则大便次数增多,面色萎黄,神疲倦怠,舌质淡,苔白,脉细弱。

2.肝气乘脾型:腹泻肠鸣,腹痛攻窜,矢气频作,泻后痛减,伴有胸胁胀闷,嗳气食少,每因抑郁恼怒,或情绪紧张而发,舌淡红,脉弦。

3.肾阳虚衰型:黎明前脐腹作痛,肠鸣即泻,完谷不化,腹部喜暖,泻后则安,形寒肢冷,腰膝酸软,舌淡苔白,脉沉细。

二、临床表现及诊断

(一)临床表现

慢性腹泻的诊断主要依靠病史及症状。慢性腹泻临床上表现为大便次数增多、质稀,甚至带粘液、脓血,持续两个月以上。小肠病变引起腹泻的特点是腹部不适,多位于脐周,并于餐后或便前加剧,无里急后重,大便量多,色浅,次数可多可少;结肠病变引起腹泻的特点是腹部不适,位于腹部两侧或下腹,常于便后缓解或减轻,排便次数多且急,粪便量少,常含有血及黏液;直肠病变引起者常伴有里急后重。

(二)诊断

对于慢性腹泻的诊断,除了上述的病史及症状,还要做粪便检查,以了解有无出血、脓细胞、原虫、虫卵、脂肪滴等。如诊断有困难,再进一步作乙状结肠镜、X光检查,仍不能解决时,再考虑作电子结肠镜或小肠镜检查,必要时做各种功能试验,如小肠吸收功能试验(葡萄糖耐量试验、右旋木糖试验、放射性核素标记维生素 B_{12} 试验)和胰腺功能试验。

大肠癌多数发生在中老年,位于左侧结肠者常为环状生长,伴有排便习惯改变。当肿瘤有糜烂、溃疡、坏死时,可表现为腹泻、血便和里急后重,尤其是肿瘤位于直肠者,主要表现为血便、排便次数增多、排便不畅和里急后重。因此对于有上述表现的慢性腹泻者,应该进行常规结肠镜的检查以排除。

三、易患因素

1.饮食不洁:是引起慢性腹泻的主要原因之一。由于个人饮食卫生和环境卫生等问题,使细菌、病毒、真菌或寄生虫等随食物进入消化道,或通过污染的用具、手、玩具传播,或腐败、变质,细菌繁殖后的食物进入体内,引起肠道感染,出现腹泻。尤其在夏天,因为天气炎热、湿度大,病菌容易滋生繁殖,造成食物腐败变质,所以更容易发生腹泻。如果没得到及时和正确的治疗,会使急性腹泻转为慢性腹泻。常见的引起慢性炎症性肠道感染的病原体有:(1)细菌感染。如痢疾杆菌可引起细菌性痢疾。结核杆菌可引起肠结核。(2)病毒感染。如轮状病毒可引起轮状病毒肠炎。(3)真菌感染。如白色念珠菌可引起念珠菌性肠炎。(4)寄生虫感染。如阿米巴原虫可引起阿米巴痢疾。肠道感染所致的腹泻是由于感染引起的肠道炎症使肠液渗出过多,超过了肠道吸收水分的能力,导致粪便稀薄,便次增多。

  2.菌群失调:在正常情况下,人们处于一个庞大的微生物生存的环境中,人体的皮肤黏膜和与外界相通的腔道,如口腔、鼻、咽、肠道等处,都寄生着一定数量的细菌,这些数量繁多的细菌,与人体既相互依存又相互制约,对人体不但无害,反而有益。正常大肠内每克粪便中含 107-1012 个微生物,在大便正常菌谱中,常住菌占 90% 以上,其中普通大肠杆菌与肠球菌各占一半,过路菌(如类大肠杆菌、产气杆菌、变形杆菌、绿脓杆菌、肺炎杆菌)不超过 10%,芽胞菌与酵母菌虽也称为常住菌,但数量不超过总菌数的 10%。肠道的正常菌群,在食物的消化吸收过程中起着重要的促进作用,而且,肠道中正常的菌群还对危害人体健康的致病菌有着强大的抑制作用,可以有效地抑制后者的生长繁殖,这对人体来说,是非常重要的。但是,现在由于抗生素特别是广谱抗生素的应用,往往使肠内的常住菌受到杀灭,而使致病菌乘机在体内繁殖生长,过剩菌(包括过路菌、芽孢菌、酵母菌)繁殖显著超过正常值的 40% 以上,则引起肠道食物的分解紊乱,而出现肠道菌群失调症状,临床上表现为急性或慢性腹泻。实验研究发现大部分的慢性腹泻都是由菌群失调引起的。

3.药物：老年人常同时患有多种疾病，需要服用各种药物，而很多药物都会引起腹泻等不良反应。导泻剂如硫酸镁、酚酞、番泻叶等，肝性脑病用药如乳果糖、乳山梨醇等，拟副交感神经药如新斯的明、乙酰胆碱及毛果芸香碱等，广谱抗生素如林可霉素及氯林可霉素等，痛风药如秋水仙碱，降压药如胍乙啶及利血平等都能引起腹泻。

4.胃肠胆囊手术：如胃次全切除或全胃切除、回盲部切除可分别使幽门或回盲部的活瓣作用消失而致腹泻；胃结肠、小肠结肠瘘或吻合术后，很可能造成肠道功能改变和肠黏膜吸收面积减少，也可引起腹泻。切除胆囊的人约10%由于胆汁产生过多导致慢性腹泻，通常在饭后立即腹泻。

5.过敏：由于体质的关系，有些人对牛奶过敏，这是因为牛奶是一种异性蛋白，其中一种乳球蛋白会损害小肠黏膜，是主要的过敏原。还有对麦类食物中谷蛋白过敏，以及乳糖酶缺乏、双糖酶缺乏等引起的过敏，均会引起腹泻。还有些人进食鱼、虾、蟹等可引起肠变态反应而发生腹泻。

6.全身疾病：如甲状腺功能亢进症，常因甲状腺素分泌过多，胃肠平滑肌兴奋性增高、蠕动增快而发生腹泻；糖尿病患者可因内脏自主神经受累，导致肠蠕动失常而引起腹泻；尿毒症患者可因尿毒症性结肠炎而伴有腹泻。

7.肿瘤：肠道肿瘤，如小肠恶性淋巴瘤、结肠癌以及直肠癌等，导致肠黏膜的浸润、糜烂和溃疡等病变，均可引起腹泻；胃泌素瘤、类癌以及胰性霍乱等，则由于产生大量的胃肠肽类物质而引起腹泻。

8.情绪、精神因素：如工作学习过度紧张、焦虑、精神创伤、不良刺激或受惊吓等,可使胃肠道功能紊乱,发生腹泻。

四、防治

(一)非药物防治

1.食疗原则

(1)低脂少渣饮食。每天摄入脂肪 40 克左右,过多不易消化并加重胃肠道负担,刺激胃肠蠕动加重腹泻。故植物油也应限制,并注意烹调方法,以蒸、煮、氽、烩、烧等为主,禁用油煎炸、爆炒、滑溜等。可用食物有瘦肉、鸡、虾、鱼、豆制品等。注意少渣,粗纤维多的食物能刺激肠蠕动,使腹泻加重。当腹泻次数多时最好暂时不吃或尽量少吃蔬菜和水果,可食鲜果汁、番茄汁以补充维生素。少渣饮食可减少肠蠕动、减轻腹泻,故宜进食细挂面、粥、烂饭等。

(2)高蛋白高热能。慢性腹泻病程长,常反复发作,影响食物消化吸收,并造成体内贮存的热能消耗。为改善营养状况,应给予高蛋白高热能饮食,并用逐渐加量的方法,如增加过快,营养素不能完全吸收,反而可能加重胃肠道负担。可供给蛋白质每天100 克左右,热能 2500-3000 千卡。

(3)禁忌食物。如粗粮、生冷瓜果、冷拌菜等;含粗纤维多的韭菜、芹菜、榨菜等;坚硬不易消化的肉类如火腿、香肠、腌肉等;刺激性食物如辣椒、烈酒、芥末,以及肥肉、油酥点心等高脂肪食物。

2.注意饮食卫生

一定要把好"病从口入"这道关,注意个人卫生和环境卫生,养成良好的个人卫生习惯。在生活中要注意做到:坚持饭前便后洗手;在烹调食品时要注意洗手;接触生鱼、生肉和生禽后必须再次洗手。注意饮用水的卫生,喝开水不喝生水。生吃瓜果要用流动水多清洗几遍或削皮后再吃。食物尽量现做现吃,并注意生、熟分开。食品要放在干燥通风之处,剩饭剩菜存放在冰箱内或凉爽处,食前还要加热煮透。不吃或少吃凉拌菜以及易带致病菌的水产品,应避免选择不新鲜的食物,不要采摘不认识的野生菌类、野菜或野果,更不要食用病死或死因不明的家禽、家畜。食具要经常煮沸消毒。不到卫生状况不好的餐馆进餐。

3.预防菌群失调症

预防菌群失调症的关键在于合理使用抗生素,避免滥用或长期使用,可用可不用者不用,可用窄谱则不用广谱。年老体弱、患有慢性消耗性疾病者,使用抗生素或者激素时,要严格掌握适应症。最好能作药物敏感试验,选择最敏感的抗生素。

在用抗生素的同时,可口服乳酶生和维生素。老幼及病后衰弱者,在用抗生素的同时,可口服乳酶生、B族维生素及维生素C等,以防肠道菌群失调。在大手术前,应注意配合全身支持疗法,如给予高营养、服维生素类药物及输血等。

4.生活调摄

生活要有规律,避免疲劳、受凉,尤其要注意腹部保暖;保持心情舒畅,乐观豁达;适当活动锻炼,增强体质。

(二)食疗与药膳

1.参莲大枣粥:党参、干莲子、大枣各10克,粳米30克。先将党参、莲子碾细末备用;再将大枣用水略煮,剥去皮、核,取枣肉切碎,以煮枣水将枣肉、粳米、党参末和莲子末同煮为粥。早晚各温热服食1次。党参补中益气;莲子补脾止泻;大枣健脾和胃;粳米和胃止泻。诸味成粥共达益气健脾止泻之功效。适用于脾胃虚弱型。

2.蒜肚丸:猪肚1具,大蒜适量。将猪肚洗净去脂膜,入大蒜在内,装满为度,煮7小时,使肚蒜糜烂,以炒面和为丸。每日3次,每次20克,以米汤或红糖姜汤送服。适用于脾胃虚弱型。

3.山药糊:干山药片60克,轧细过筛,加水调糊置炉上,用筷子不断搅动煮沸,加白糖适量。每日服食3次。山药能补脾止泻、益肾固精,适宜脾胃虚弱型。

4.芡实粉粥:芡实粉60克,粳米100克。先将粳米煮成稀粥,再将芡实粉加水调成糊状,加入粳米粥中,搅拌煮沸即可。芡实能益肾固精、健脾止泻。适用于脾肾两虚型。

5.山药羊肉粥:羊肉250克,鲜山药500克,先将二味同煮烂,加水适量后再加入糯米250克煮成粥。每日早晚各温服1次。羊肉温补脾肾;山药补脾止泻、益肾固精;糯米补中气、暖肠胃。适用于肾阳虚衰型。

6.焦米粥:粳米100克。先用清水洗净粳米,然后将粳米放进沙锅内,用文火炒至焦黄色,然后加进适量清水,用文火煮成稀粥,待温后服食。每日可服2~3次。适用于脾胃虚弱型。

7.粟米山药糊:粟米100克,山药100克,白糖适量。将粟米、山药用小火炒至焦黄,研为细粉,每次取30克,加水200毫升,煮熬成糊,加白糖调匀,随宜食用。适用于脾胃虚弱型。

8.四君子蒸鸭:肥鸭1只,党参15克,白术10克,茯苓10克,炙甘草6克。肥鸭杀后去毛及肚肠,洗净,党参、白术、茯苓、炙甘草用纱布包好,放入鸭肚内,整鸭放于大碗中,加葱、姜、料酒、盐、味精、鲜汤,用湿棉纸封住碗口,于笼中蒸至熟,去棉纸、药袋,佐餐食之。适用于脾胃虚弱型。

9.车前山药糊:山药30克,车前子12克。山药切碎,研成细粉,车前子择去杂质,装入纱布袋内,扎紧袋口,与山药粉一同放入锅中,加清水适量,用小火煮成糊,可作点心食用。适用于脾胃虚弱型。

(三)推拿按摩

患者取俯卧位,医者用双手推按其背部、腰部肌肉,并着重揉按脾俞穴、大肠俞,每次5分钟,每日3次。

(四)外治法

吴茱萸10克,研成细末,将食醋与适量药末调成厚糊状,外敷脐部,外用纱布固定,每日换药1次。脾虚型腹泻适用。

(五)艾灸法

取天枢穴。采用温和灸法,手持点燃艾条,对准穴位距一寸左右,以病人感到温热为度,左右穴每次各灸10-15分钟,每日2-3次。

(六)药物治疗

1.中医分型治疗

(1)脾胃虚弱型。治拟健脾益气,化湿止泻,常用方为参苓白术散、香砂六君子汤等。

(2)肝气乘脾型。治拟抑肝扶脾,常用方为痛泻要方等。

(3)肾阳虚衰型。治拟温肾补脾,固涩止泻,常用方为四神丸、附子理中汤等。

2.常见中成药

(1)参苓白术颗粒。每次1包,每日3次,适用于脾胃虚弱型。

(2)补脾益肠丸。每次6克,每日3次,用于脾胃虚弱型。

(3)四神丸。每次6-9克,每日3次,用于肾阳虚衰型。

(4)附子理中丸。水蜜丸一次6丸,大蜜丸一次1丸,一日2-3次。适用于肾阳虚衰型。

(5)固肠止泻丸(结肠炎丸)。一次4克(浓缩丸)或一次5克(水丸),一日3次。用于肝气乘脾型。

3.西药

慢性腹泻主要针对病因进行治疗。

感染性腹泻需根据病原体进行治疗。乳糖不耐受症和麦胶性乳糜泻需分别剔除食物中的乳糖或麦胶类成分。高渗性腹泻应停食高渗的食物或药物。胆盐重吸收障碍引起的结肠腹泻可用考来烯胺吸附胆汁酸而止泻。治疗胆汁酸缺乏所致的脂肪泻,可用中链脂肪代替日常食用的长链脂肪。

若腹泻严重、体质虚弱的非感染性腹泻,常用止泻剂对症治疗,以减少腹泻次数。常用的止泻药物大致分为肠蠕动抑制剂(如复方苯乙哌啶、易蒙停)、收敛止泻剂(如鞣酸蛋白、次碳酸铋)、黏膜保护剂(如思密达)等几种类型,主要用于非感染性的腹泻,对于感染性腹泻的急性期、炎症及中毒症状较明显时,应视止泻剂为禁忌。

菌群失调宜选微生态制剂。临床上常见的微生态制剂有培菲康(双歧杆菌、嗜酸性乳酸杆菌、粪链球菌)、米桑(酪酸梭菌活菌)、丽珠肠乐(双歧杆菌)、整肠生(地衣芽孢杆菌无毒菌株)等。其能大量补充肠道内正常菌群的数量,并能促进其增殖,从而纠正菌群失调,抑制肠道内致病菌的生长,以此达到止泻目的。

(七)防治误区

1.腹泻就用止泻药

日常生活中,人们往往习惯腹泻就吃止泻药,这样做其实是错误的。原则上讲,止泻药只适用于非感染性腹泻,而感染性腹泻一般不用,尤其是在急性期。对慢性腹泻,也不能长期服用止泻剂。止泻剂服用过量,可能引起腹胀、便秘和假性肠梗阻。

2.随便使用抗生素

发生腹泻最好不要滥用抗生素治疗。抗生素不但可以杀灭病原微生物，也会杀掉对人体有益的细菌，从而影响人体的正常菌群，这样对身体是不利的。长期滥用抗生素还会使人体产生耐药性，及出现不良的药物反应。故抗菌素的使用，应该在医生指导下进行。

3.腹泻用"饥饿疗法"

有不少患者腹泻时喜欢用饥饿疗法，他们认为吃得少点能减轻点肠胃的负担，吃少点拉得也会少些。事实上，人在腹泻时，会丢失大量营养物质，禁食会导致人体能量更加不足。而老年人本来营养不良就比较普遍，因此，老人腹泻时不但不能禁食，还应适当补充一些营养丰富且容易消化的食物。同时多喝淡盐开水等，以补充损失的水分和无机盐，促进康复。

第八节 胆囊炎与胆石症

一、概述

胆囊炎是一种常见疾病，分为急性和慢性两种，是由于胆囊细菌感染、化学刺激或结石梗阻等因素造成的胆囊炎症性病变。

胆石症是一类病的总称，一般包括胆囊结石、胆总管结石、肝总管结石和肝内胆管结石。结石症可引起腹部疼痛、恶心、呕吐，合并感染，可造成腹膜炎，严重时可出现休克，抢救不及时会有生命危险，对人的健康危害很大。

胆囊炎和胆石症是常见的疾病。大多数胆囊炎的发生，都因胆囊内存在着结石，阻塞了胆囊管，使胆汁排出不畅，继而发生细菌感染,形成胆囊炎。也有一部分病人,胆囊内并无结石,细菌由肠道或由血循环进入胆囊而形成胆囊炎。胆囊炎病人由于胆汁成分改变、胆汁浓缩,以细菌和炎性坏死物质为核心,也可形成胆结石,故胆囊炎、胆结石常伴随存在,互为因果。

胆囊炎患者中女性多于男性,发病年龄以 30-50 岁多见,病史可达十余年或更久。慢性胆囊炎合并胆囊结石者占 85%-95%,而非结石性慢性胆囊炎较少。胆石症以女性患者多见,老年人中发病率较高,男女之比约为 1:2,发病率随年龄增长而渐高,80 岁以上人群中患本病者高达 23%。

中医认为病属于"胆胀"、"胁痛"、"黄疸"、"结胸"等范畴。其病因病机为湿热互结,熏蒸肝胆,致胆汁外溢,或肝胆气滞血瘀,继而累及脾胃,致运化失常。多见以下两种证型。

1.肝胆湿热型:右胁疼痛,脘腹胀满,恶寒发热,口苦,恶心呕吐,口渴,心烦,或有黄疸。舌红,苔黄腻,脉弦滑数。

2.肝气郁结型:右胁胀痛,时发时止,每因情志不遂而发作或加重,嗳气食少,厌食油腻,胸闷气短。舌苔薄白,脉弦。

二、临床表现及诊断

(一)临床表现

1.急性胆囊炎:腹痛是本病的主要症状。发病早期腹痛可发生于上腹部、左上腹部,以后转移至右肋缘下的胆囊区。常于饱餐或高脂饮食后突然发作,或发生于夜间,疼痛常呈持续性、膨胀样或绞痛性,可向右肩和右肩胛部放射。在老年人中,由于对疼痛的敏感性降低,可无剧烈腹痛,甚至可无腹痛的症状。同时可伴有恶心、呕吐、寒战、高热等全身表现。

2.慢性胆囊炎:主要症状为反复发作性上腹部疼痛。食后腹胀、嗳气,厌食油腻,进食油腻食物或饱餐后疼痛发作或加重。

3.胆石症(包括胆囊结石和肝内、外胆管结石):发作多在进食高脂餐后数小时内,或在腹部受震动、剧烈运动后发生,以右上腹部持续性钝痛为主。急性发作可显绞痛状,严重者面色苍白,大汗淋漓,腹痛剧烈,恶心呕吐,可伴发热、黄疸等。发作缓解后表现为右上腹部隐痛、厌食油腻、嗳气腹胀等。

(二)老年人胆石症的特点

1.老年人胆石症以总胆管结石多见,常引起黄疸和胆道感染。

2.无症状结石在老年胆石症患者中约占30%~50%,多属于胆固醇型结石。

老年人胆石症易并发胆道感染,这是由于老年人胆囊收缩能力降低,胆汁分泌压力下降,以及奥狄氏括约肌功能不良,使肠道内细菌上行感染的机会增加所致。

3.老年人胆石症常伴有心、脑、肾血管等疾患,从而增加手术治疗的并发症与死亡率。

(三)常用诊断方法

1.B超:无论对急性发作期还是间隙期都是首选的检查方法。对于胆囊结石的诊断正确率在95%以上;对于胆道结石检出率较高,能比较准确地确定结石的大小和位置。

2.X线平片:对急性发作期和间隙期的病人都可采用。但胆囊结石中,仅1/3至1/2的病人其结石在X线平片上显影,肝内、外胆管结石几乎全不显影,故未发现结石影并不能排除胆结石的存在。

3.胆道造影:包括经十二指肠镜逆行胆道造影(ERCP)、经皮经肝穿刺胆道造影(PTC)、术中或术后经胆道插管造影等,它们都能清楚地显示各级胆管,并显示结石和胆管狭窄在胆管树中的位置和分布。

三、易患因素

1. 不合理的饮食习惯：饥饿时胆汁不排出，长时间滞留在胆囊中，从而过度浓缩，尤其是夜间分泌的胆汁比白昼分泌的更黏稠，更易于形成结石。因此，长期不吃早餐和一日只进食两餐的人患胆囊炎、胆石症的可能性就更大些。

2. 营养失衡：胆固醇结石与高脂肪、高糖、大量蛋白质饮食有关。胆色素结石常见于高糖、低蛋白、低脂饮食的人群。其基本原因都是营养失衡。此外，维生素 A、B、C、E 等缺乏可导致胆固醇转化为胆汁酸的速率降低，也可能促进胆结石形成。调查发现，进食蛋白质、脂肪、糖类多的，胆囊结石以胆固醇结石发病率高，而普通饮食的或以蔬菜为主的，以胆色素性结石为多。

3. 饮食不洁：将虫卵吞入消化道而患上蛔虫病，蛔虫进入胆道等处产卵或死亡，均易形成结石。

4. 年龄：年龄越大，发病机会越多。20 岁以前很少有胆结石发生，大约 40 岁左右开始增多，而且随年龄的增长而日益增多。胆结石一旦发生，很少会自然消失。

5. 性别：胆固醇结石在年轻女性中的发病率高于男性，二者之比最高可达 2-3 倍，女性绝经期后则下降。学者们认为可能是雌激素对胆固醇饱和的效应，但是胆色素性结石的发病率未见明显的性别差异。

6. 肥胖：研究发现，肥胖是胆石症发生的重要危险因素，特别是对于 20-29 岁的肥胖女性。

7. 遗传因素：医学调查发现，基因遗传也是一个危险因素。人们发现，在第一级亲属中有胆石症病史的人群中，发生胆石症的危险要高出 2 倍，父母亲都有胆石症的人患胆石症的危险性最大。胆石症患者的同胞兄弟姐妹中,也可有过饱和胆汁或称为成石性胆汁者存在。

8.生育史:30岁左右多次生育的女性胆石症的发生率会增高。研究发现,妊娠期时胆囊体积增大,进食试验餐后胆囊收缩也减少,而胆泥的发生率也较高。学者们认为,可能是因为妊娠期时内源性雌激素导致成石性胆汁形成,而胆泥的存在影响了胆囊的收缩功能。

四、防治

(一)非药物防治

1.饮食原则

(1)荤素搭配。宜多吃富含维生素 A 的食品,如胡萝卜、番茄等黄红色的水果、蔬菜。因维生素 A 能保持胆囊内壁上皮的健全,也可减少胆固醇结石的形成。萝卜、水果汁、荠菜、山楂等有利胆疏肝的作用,可常吃。另外,也要进食富含优质蛋白质及糖类的食物,以保证热量的需要,促进肝糖原的形成和保护肝脏。蛋白质摄入应适量,摄入过多可刺激胆汁分泌,摄入过少不利于组织修复。要注意,长期只吃素食容易造成胆囊内胆汁排泄减少,胆汁过分浓缩瘀积,有利于细菌的生长繁殖,破坏胆汁的稳定性,从而导致和加速胆石的形成。

(2)粗细粮搭配。过食精制碳水化合物,会增加胆汁中胆固醇的饱和度,使胆固醇沉淀而形成结石。粗粮中麦麸等食物纤维素能减低胆固醇的饱和度,并能增加肠蠕动,减少肠腔内一种致石性胆汁酸脱氧胆酸的含量,从而减少胆囊结石的形成。因此,在日常生活中应注意合理搭配饮食。

(3)提倡早饭吃饱。由于人在饥饿时胆汁排空减少,而有胆汁潴留,胆汁在胆囊中浓缩而使黏稠度增高,使胆固醇在胆囊中沉积形成结晶,易促使胆结石的形成和增大。坚持吃早餐,可促进胆汁流出,降低一夜所贮存胆汁的黏滞度,降低患胆石症的危险性。因此,要养成一日三餐的习惯,尤其是要养成吃饱早餐的习惯,以减少胆石症的发生。

(4)少吃胆固醇含量高的食物。胆固醇是胆结石形成的重要原材料,胆结石的主要成分90%以上由胆固醇构成。胆固醇结石的形成和胆汁中含有较多量的胆固醇有关。摄入较多的脂肪和胆固醇,就会使胆汁中胆固醇的浓度增高,会促使胆固醇结石的形成。因此要少吃高脂肪、高胆固醇食物,如动物内脏、蟹黄、蛋黄、鱼子等。油炸、油煎食品最好不吃,以免诱发胆绞痛。烹调上尽量清淡、少油,宜蒸、煮,忌煎、炸。应多吃一些燕麦、荞麦、黄豆、香菇、洋葱、山楂、牛奶、海藻等降胆固醇食品。

(5)提倡适当吃些植物油。植物油既可降低胆固醇,又可促使胆固醇转变成胆汁酸防止胆石形成,故宜适量增加玉米油、葵花子油、花生油、豆油等植物油的摄入比例。

(6)适当吃些生姜及姜制品。姜类有促进胆固醇代谢的作用,可以常吃。

(7)注意饮食卫生。很多胆结石都是以蛔虫卵和蛔虫残体为核心的,导致这类结石的主要原因是饮食不洁。因此要讲究卫生,防止肠道蛔虫的感染,要养成良好的卫生习惯,饭前便后要洗手,生吃瓜果必须洗净,搞好环境卫生,等等。

(8)忌辛辣油炸食品。辛辣调味品,如辣椒、川椒等可增加胆囊收缩素的产生,使胆道口括约肌紧张不能松弛,胆汁流出不顺利,故忌用。油炸火烤食品,在高温下产生丙烯醛等裂解产物,能刺激胆道,引起胆绞痛,也应忌用。

(9)忌吃产气食品。胆石病及慢性胆囊炎病人,平时多伴有消化功能减弱,且常因胃肠胀气而加重病情。因此,豆类、红薯、芋头、大蒜、韭菜等易于引起胀气的食品应慎用。

2.适当参加体力劳动,积极进行体育锻炼

慢性胆囊炎及胆石症患者能否参加运动量较大的锻炼,这主要取决于患者身体情况的好坏以及病情的轻重程度。一般来说,经常发作慢性胆囊炎及胆石症的患者不宜参加大运动量锻炼,因为大运动量后机体过分疲劳是促使慢性胆囊炎急性发作的诱因之一。加上消耗增加,需补充足够的营养,但营养物的消化必须有胆汁参与,这样就会加重胆囊的负担,影响了胆囊炎症的控制和吸收。对于经过治疗处于恢复期的慢性胆囊炎患者来说,进行一些适量的体育活动,如太极拳、工间操等,则有助于增强胆囊肌肉的收缩能力,促进胆囊排空,防止胆汁在胆囊内滞留,对于炎症的控制和消除还是有利的。

3.定期检查

从流行病学调查结果来看,胆囊癌与胆石症有着密切的关系,胆结石患者中有1.5%-6.3%可合并胆囊癌。因此,胆石症病人要有一定的警惕性,特别是病史长、年龄大的,应定期检查,或可较早发现胆囊癌。如果是同时伴有胆囊息肉者,更应作定期检查。首次检查发现不超过5毫米的息肉,以后需每年一次定期超声复查。息肉在5毫米以上但未达到1厘米的,半年后再次超声检查。大小没有变化者可改为每年复查一次。相反,如息肉有所增大则需密切跟踪,缩短复查的间隔时间。如果息肉大小已达1厘米或更大,或者在随访复查中增大超过了3毫米,为了排除癌变的可能,应该施行胆囊切除术,并做病理组织学鉴定。

(二)食疗与药膳

1.金钱银花炖瘦肉：金钱草鲜品200克或干品80克，金银花鲜品150克或干品60克，瘦猪肉1千克，黄酒3匙。肉切块，草、花用纱布包，冷水浸没，先用旺火烧开，加黄酒3匙，再用小火慢炖3小时，弃药渣。喝汤吃肉，每日3次，分3日服完。对胆石症并发慢性胆囊炎者适宜。主治肝胆湿热型。

2.利胆消炎茶：柴胡、广郁金各9克，炒黄柏10克，青皮、陈皮各7克，将上方用量加大20倍，共研为末。每次用40-50克，置于保温瓶中，冲入适量沸水，盖焖20分钟。代茶频饮，每日1剂。有疏肝解郁，清热利胆之功效。主治肝胆湿热型。脾胃虚寒证者慎用。

3.莱菔汁：鲜白萝卜500克，白糖3匙。先将萝卜洗净，切成小块，放入家用绞碎机中绞成茸，然后用干净纱布过滤，绞汁约150毫升。服用时可调入白糖、搅匀。功效疏肝利胆，调畅气机。主治肝胆气结型。

4.玉米须煲蚌肉：玉米须30-60克，蚌肉55-200克，煲汤服食，隔日或每日1次。主治肝胆湿热型。

5.鸡骨草煲田螺：鸡骨草30-60克，田螺250-400克，清水养净，斩去螺笃，煲汤饮用。主治肝胆湿热型。

6.柚皮散：柚皮两个，烧炭研末，饭后用米汤送服6-10克，每日3次（若用金钱草60-100克，煎水分3次送服柚皮末更佳）。主治肝胆气结型。

7.核桃绿茶方：每日生吃3-4个核桃的核桃肉，并饮绿茶水3-4杯（约500-1500毫升）。主治肝胆湿热型。二味合用可养血凉肝胆，补气肃肺胃，涤热化痰浊，疏胆利三焦，以利于改善胆汁性质从而利于结石的消溶。

(三)外治法

大黄30克，冰片1.5克，共研细末，与适量醋调成糊状，敷于胆囊区(右乳直下肋缘边附近),每日3次。

(四)针灸疗法

主穴:期门穴右、日月穴右、胆囊穴双、胆区阿是穴。

配穴:足三里、中脘、太冲、内关、阳陵泉、天枢、气海。每天或隔天进行一次,每次留针半小时。

(五)推拿按摩

1.胸胁按摩

每天早晚用手在腹部和两侧胁肋部按摩1次。先用两手自上而下推摩两侧胁肋部约10分钟,然后按顺时针方向按摩腹部,从右上腹外侧开始,沿右肋缘下向上至上脘部后,再向左侧向下至少腹,最后回到右上腹,如此反复轻轻地按摩,每次约20-30分钟。

2.穴位按摩

胆囊炎、胆石症出现右胁部胀痛或平时未发作时,均可用中指腹按揉两侧期门穴、日月穴、胆俞穴、阳陵泉穴各100下,能疏肝利胆、理气止痛。若炎症疼痛急性发作,可配合耳尖放血,加强消炎止痛的效果。

(六)药物治疗

1.中医分型治疗

(1)肝胆湿热型。治拟清热利湿,常用方为龙胆泻肝汤等。

(2)肝气郁结型。治拟疏肝理气,常用方为柴胡疏肝散等。

2.常用中成药

(1)胆舒胶囊。具有疏肝利胆作用,用于肝气郁结型。口服,一次1-2粒,每日3次。

(2)胆宁片。清热化湿,疏肝利胆。用于急慢性胆囊炎、胆结石等肝胆湿热型。口服,一次2-3片,每日3-4次。

(3)金胆片。清肝胆湿热,通经络,活血,适用于肝胆湿热型。每次5片,1日3次。

(4)利胆排石片。消炎,利胆,排石,适用于胆囊炎、胆石症等肝胆湿热型。每次6-10片,1日3次。

(5)元胡止痛片。适用于肝气郁结型,每次4-6片,1日3次。

(6)消炎利胆片。消炎,利胆,适用于急慢性胆囊炎肝胆湿热型。每次4-6片,1日3次。

(7)胆益宁片。清化湿热,利胆排石,消炎止痛。适用于肝胆湿热型。一次4-6片,每日3次。

(8)利胆片。清热利胆,理气止痛,用于肝胆湿热型。每次6-10片,1日3次。

(9)胆石通胶囊。利胆排石,消炎清热,用于肝胆湿热型。每次4-6粒,1日3次。

3.西药

急性胆囊炎或慢性胆囊炎急性发作时需积极控制感染,节制饮食,并给予利胆等治疗。胆结石发生嵌顿且不能缓解者,需手术去除胆石。如无嵌顿,可试用溶石药及利胆排石药物治疗,常用的溶石药有鹅脱氧胆酸与熊脱氧胆酸,利胆排石药有胆维他、胆酸钠、硫酸镁等。若药物治疗效果欠理想,并反复发作者,则以手术治疗为宜。对没有症状的胆石症不可随意服用药物,否则可诱发结石嵌顿,引起胆囊炎、胰腺炎等并发症。对炎症长期反复发作,胆道已有明显瘢痕变形,或胆石较大,或有胆囊穿孔、积脓的病人,也可以考虑手术治疗。

(七)防治误区

1.胆囊病症患者要彻底告别油荤

一般人都知道,胆囊炎、胆石症的发生与饮食有关,吃油荤食物可能引起发作,因此有的患者一点油荤的食物也不敢吃,时间长了便出现营养不良等情况。实际上这种观点是不完全正确的。吃过量的高脂肪、高胆固醇类食物确实易发生胆石症和胆囊炎,尤其在发病时更不能食用,但平时可以选择一些植物蛋白质或脂肪含量较低的肉类食品,如里脊肉、鸡胸脯肉等,还可选服低脂或脱脂牛奶等,维持正常的生理需求。

2.胆石症是常见病,没啥大不了的

胆石症包含多种情况,发生在胆囊、胆管(肝内、肝外)的结石各不相同,有炎症和无炎症在治疗上也有所差别。同样患有胆石症,有的人终身没出大问题,但有人却因为结石嵌顿引起胆囊穿孔,或结石引起重症胆管炎而危及生命。所以患了胆石症,就要重视疾病,认真了解胆石的具体情况以及有可能出现的症状,在医生的指导下,采取必要的治疗和生活护理,防止疾病加重。

3.无症状的结石不需治疗

有一部分胆石症病人平时没有症状,觉得无需治疗,这种观点是不对的。胆结石发生后,如果不加注意,可能会出现更多的病变,如胆结石较大,或伴有胆囊壁的改变,年龄偏大,有肿瘤家族史等,均有可能演变为胆囊癌。因此,胆石症患者进行合理治疗是必要的。

4.轻信广告、盲目碎石

目前有不少"专治胆石症"及"验方排石、溶石"的广告,有一些患者受骗上当,花了许多钱,病没有任何起色。胆石症的治疗,要根据具体情况而定,有些可以用药物疗法,有些应采取手术治疗,前提是应经过医院的检查,由医生来决定。还有一些病人考虑进行碎石治疗,其实这种方法用于胆石症不是很恰当,目前已很少有人应用。

第九节 泌尿系统感染

一、概述

泌尿系统感染又称尿路感染,是由病原菌侵犯尿路而引起的炎症性病变。一般可分为上尿路感染(肾盂肾炎)和下尿路感染(膀胱炎)两种。除细菌外,很多微生物侵入尿路均可以引起尿路感染,比如结核分枝杆菌、真菌、衣原体和某些病毒等。我们这里介绍的是由细菌引起的尿路感染。

尿路感染可以是症状十分显著的急性膀胱炎和急性肾盂肾炎,也可以为症状不明显或无症状的细菌尿。

本病可发生于任何年龄,但老年人的发病率可以随着年龄增大而增高,而且女性多于男性。65岁以上女性达15%-20%,70岁以上老年人33%有细菌尿,80岁以上的女性有50%曾经患过泌尿系统感染。

泌尿系统感染是老年人的常见疾病,急性期对老年人的起居生活、外出活动可带来诸多不便。如果反复发作将严重影响老年人的生活质量,一旦转为慢性,不仅需花费很多精力、财力,而且难以彻底治愈。晚期可导致尿毒症而危及生命的严重后果。

泌尿系统感染属于中医"淋证"范畴,后世医家将其分为石淋、气淋、膏淋、劳淋、血淋、热淋等。中医学认为本病的病因病机,主要是湿热之邪蕴蒸膀胱而成。老年人脏腑功能减退,卫外机能

降低,外邪容易侵袭。临床常见有以下类型:

1.膀胱湿热型:畏寒发热,尿频,尿急,尿痛,少腹胀痛,腰痛,苔黄腻,脉濡数或滑数。

2.肾阴不足、湿热未清型:腰膝酸软,头晕耳鸣,尿频而短,淋漓不尽,或伴有低热,咽干唇燥,舌偏红,脉弦细而数。

二、临床表现及诊断

(一)临床表现

1.急性膀胱炎:临床较多见,占尿路感染总数的60%左右。主要症状为排尿时尿道烧灼感或疼痛,常伴有尿频、尿急、尿失禁、夜尿和膀胱区不适或耻骨弓上不适,一般无全身症状,或偶有腰酸、低热。常有白细胞尿,少数有血尿(约30%),偶有肉眼血尿(小于5%)。

2.急性肾盂肾炎:主要症状为尿频、尿急、尿痛等膀胱刺激症,腰部及肋脊角压痛或叩痛;伴有发热畏寒、头痛、恶心、呕吐等全身感染性症状和白细胞数升高。

3.慢性肾盂肾炎:表现为间歇性出现无症状性细菌尿,或尿频,排尿不适,轻微的腰酸及肋部不适或间歇性低热;或有慢性肾小管间质性损害表现,如尿浓缩功能下降、多尿、夜尿等。

4.无症状性细菌尿:这是一种隐匿型尿路感染,常在健康人群中进行筛选时或因其他慢性肾病作尿常规细菌学检查时发现。老年人尿路感染可无临床症状,仅表现为无症状性细菌尿。其发病率随着年龄增长而增高,60岁以上的女性可达10%,这在有原发病(如糖尿病、脑血管病)、泌尿生殖道生理或结构异常及留置导尿的住院病人中特别多见。

(二)诊断和分型

1.尿路感染

凡是有真性细菌尿者即可确诊。

(1)正规清洁中段尿细菌定量培养,菌落计数不少于 10^5/毫升;

(2)尿沉渣白细胞数多于 10 个/HP 或有尿路感染症状者。

同时具备上述两点者可以确诊。如无第二点则应再作尿菌计数复查,如仍不少于 10^5 个/毫升,且两次细菌相同者,可以确诊。

(3)膀胱穿刺尿培养细菌阳性,不论菌数多少,都可确诊。

2.再发性尿路感染

包括复发性尿路感染和重新发生的尿路感染。经过治疗症状消失,细菌尿阴转后,6 周内症状再现,尿菌计数不少于 10^5 个/毫升,而菌种与原先相同者称复发;经过治疗症状消失,细菌尿阴转后,症状再现(多在停药 6 周后),尿菌计数不少于 10^5 个/毫升,但菌种与原先不同者,称重新感染。

3.肾盂肾炎与膀胱炎的鉴别(在上述尿路感染的基础上)

(1)尿抗体包裹细菌检查,阳性多为肾盂肾炎,阴性多为膀胱炎。

(2)膀胱灭菌后的尿标本细菌培养结果,阳性多为肾盂肾炎,阴性多为膀胱炎。

(3)临床有发热(38℃以上)或腰酸、肾区叩击痛或尿中有白细胞管型多为肾盂肾炎。

(4)经过治疗后症状消失,但又复发的多为肾盂肾炎;用单剂量抗菌治疗无效或反复发作的多为肾盂肾炎。

(5)经过治疗后仍有肾功能不全表现,能排除其他原因所致者,或 X 光肾盂造影有异常改变者为肾盂肾炎。

4.慢性肾盂肾炎

(1)尿路感染病史在 1 年以上,经抗菌治疗效果不佳,多次尿细菌定量培养均呈阳性或频繁复发者多为慢性肾盂肾炎。

(2)经治疗症状消失后仍有肾小管功能(肾浓缩功能等)减退,能排除其他原因所致者,为慢性肾盂肾炎。

(3)X光造影证实有肾盂肾盏变形、肾影不规则甚至缩小者为慢性肾盂肾炎。

三、易患因素

尿路感染通常大多是上行感染引起的,即细菌沿着尿道上行至膀胱、输尿管、肾脏引起感染。在各种易患因素的影响下,尿路抵抗力会被削弱,从而容易发生泌尿系统感染。

1.尿路有梗阻(如结石、膀胱—输尿管反流),异物(如结石、留置导尿管),或肾实质病变(如多囊肾、肿瘤、肾移植)等尿流不畅或梗阻。这是引发本病发生的最主要的因素,有这种情况的尿路感染称为复杂性尿路感染。

2.泌尿系统畸形和结构异常(如肾发育不良、肾盂或输尿管畸形)。

3.尿路器械的使用,不但会将细菌带入尿路,而且常使尿路黏膜损伤而容易引起尿路感染(如导尿、膀胱镜检查等)。

4.尿道内或尿道口周围有炎症病灶,如妇科炎症、细菌性前列腺炎等。细菌性前列腺炎是男性患者最常见的易患因素。

5.各种慢性病使机体免疫力和抵抗力均下降,尿路抵抗力也随着下降,容易发生尿路感染,如长期卧床的严重慢性病病人、艾滋病病人、长期使用免疫抑制剂的肿瘤病人。

6.局部使用杀精化合物避孕,使阴道菌群改变,大肠埃希菌明显增加而容易发生尿路感染。

7.遗传因素:由遗传因素而致尿路黏膜局部防御尿路感染的能力降低,增加了尿路感染的易患性。

8.性别因素:已婚女性由于与性生活有关,也容易患尿路感染。老年男性前列腺肥大增多,前列腺液中锌、镁、钙含量及pH值改变,减弱其抗菌活性,容易发生尿路感染。

9.年龄因素:老年人生理渴感减退,因此饮水减少,可使尿路感染的发病几率增多;肾脏及整个泌尿系统发生退行性变化,尿路黏膜防御机能减弱,可增加尿路感染的易患性。

四、防治

(一)非药物防治

1.多饮水,勤排尿,是最实用和最有效的预防方法。因为人体有自卫能力,虽然细菌常可进入膀胱,但并不都引起尿路感染,尿路通畅时尿液可冲走绝大部分细菌;尿液的尿素浓度高,渗透压高,有机酸含量多,pH值低,均不利于细菌生长;尿路黏膜有杀菌能力;男性在排尿后,前列腺收缩,排泄前列腺液于后尿道,有杀菌作用。因此要坚持每天多饮水,约2000-3000毫升,尤其是老年人,渴感不明显,更需要及时补充水分,每天2-3小时排尿一次,以频繁冲洗尿道。

2.保持阴部清洁,尽可能用淋浴,避免使用碱性肥皂。每晚清洗外阴部,要有专用毛巾和面盆,勤换内裤,不穿紧身非棉织内裤,老年人应穿全棉宽松内裤。月经期更须注意阴部卫生,毛巾、内裤要勤洗勤晒,必要时定期消毒。

3.尽量避免使用导尿器械,如必须导尿或留置导尿管,要严格执行有关规定。

4.与性生活有关的常发作尿路感染,于性交后即排尿一次,并按常规用量服一次抗菌药物作预防,能有较好的效果。

5.有膀胱—输尿管反流患者(功能性梗阻),要养成"二次排尿"的习惯,即每次排尿后数分钟再排尿一次。

6.注意饮食营养。少食油腻、煎烤、荤腥厚味之品,多吃爽口清淡食物,选择饮用冬瓜汤、丝瓜汤、绿豆汤,并多饮西瓜汁、甘蔗汁、梨汁、藕汁等;还可以用玉米须煎汤代茶饮,以保持尿路通畅。

7.老年人要有充足的睡眠时间,并积极参加适当的运动锻炼,如太极拳、气功、慢跑等,以增强体质。保持心情舒畅,力戒郁闷焦虑、恼怒烦躁,重视起居生活,随着气候变化及时增减衣服,积极防治感冒。以健康的生活方式来提高机体的免疫功能,增加抗病能力,减少尿路感染的发生。

(二)食疗与药膳

1.通草小米粥:通草6克,生地30克,小米50克。通草、生地先煎取汁,入小米煮粥。每天空腹食用,连服10-15天。适用于湿热下注膀胱的热淋、血淋患者。

2.金石赤豆粥:金钱草50克,石苇30克,赤小豆30克,粳米50克。金钱草、石苇先煎取汁,入赤小豆、粳米煮粥。每天空腹食用,连服10-15天。适用于湿热下注膀胱的热淋、石淋患者。

3.竹叶车前茶:车前草50克,淡竹叶10克,生甘草5克,白糖适量。上药水煎取汁代茶饮。适用于膀胱湿热型淋证患者。

4.车前蕺菜汤:车前草60克,鲜蕺菜60克(鱼腥草),白糖适量。上药水煎取汁代茶饮。适用于湿热下注的热淋患者。

5.粟米粥:粟米100克。粟米加水煮粥,早晚空腹温热服食,连用1-2月。适用于脾肾两虚的淋证患者。

6.胡桃粥:胡桃仁120克,粳米100克,白糖适量。胡桃仁、粳米加水煮粥,加糖食用。每天1-2次,连用1-2个月。适用于脾肾亏虚的淋证患者。

7.冬葵益肾粥:猪肾1个,冬葵叶100克,粳米100克。将猪肾洗净,切成细块,先煎冬葵叶取汁,后入猪肾及粳米煮粥。空腹食用,随意佐餐。适用于肾虚湿热未清的淋证患者。

8.茯苓杞子茶:枸杞子50克,茯苓100克,红糖适量。上药加水适量,煮沸代茶。适用于脾肾两虚之淋证患者。

9.荸荠:水煎服汁,味甘性凉,略带滑性,小便短涩疼痛者均可服食。

10.竹叶石膏粥:鲜竹叶30-45克或干竹叶15-30克,生石膏45-60克,粳米50-100克,砂糖少许。竹叶洗净,同石膏加水煎汁,去渣,与粳米煮粥。适用于湿热下注的热淋患者。

(三)坐浴疗法

苦参30克,蛇床子30克,明矾30克,土茯苓30克,黄柏30克。水煎坐浴,每晚一次。适用于膀胱湿热型淋证。

(四)推拿按摩

揉三焦俞,揉肾俞,重揉腰骶,揉气海,拿合谷,揉曲池,揉阳陵泉,揉足三里,揉三阴交。

(五)药物治疗

1.中医治疗

(1)常用中成药

①尿感宁冲剂:每次15克,每日3次。适用于膀胱湿热型淋证。

②热淋清颗粒:每次15克,每日3次。适用于膀胱湿热型淋证。

③八正合剂:每次10-20ml,每日3次。适用于膀胱湿热型淋证。

④知柏地黄丸:每次8粒,每日2次。适用于肾阴不足、湿热

未清型淋证。

⑤杞菊地黄丸:每次8粒,每日2次。杞菊地黄口服液:1次10毫升,1日2-3次。适用于肾阴偏虚的淋证。

⑥金水宝片:每次5片,每日3次。适用于老年人脾肾两虚型淋证。

⑦百令胶囊:每次5片,每日3次。适用于老年人脾肾两虚型淋证。

(2)分型治疗

①膀胱湿热型(急性膀胱炎、急性肾盂肾炎):治宜清热化湿、利水通淋法,方用八正散加减。

②肾阴亏虚、湿热未清型(老年人无症状性尿路感染、再发性尿路感染或慢性肾盂肾炎):治宜滋补肾阴,兼清湿热法,方用知柏地黄汤加减。

治疗泌尿系统感染,中医治疗不仅疗效肯定,复发率降低,而且能提高机体免疫力,更有利于患者的康复。

2.西医治疗

在尚无药物敏感试验结果时,选用对尿路感染最常用的抗菌药物,一旦有了药敏结果,则选择敏感性抗菌素治疗。

(1)急性膀胱炎。甲氧苄啶,或氧氟沙星,或复方磺胺甲恶唑。

(2)急性肾盂肾炎

一般治疗:急性期有高热者应卧床休息,鼓励患者多饮水,勤排尿,必要时输液或采用其他对症治疗手段。

抗菌药物治疗:选用磺胺类、喹诺酮类、氨基甙类、半合成青霉素类、头孢菌素类等。病情较轻可口服;病情较重可肌注或静脉注射,或联合两种抗生素治疗。

(3)再发性尿路感染。对常再发性尿路感染(平均每年3次以上)的治疗,应在常规用药后,考虑长疗程、低剂量抑菌疗法作预防治疗。

(4)男性尿路感染。50岁以后由于前列腺增生肥大,压迫尿路以致容易发生尿路感染,可用氧氟沙星治疗。

(六)防治误区

1.不合理使用抗生素

泌尿系统感染时,有些病人出现尿频、尿急、尿痛等症状,就自己购买一些消炎类的西药进行治疗。但却不知此类西药多为抗生素,作用快但毒副作用大,长期服用易产生耐药性,给以后的治疗增加困难。

2.无症状就停药

对于泌尿系统感染的治疗,最大的误区就是症状减轻或消失便停止治疗,实际上这时细菌并未彻底消灭,导致感染复发或迁延不愈,进而转为慢性。

正确的做法是用药量要足、时间要长,每次用药治疗时间不可短于两周,待体温、水检正常后,再继续用药1-2周。

3.安全套能防尿路感染

很多尿路感染未愈女性认为,在性生活中使用安全套、女用避孕套等工具,就能避免继续感染。实际上,安放或取出避孕工具时,会把阴道内的细菌带到阴道口,因而女性患尿路感染的危险性仍然比较大。

第十节 慢性肾炎

一、概述

慢性肾炎是慢性肾小球肾炎的简称,系指蛋白尿、血尿、高血压、水肿为基本临床表现,起病方式各有不同,病情迁延,病变缓慢进展,可有不同程度的肾功能减退,最终将发展为慢性肾功能衰竭的一组肾小球疾病。本病是内科常见多发病,可发生于不同年龄,其中以青壮年患者居多,男女之比为2:1。本病由急性肾炎发展而来的占15%-20%;其他可能与感染长期存在或反复发生有关;或是一种由慢性的、隐匿性的感染引起的肾脏免疫损伤,有可能与患者存在免疫缺陷有关。

中医认为本病多属于"水肿"、"虚劳"、"尿血"的范畴,系由体质虚弱、湿邪浸淫、损肾伤脾所致,病机为脾肾阳气虚损,使水精散布及气化功能发生障碍。常见有以下两种类型。

1.脾气亏虚型:肢体浮肿,腰以下为甚,按之凹陷不起,脘闷腹胀,纳呆便溏,面色萎黄,神倦乏力,小便短少,舌质淡,苔白滑,脉细弱。

2.肾阳不足型:面浮身肿,腰以下为甚,按之没指,心悸气促,小便短少,畏寒肢冷,腰冷酸痛,面色灰滞或㿠白,舌质淡胖,苔白滑,脉沉迟。

二、临床表现及诊断

1.临床表现

慢性肾小球肾炎的特点是长期持续性尿异常,如蛋白尿、血尿;可有高血压、水肿、缓慢进行性肾功能损害。慢性肾小球肾炎起病潜隐,进展缓慢,临床表现可轻可重或时轻时重,但多数会逐渐发展至肾功能衰竭。

由于本病的病理类型及病期不同,主要临床表现可各不相同,疾病表现呈多样化。常见的临床表现有:

(1)水肿。临床可见不同程度的水肿,轻者只表现在眼睑、面部、下肢,重者遍及全身,更甚者有胸水、腹水等。

(2)高血压。有些患者以高血压为首发症状,大多数患者迟早会发生高血压。患者可有头痛、头胀、失眠、记忆力减退。高血压的程度差异较大,血压多数较高,日久可见心悸气短等。持续高血压的程度与预后关系密切,易导致心、肾功能不全。

(3)尿异常改变。几乎所有的患者都有尿的异常改变,尿常规检查可见到蛋白尿、血尿、管型尿,因病理类型及阶段不同,蛋白尿的轻重程度也不同;血尿多为镜下血尿,偶尔可见肉眼血尿;尿量变化与水肿及肾功能的状况有关,少尿时水肿比较明显;另外,夜尿增多是慢性肾炎的特点之一。

(4)贫血。贫血可见于慢性肾炎的中晚期,早期贫血不明显或仅为轻度贫血,到中期逐渐出现中度以上贫血,这是由于肾脏分泌的促红细胞生成素减少所致,至尿毒症阶段可出现严重的肾性贫血,贫血的程度与肾功能减退有密切关系。临床可有头晕、乏力、心悸、面色苍白等表现。

(5)肾功能不全。见于晚期,表现为血肌酐和尿素氮的上升、肾小球滤过率的下降、血内生肌酐清除率降低。临床可见少尿或无尿、恶心呕吐、口有尿味、纳呆乏力、嗜睡、皮肤瘙痒等。

2.诊断

凡尿化验异常(蛋白尿、血尿、管型尿)、水肿及高血压病史达1年以上,无论有无肾功能损害均应考虑本病的可能,在除外继发性肾小球肾炎及遗传性肾小球肾炎后,临床上可诊断为慢性肾炎。如需要明确诊断其病理类型,则要进行肾活组织检查。

肾活组织检查是诊断病理类型、指导治疗和判断预后的主要依据,对下列情况应考虑作肾活组织检查:(1)蛋白尿及(或)血尿持续一年以上,特别是最近有增多趋势;(2)第一次出现肾功能减退而肾脏体积无明显缩小;(3)虽经积极治疗,但蛋白尿、血尿无明显好转;(4)中、重度肾实质性高血压难以控制或近期血肌酐有升高者;(5)疑有继发性肾小球病变。

3.分型

(1)普通型。表现为轻度至中度的水肿,高血压和肾功能损害不明显。尿蛋白+—+++,离心尿红细胞多于10个/HP及管型尿。

(2)肾病型。除普通型的表现外,呈现为肾病综合征,即24小时尿蛋白定量大于3.0克,血清白蛋白小于30克/升,水肿较重或伴有浆膜腔积液,伴有或不伴有高脂血症。

(3)高血压型。除普通型的表现外,以持续性中等高血压为主要表现,尤其是舒张压持续增高。水肿少见。

(4)混合型。临床上既有肾病型表现又有高血压型表现,同时多伴有不同程度的肾功能减退征象。

(5)急性发作型。在病情相对稳定或持续进展过程中,由于感染或过劳等因素,出现急性肾炎的临床表现。经治疗和休息后可恢复至原先稳定水平;或是反复发作多次后,肾功能急剧减退,出现尿毒症等一系列临床表现。

三、易患因素

1.感染

肾炎尤其是急性肾炎大多数与感冒或感染有关,多为急性链球菌感染后引起。肾炎在儿童和青年中多见。在北方,大约

90%以上发生于呼吸道链球菌感染之后,冬春季多见;南方约30%-80%发生于脓疱病之后,多见于夏季。大多数慢性肾炎的病因尚不清楚,由急性链球菌感染后肾炎迁延不愈,病史在1年以上或痊愈后若干年又出现临床症状者,仅占15%-20%。相当多数量的慢性肾炎患者起病隐匿,开始无明显临床症状,但肾脏病变却缓慢发展,当感染或劳累后才出现症状,成为慢性肾炎者占50%-70%,这可能与长期、慢性、隐匿的感染,如细菌、病毒、霉菌、原虫等感染有关。

2.高血压

血压的高低与肾脏病的进展有很大的关系,高血压本身可引起肾脏病,肾脏病亦常伴有高血压。在慢性肾小球疾病患者中,60%以上伴有高血压;在终末期肾功能衰竭时,高血压的发生率在90%以上。故许多人都认为高血压是加重肾脏损害的最重要的因素。

3.药物

药物对肾脏的损害方式主要有三种:直接毒害、免疫机制破坏和药物性梗阻。药物对肾脏的损害更多见于老人,因为老年人肾脏的滤过功能仅为年轻健康人的1/3-1/2,也就是说,药物在体内停留的时间长,不易排出。因此老年人用药时要格外谨慎,原则是选药适当,药量偏小,用药间隔延长。老年人使用药物时要注意以下几点。(1)要谨慎使用以下对肾脏有损害的药物。抗生素类:二性霉素B、新霉素、庆大霉素、卡那霉素、丁胺卡那霉素、多粘菌素、粘菌素、四环霉素、万古霉素、妥布霉素、链霉素、金霉素、土霉素、利福平等;解热镇痛药:吲哚美辛(消炎痛)、保泰松、布洛芬、炎痛喜康、阿司匹林、非那西汀、氨基比林、复方阿司匹林、对乙酰氨基酚等;抗癫痫药:三甲双酮、苯妥英钠;肿瘤化疗药:甲氨蝶呤、亚硝基脲类、丝裂霉素、光辉霉素、氟尿嘧啶等;各种血管造影剂;金属及其络合剂:依地酸钙钠、青霉胺等;其他:环孢素、甲氰咪胍、别嘌醇等。(2)肾功能不全的病人即使用一般药物时也应适当减量或延长给药间隔时间。如肾功能不全或轻度损害者,给正常人的1/2,中度损害者给正常人的1/2-1/5,重度损害者给正常人的1/5-1/10。(3)用药期间最好定期化验肾功能。(4)有的中药也会损害肾,近年来发现有些中药(如关木通、广防己、马兜铃等)也可能导致肾小管间质损害,故应避免过多过量服用。

4.劳累

人劳累后,体内代谢产物增多,增加肾脏工作量,可使肾病患者病情加重。

5.酒精

饮酒会影响机体的氮平衡,增加蛋白质的分解,增加血液中的尿素氮含量,导致肾脏负担加重。

四、防治

(一)非药物防治

1.预防感染的发生

感染不仅是肾炎发病的原因之一,也是肾炎复发和加重的重要因素,所以平时要注意预防扁桃体、皮肤等部位的感染,有扁桃体炎、中耳炎、鼻窦炎、龋齿时应及时诊治,这些都可能是本病复发或活动的诱因。保持口腔清洁,经常用淡盐水漱口,进食后要刷牙、漱口。咽喉部疼痛不适时,及时到医院看病,预防扁桃体化脓感染。要注意个人卫生,保持皮肤清洁。气候变化时或冬春季节,要适时增减衣服,注意休息,避免过于劳累,防止受凉感冒。在呼吸道疾病流行时,要注意呼吸道隔离,戴好口罩,避免去公共场所。

2.运动

适当锻炼身体,可增强体质,增强抵抗力,这也是预防肾炎的重要措施。慢性肾炎稳定期,无水肿、高血压,肾功能正常,仅有轻微血尿或蛋白尿者,可以有一般活动量,酌情从事轻微工作,但切忌劳累。有肾脏疾病的患者,在选择运动项目时一定要根据自身情况确定运动量,在急性期及病情较为严重时,要以休息为主;当病情缓解时,也要考虑到过度的活动除增加心脏负担外,对肾脏亦有损伤,体内因运动所产生的大量代谢产物难以排泄出去,继而导致肾脏原有疾病的加重。

3.饮食

注意饮食营养,保证足够热量。多吃素食和新鲜水果,少吃干燥或有刺激性的食物,少吃冷饮。有水肿和高血压者应控制钠盐摄入量(每日2-3克),水肿者应限制水的摄入,一般每日摄入量按前24小时的尿量加500毫升为宜。无水肿、高血压等症状或肾功能正常者不必限制钠盐摄入量。要控制好蛋白质摄入的质和量,以减轻肾脏负担,防治肾功能的减退。大量蛋白质丢失,肾功能正常者,宜补充生物效价高的动物蛋白质,如鸡蛋、牛奶、鱼类和瘦肉等;已有肾功能减退者(内生肌酐清除率30-40毫升/分),蛋白质适量限制在0.4-0.6克/千克(每瓶牛奶约含6克蛋白质,每只蛋约含6克蛋白质,每50克米饭约含4克植物蛋白质)。对尿少、无尿及血钾高者,应减少钾的摄入量,少吃含钾丰富的食物,如橘子、香蕉、菠菜、油菜、土豆、菜花等;宜食含钾低的食物,如鸡蛋、皮蛋、南瓜、西瓜、葡萄、苹果等。肾功能不全的氮质血症患者还应限制磷的摄入量。

(二)食疗与药膳

1.黄芪山药煲龟板:黄芪、山药、龟板各30克。先将龟板煎1-2小时,然后加入山药、黄芪同煎,去渣饮汤。适用于脾气虚衰、尿中有大量蛋白的慢性肾炎患者。

2.消蛋白尿粥:芡实、糯米各30克,白果10枚(去壳),煮粥食用。每日1次,10日为1个疗程。对慢性肾小球肾炎中后期肾阳不足、蛋白尿久不消者尤其适宜。

3.玉米须黄芪汤:玉米须30克,糯稻根30克,黄芪25克,炒糯米20克。将玉米须、糯稻根、黄芪分别洗净,与炒糯米一同入锅,加适量的水,煎煮,去渣取汁服用。日服1剂,连服3-5个月,补气利尿,适用于肾炎蛋白尿之脾阳不振型。

4.党参芡实煮猪肾:本方益气补肾敛精,治疗脾气亏虚之肾炎水肿、蛋白尿,具体方法为:取党参30克,芡实20克,猪肾1个,食盐、白酒适量,将猪肾剖开,用盐和白酒搓去尿沫,与药共煎汤服,每日1剂,连服7-10天。

5.白茯苓粥:健脾胃,消水肿。适用于脾气亏虚型肾炎。用法:白茯苓粉15克,粳米100克,胡椒粉、盐、味精少许。上料放入锅内,加水适量,用武火烧沸后转用文火煮成粥,1日2次,作早晚餐食用。

6.黄芪粥:补益元气,健脾养胃,利水消肿。用法:黄芪60克切片,粳米100克淘洗干净。先把黄芪入锅内,加清水适量,用中火煮沸后,去渣取汁,把药汁和粳米同放入锅内,加清水适量,用武火烧沸后,转用文火煮至米烂成粥食用,1日2次,早晚各1次。适用于脾气亏虚型。

7.黄母鸡汤:本方益气利水消肿,适用于脾气亏虚型。用法:黄母鸡一只,草果6克,赤小豆30克、盐、味精、葱、姜各适量。

去鸡内脏,把草果、赤小豆洗净后放入鸡腹内,入砂锅,加清水适量,并放葱、姜、盐,用武火烧沸后转用文火炖,至鸡肉、赤小豆熟透为止,再加味精搅匀而成。吃肉喝汤,佐餐服用。

(三)药物治疗

1.中医分型治疗

(1)脾气亏虚型。治拟健脾益气,利水消肿,常用方为防己黄芪汤合五苓散加减。兼有脾阳虚者,可用实脾饮。

(2)肾阳不足型。治拟温肾助阳,化气利水,常用方为济生肾气丸、真武汤等。

2.常用中成药

(1)肾炎四味片。益气健脾,利尿消肿,用于慢性肾炎属脾虚湿盛所致者。每次8片,每日3次。

(2)六味地黄丸。滋阴补肾,用于肾阴亏损型。1次5克,每日2次。

(3)济生肾气丸。温肾化气,利水消肿,用于肾气虚衰水肿者。1次5克,每日2次。

(4)桂附地黄丸。温补肾阳,用于肾阳不足型。1次5克,每日2次。

(5)肾复康胶囊。清热利尿,益肾化浊,用于急慢性肾炎。每次4-6粒,每日3次。

(6)金水宝胶囊。补肾益气,用于慢性肾炎之肾气亏虚型。每次3粒,每日3次。

(7)强肾片。滋阴补肾,益气壮阳,利水补虚,用于慢性肾炎阴阳两虚型。每次4-6片,每日3次。

(8)保肾康片。具有抗凝、抗血小板聚集及扩张微血管等活血化瘀作用。每次2-4片,每日3次。

(9)慢肾宝液。滋阴益肾,益气利水,通络。用于气阴两虚、湿热瘀阻型。每次 15 毫升,每日 3 次。用于阴阳两虚型。

(10)昆明山海棠片。能祛风除湿,舒筋活络,清热解毒,用于热毒炽盛型。每次 100-200 毫克,每日 3 次。肾功能不全者慎用。

(11)雷公藤多甙片。本品具有祛风解毒、除湿消肿、舒筋通络的功能;有抗炎及抑制细胞免疫和体液免疫等作用。用于热毒炽盛型肾病综合征,还可用于类风湿性关节炎、白塞氏病等免疫性疾病。每千克体重每日 1-1.5 毫克,分 3 次饭后服。一般首次足量,症状控制后逐渐减量,或间歇治疗。本药应在医师指导下使用。

3.西药治疗

慢性肾炎目前尚缺乏有效的特异治疗,治疗原则是保护肾脏,防止和延缓肾功能的恶化,改善或缓解临床症状,避免和防治诱发恶化的因素,防治并发症,对明确病因者采取相应的治疗,如对与感染有关的肾炎给予抗菌治疗,而不以消除尿蛋白质及尿红细胞为目标,因此,一般不宜用糖皮质激素及细胞毒性药物;对一般型和高血压型一般不必用激素等药;而对肾病型及多数急性发作型需加用激素。

高血压是加速肾小球硬化、促进肾功能恶化的重要因素,因此要积极控制高血压。要力争把血压控制在理想水平,并要选择能延缓肾功能恶化、具有肾脏保护作用的降压药物。首选为血管紧张素转换酶抑制剂,具有降低血压、减少蛋白尿和延缓肾功能恶化的肾脏保护作用,如苯那普利(洛汀新)、雷米普利(瑞泰)、依那普利、卡托普利等。最新研究认为血管紧张素Ⅱ受体拮抗剂也有较好的肾脏保护作用,常用的有缬沙坦(代文)、氯沙坦(科素亚)、厄贝沙坦(科苏)等。

对尿毒症晚期患者,可用透析疗法以替代肾脏的排泄功能,但不能代替内分泌和代谢功能。慢性肾衰当血肌酐高于707umol/L,且患者开始出现尿毒症症状时,便应透析治疗。成功的肾移植会恢复正常的肾功能(包括内分泌和代谢功能)。

(四)防治误区

1.肾炎是治不好的顽症

其实肾炎不仅能治,而且绝大多数是可以治愈或可以控制的。疗效的好坏主要取决于诊疗是否及时、合理,且与患者自身的调理有关(如饮食、休息)。

2.吃什么补什么

许多肾炎的患者都会吃一些动物的肾脏来调补,虽然动物的肾脏蛋白质含量高,但胆固醇、嘌呤含量也很高,因而不但起不到补益作用,还会加重肾脏负担,所以动物肾脏不宜食用。

3.相信偏方

有病乱投医是久治不愈病人的一种心态,偏方治大病也是病人求治心切的一种心理寄托。但肾炎根据临床及病理改变可分数十种,不同种类的肾炎其病因、病变性质及轻重完全不同,治疗方法也截然不同,用一种偏方来治疗所有类型的肾脏病,显然不合适。

4.忌盐禁水

"吃盐越少越好"或"禁用食盐"的观点都是错误的。对于没有水肿、高血压或尿量减少的病友,应适当限盐不限水。每日盐摄入量为3-5克,饮食清淡为主,不宜进食咸菜等腌制食品。对于有水肿、高血压或尿量减少的病友,则应该"水盐双限",即严格限制水和食盐,盐摄入量为每日1-3克或遵医嘱。

第十一节　糖尿病

一、概述

糖尿病是一组常见的内分泌—代谢病,是以由于胰腺分泌的胰岛素缺乏或相对不足而引起的糖代谢紊乱为主的疾病。它分原发性及继发性两类,前者一般又分 1 型糖尿病及 2 型糖尿病。

目前,世界范围内糖尿病发病率迅速增高,发达国家糖尿病患者高达 10%以上,我国糖尿病患病率已超过 4%,个别发达地区达 6%,并呈逐年上升趋势。本病多见于中老年,患病率随年龄增长而升高,自 45 岁后明显上升,至 60 岁达高峰。老年糖尿病患者约占全部糖尿病患者的40%。

糖尿病的慢性并发症很多,与非糖尿病病人相比,糖尿病病人的高血压发生率高 1.7 倍,缺血性心脏病与脑卒中高 3 倍,下肢坏疽高 5 倍,肾功能衰竭高 17 倍,双目失明高 25 倍。因此,目前,糖尿病是继癌症、冠心病之后世界第三种多发高危疾病。

本病的临床症状,常见的有多饮、多食、多尿及消瘦,故属中医"消渴"等范畴。其病因病机为素体阴虚,复因饮食不节,过食肥甘厚味,积热内蕴,化燥伤津;或情志失调,气机郁滞,久而化火,消灼阴津;或劳欲过度,肾阴亏损,虚火上炎,上蒸肺胃。常见证型有以下几种。

1.肺热津伤型:烦渴多饮,饮后即渴,咽干灼热,小便量多。舌边尖红,苔薄黄,脉数。

2.胃热炽盛型:多食易饥,形体消瘦,大便秘结,小便频多。舌红,苔黄燥,脉滑数。

3.肾阴亏虚型:小便频数,混浊如膏,尿有甜味,口干舌燥,五心烦热。舌红,苔少,脉细数。

二、临床表现及诊断

1.临床表现

糖尿病系一慢性进行性疾患,除1型起病可较急外,2型一般起病徐缓。后者早期轻症常无症状,但重症及有并发症者则症状明显且较典型。有时可始终无症状,常见的临床表现如下:

(1)多尿。尿量常增多,病者尿意频频,多者一日一夜可二十余次,夜间多次起床,影响睡眠。一日尿总量常在2-3升以上,偶可达十余升。

(2)多饮。由于多尿失水,病者感烦渴,喝水量及次数增多,甚至每天喝数热水瓶的水。

(3)多食。由于失糖,糖分未能充分利用,伴以高血糖刺激胰岛素分泌,食欲常亢进,易有饥饿感,主食有时达1-2斤,菜肴比正常人多一倍以上,仍不能满足。

多尿、多饮及多食临床上常称"三多症"。

(4)消瘦。尤其是幼年1型及重症2型患者消瘦明显,体重下降可达数十斤,劳动能力常减弱。患者感疲乏、虚弱无力。久病幼儿生长发育受抑制,身材矮小,脸色萎黄,毛发少光泽,体力多虚弱。但中年以上2型轻症患者常因多食而肥胖。

(5)其他症状。有胸闷、心悸、头晕、四肢酸痛、麻木、腰痛、性欲减退、阳痿不育、月经失调、便秘、视力障碍等。

2.老年人特点

(1)发病率高。糖尿病的发病率随年龄的增长而升高。这主要是因老年人新陈代谢减慢,糖代谢也减慢。另外,老年人活动量少,糖利用较差。而且随着年龄的增加,胰岛β细胞也会老化,细胞数量减少,故胰岛功能会逐渐下降。

(2)症状不典型。老年糖尿病大部分为2型糖尿病,起病多隐匿,加上老年患者口渴中枢不敏感,故老年糖尿病患者起病时常没有"三多一少"(多尿、多饮、多食、消瘦)的典型症状,而是以慢性并发症的症状来就医,此时糖尿病可能已持续多年,延误了最佳治疗时机。

(3)血糖升高,餐后2小时比空腹更为明显。餐后血糖持续增高,是老年性糖尿病的一大特点,它提示胰岛功能衰退,所以一吃甜食,血糖就升高。一般情况下,通过检测患者的餐后血糖可以更为及时地发现患者胰岛功能的减退情况,这比空腹血糖出现异常大约要早3-5年。

(4)肾糖阈高。因为老年人常伴有肾动脉硬化、肾脏老化、肾小球滤过率减低,而使老年人肾糖阈较年轻人高,血糖轻度增高时不出现明显的多饮、多尿症状。尿糖检查很少甚至有些人完全没有尿糖,因此尿糖检查仅供参考。

(5)常与其他老年病并存。我国老年糖尿病资料表明,糖尿病与心血管疾病等老年病同时患病的比例相当高,约1/3的病人合并冠心病,近半数合并高血压,约70%-80%糖尿病患者死于心血管并发症。

(6)并发症多。老年糖尿病患者由于症状不典型,长期高血糖不易被发现,高血糖侵蚀血管系统,尤其是损害心脑血管,容易引起严重的冠心病、心肌梗死、脑血管意外、呼吸道感染、肺炎、肾功能衰竭、下肢坏疽,以至截瘫、视网膜病变甚至失明等多种并发症。

3.诊断标准

典型病例有"三多一少"症群提示本病。轻症无症状者诊断完全依靠化验。

诊断标准目前多数采用1999年世界卫生组织(WHO)提出的暂行标准,如下:

(1)有糖尿病症状,任何时候静脉血浆葡萄糖浓度大于等于200mg/dl(11.1mmol/L)。

(2)空腹静脉血浆葡萄糖浓度大于等于126mg/dl(7.0mmol/L)。

(3)在OGTT服75克葡萄糖后2小时静脉血浆葡萄糖浓度大于等于200mg/dl(11.1mmol/L)。

以上三项标准中,只要有一项达到标准,并在随后的一天再选择上述三项中的任何一项重复检查也符合标准者,即可确诊为糖尿病。

三、易患因素

1.遗传因素:约20%-30%的糖尿病病人有家族病史。国外资料表明,糖尿病病人中有糖尿病家族史者的比例高达1/4-1/2,比非糖尿病患者高4-10倍。国内研究发现,糖尿病病人的一级亲属中,糖尿病患病率比非糖尿病家族高17倍。

2.肥胖:肥胖者由于脂肪过多,堆积于肝脏等组织器官内,可使肝糖原贮存减少,造成血糖浓度升高,久而久之使胰岛细胞负担过重,也就容易诱发糖尿病或使病情加重。有人报告,中度肥胖者的糖尿病发病率较正常人高4倍,极度肥胖者则较正常人高30倍。

3.年龄:患病率随年龄而增长,自45岁后明显上升,至60岁达高峰。这是因为随着年龄增长,肌肉组织逐渐减少,脂肪组织相对增加,容易发生肥胖;且老年人葡萄糖诱导的胰岛素释放减少和高胰岛素血症以及胰岛素抵抗均会导致发病率增高。

4.职业:干部、知识分子、退休工人、家庭妇女患病率较高,农民最低,脑力劳动者高于体力劳动者,城市居民高于农村居民。这主要是与脑力劳动者活动少、肥胖者较多,且神经调节紊乱造成激素分泌失调有关。

5.民族:患病率以回族最高,汉族次之,其他少数民族与汉族相仿。这可能与回族的主要食品是牛羊肉,富含脂肪、蛋白质,热量较高有关。

6.地区:国内各地区患病率相差悬殊,以宁夏最高(10.94‰),北京次之,贵州最低(1.51‰)。

四、防治

(一)非药物防治

糖尿病是一种终身疾病,对糖尿病的治疗应该坚持饮食调治、体育疗法和药物治疗等综合防治方法。

1.饮食调治

饮食调治是最基本的治疗方法,如果控制得好,患者可以过正常人的生活。适当控制饮食,可减轻 β 细胞负担,对于年老、体胖而无症状或少症状的轻型病例,往往为治疗的主要疗法。对于重症或幼年型(1型)患者,除药物治疗外,更宜严格控制饮食。

糖尿病的饮食治疗包括热量控制及营养素的搭配。热量控制是糖尿病的基本治疗方法,无论是口服降糖药还是注射胰岛素,都必须先控制饮食。控制饮食的重要性在于稳定血糖,有利于药物治疗,控制体重。控制饮食不是不吃,也不是无限制地少吃,治疗方案是按病人的具体情况(包括性别、年龄、体重、劳动强度等)制定出来的,这样既限制了过多营养素的摄入,也保证了病人所必需的营养素。所以,不必担心会引起营养不良。

(1)根据标准体重及工作性质,估计每日所需总热量:休息者每日每千克体重给予热量0.1-0.13兆焦(25-30千卡)、轻体力劳动者0.13-0.15兆焦（30-35千卡）、中度体力劳动者0.15-0.17兆焦（35-40千卡）、重度体力劳动者0.17兆焦（40千卡）以上。孕妇、乳母、营养不良者及患消耗性疾病，而体重低于标准体重者，总热量可适当增加10%-20%。肥胖者酌减，重度肥胖病人每日总热量可限制在5兆焦(1200千卡)以内。60岁以上老年人由于体力活动减少，应适当减少总热量的摄入。普通活动量的老年人，按胖瘦不同，每日每千克体重需要的热量为：正常体重20-25千卡；消瘦30千卡；肥胖15-20千卡。使病人体重下降正常标准5%以下，常可使本病得到满意控制。

(2)食物中碳水化合物、蛋白质、脂肪分配比例(按热量计)。

①蛋白质按成人每日每千克标准体重0.8-1.2克（平均1.0克)计算，约占总热量的15%-20%。孕妇、乳母、营养不良及有消耗性疾病者可酌加至1.5克左右，视需要而定。

②脂肪量可根据体征、血脂高低及饮食习惯等需要而定，约每日每千克标准体重0.6-1.0克，占总热量的30%-35%以下。其余为碳水化合物，占总热量的50%-65%。如为肥胖病人，尤其是血脂蛋白过高者，或有冠心病等动脉粥样硬化者，脂肪摄入量宜适当控制在总热量的30%以下。

(3)热量分布。三餐热量分布大概为1/5、2/5、2/5，或分成四餐：1/7、2/7、2/7、2/7。可按病人生活习惯及病情控制情况调整，如用药后有饥饿感或易于发生低血糖者，可视病情稍增加进食量或减少药量。

(4)随访时调整。在长期疗程中宜根据尿糖、血糖、糖化血红蛋白、体重及症状等控制具体病情，随访观察疗效，且按具体情况调节饮食量。肥胖者经限制进食后体重渐下降，组织对胰岛素的敏感性恢复而血糖及血脂均可下降，故对于肥胖的2型病者，饮食控制常为较有效疗法,常常不需药物治疗便可控制血糖。消瘦病人则可根据体重等情况于随访中适当增加进食量。

(5)注意事项。

①控制饮食绝不是意味着尽量少吃。若不吃主食或进食过少,葡萄糖来源缺乏,身体就必然要动用脂肪,脂肪在体内分解生成脂肪酸,并在体内燃烧后释放出能量。由于脂肪酸产生过多,常伴有酮体生成,经肾脏排泄可出现酮尿。因此,无论是正常人还是糖尿病病人,每日都主食不能少于150克,即碳水化合物摄入量不能低于150克,否则容易出现酮尿。此外,不吃主食也可以出现高血糖。由于体内需要热量,在饥饿状态下,需动用蛋白质、脂肪,使之转化为葡萄糖,以补充血糖的不足。长此下去,病人可出现形体消瘦,抵抗力减弱,很容易出现各种并发症。

②糖尿病病人每天进餐的时间、数量应保持一定的稳定性。糖尿病病人宜少量多餐,每天多吃几顿饭,每顿少吃一点,可以减少餐后高血糖,有助于血糖的平稳控制。尽量不吃零食。

③动脉粥样硬化是糖尿病既常见又重要的并发症,中老年糖尿病病人及合并冠心病、高脂血症的病人,在饮食中还要严格限制脂肪、胆固醇的摄入量。动物脂肪、动物内脏、鱼子、蛋黄含胆固醇较高,应少吃或不吃。少吃油炸食物。烹饪宜选用植物油,如豆油、花生油、菜籽油等。

④食物宜粗不宜精。在主食定量范围内尽可能多吃些粗杂粮及豆类、蔬菜,以绿叶菜为佳,因其既含有丰富的维生素和无机盐,又含有较多的粗纤维,能有效地防止血糖吸收过快,还有降低胆固醇、预防动脉硬化及防治便秘的作用。下列蔬菜可供糖尿病病人优先选用:大白菜、油菜、菠菜、韭菜、菜花、青椒、苦瓜、丝瓜、西红柿、绿豆芽、莴笋、茄子、空心菜等。

⑤严格限制蔗糖及甜食。糖尿病人不要吃食糖、糖果、蜂蜜和甜食以及含糖饮料。这些高糖食物易被机体吸收而促使血糖升高,增加胰腺负担,从而加重病情。还应该从严限制食用甘薯、马铃薯、芋艿、粉条、果酱等食品。凡是含淀粉较多的食物,均应该少吃,如红小豆、绿豆等。同样,洋葱、蒜苗、藕、胡萝卜、鲜蚕豆、鲜豌豆等也应该少吃。

⑥水果中含有较高的果糖与葡萄糖,而且易于消化和吸收,所以吃水果后血糖会迅速升高,对病人不利,一般不宜食用。但也不能因此一概不让病人吃水果,要根据病人的血糖、尿糖的控制情况灵活掌握。如在病情稳定,空腹血糖控制良好,又无酮症酸中毒的情况下,可以少量吃些水果,但要掌握好,不要吃太多,每天最多吃150-200克,可减主食25克。香蕉、橘子、苹果、梨含糖量为中等,不宜食用;西红柿、黄瓜、柚子、山楂等含糖很低,可以适当多吃些以代替其他水果。

⑦食盐量限制在每天5克以内。以往对限制盐的摄入量很少注意,现代医学研究表明,过多的盐,具有增强淀粉酶活性而促进淀粉消化和促进小肠吸收游离葡萄糖的作用,可引起血糖浓度增高而加重病情。因此,糖尿病病人也不宜多吃盐。

⑧戒烟,忌酒。酒精对肝脏、心血管等影响较大,长期大量饮酒可增加并发症的发生。酒精可引起用磺脲类药物或胰岛素治疗的病人出现低血糖。

2.运动锻炼

运动是控制糖尿病症状的一种行之有效的手段。运动能促进局部血流增加,使胰岛素在浓度较低的情况下就能保持较正常的血糖代谢,因而使紊乱的糖代谢得到改善,而且,运动可以减轻肥胖,改善周围组织对胰岛素的敏感性,比单纯的饮食控制和药物治疗要理想。

运动可以使血糖降低。据国内学者临床观察,进行30分钟的活动后,血糖可降低12%-16%,并可减少胰岛素的分泌量,减轻胰岛的过度负担,从而提高临床疗效,而且可以减少降糖药的用量。1型糖尿病患者通过运动可使血糖稳定下降,并能提高胰岛素的作用;2型糖尿病病人通过运动可使自身的胰岛素功能更好地发挥作用,因而可减少降糖药的用量。运动疗法比较适宜于治疗轻度及中度1型糖尿病,以及2型糖尿病。

糖尿病病人不适合进行对抗性的比赛活动,最适宜的运动是持续而有规律的中强度运动,如步行、慢跑、骑自行车、游泳、爬山、打羽毛球、跳舞等有氧运动,患者可根据自身的情况任选1-2项。其中步行是国内外最常用的疗养运动,应作为首选。研究证实,每次散步30分钟,每日两次,是医治糖尿病的良方。中老年人以每小时3千米的速度散步1.5-2小时,物质代谢率提高48%,糖代谢率也随之改善。运动强度应控制在中等,运动后以不感到疲劳为宜。运动疗法要以全身锻炼为主,使全身的肌肉都得到锻炼,这样有利于肌肉对葡萄糖的利用。每次运动前都要有10分钟准备活动。

糖尿病患者运动时要注意预防低血糖,运动宜在餐后血糖升高时进行,这样有利于降低血糖,同时不易出现低血糖反应。避免空腹和口服降血糖药物后或注射胰岛素60-90分钟时运动,以免发生低血糖;避免在腿部注射胰岛素等。运动时要随身携带方糖、巧克力、饼干或饮料,在低血糖发作时,立即食用。要随身携带识别卡,最好有人陪伴。运动疗法最好在医生的指导下进行。糖尿病患者的抵抗力较低,易发生感染性合并症,所以运动出汗后应注意保持皮肤清洁。

注意运动疗法应和饮食控制及药物治疗相结合,应在血糖和尿糖基本稳定后,再开始运动疗法。糖尿病病人在高血糖状态(空腹血糖大于13.9mmol/L)或低血糖状态下,都不应该进行运动。另外,还有一些病人不适合做运动,如有较为严重的视网膜病变者,运动后血压上升,会发生或加重眼底出血;有糖尿病肾病者,运动后会加重肾脏损害;有严重高血压或缺血性心脏病者;有急性感染或肺结核、肝病者;糖尿病性坏疽患者等。

平时在家里,糖尿病患者也可做运动练习。这里介绍以下几种方法。方法一:踮脚尖。将手扶在椅背上踮脚尖(左右交替提足跟)10-15分钟;方法二:爬楼梯。上楼梯时,背部要挺直,速度要依体力而定;方法三:坐椅运动。屈肘,两手叉腰,背部挺直,椅上坐、立反复进行,时间依自己体力而定;方法四:抗衡运动。双手支撑在墙壁上,双脚并立使上体前倾,以增加肌肉张力,每次支撑15秒左右,做3-5次;方法五:床上运动。平躺床上,将脚抬高(可用棉被或枕头将脚部垫高),等脚发麻时再慢慢坐起来,如此反复。以上五种运动形式,可任选其一,也可交替进行。

饮食和运动疗法是糖尿病防治的两大基石,只有这两大基石牢固了,药物才能发挥最大的效果。而且,许多病情较轻的病人,仅仅通过饮食控制和适度运动就可以使病情得到有效控制。

3.生活及精神调摄

在糖尿病的发生发展及复发中,情绪因素所起的重要作用是公认的。紧张、激动、压抑、恐惧等不良情绪,会产生应激反应,引起机体交感神经兴奋,肾上腺皮质激素、胰高糖素等抗胰岛激素明显升高,这些激素都是升高血糖的激素,也是与胰岛素对抗的激素,而胰岛素分泌受抑制,导致糖的异生,糖原分解,血糖升高。精神刺激不消除,即使用胰岛素也不易奏效,因而引起病情反复,影响了糖尿病患者的康复。所以,糖尿病患者必须重视自己的精神卫生,随时调整好自己的情绪,配合药物治疗,这样才有利于病情控制。

(二)食疗与药膳

1.山药小米粥:将山药15克,放入50克小米中,煮烂成粥。此粥滋阴补肾,益气健脾,适用于各型糖尿病患者,可长年食用。

2.枸杞小米粥:枸杞子20克,小米50克,混合煮粥。补肝肾,益气血。肾阴亏虚型兼有眼病或肾脏受损者,宜长期食用。

3.葛根粉粥:葛根粉30克,粳米50克,共煮粥服用。适用于老年人有糖尿病,或伴有高血压、冠心病者。葛根含黄酮类,具有解热、降血脂、降低血压、降低血糖的作用。

4.生地黄粥:鲜生地150克,洗净捣烂取汁,先煮粳米50克为粥,再加入生地汁,稍煮服用。适用于肾阴亏虚型。

5.天花粉粥:天花粉30克,温水浸泡2小时,加水300毫升,煎至200毫升,入粳米50克煮粥服用,适用于糖尿病肺热津伤、口渴明显者。糖尿病孕妇忌用。

6.蚌肉苦瓜汤:苦瓜250克,蚌肉100克,共煮汤,加油盐调味,熟后喝汤吃苦瓜蚌肉,适用于轻型糖尿病。

7.沙参玉竹煲老鸭:沙参30-50克,玉竹30克,老雄鸭1只,加葱、姜、盐少许焖煮,熟后食肉饮汤。适用于中老年糖尿病。

8.玉米须炖龟:玉米须100克,乌龟1只,葱、盐、料酒适量,炖熟食肉饮汤。适用于一般糖尿病患者。

9.苦瓜茶饮:鲜苦瓜1个,绿茶适量,温水冲泡。适用于轻型糖尿病。

10.双耳汤:银耳、黑木耳各10克,洗净加清水,蒸笼蒸至木耳熟烂,食木耳饮汤。适用于糖尿病并发心血管疾病者。

11.猪胰汤:猪胰1个,黄芪60克,山药60克,水煎汤,食猪胰,饮汤。适用于各型糖尿病。

12.鸽肉山药玉竹汤:白鸽1只,山药30克,玉竹20克,共煮熟食肉饮汤,适用于肾阴亏虚型糖尿病。

以上食疗方对于糖尿病的治疗确有一定辅助作用,糖尿病患者可在原来治疗的基础上,选择应用。

(三)推拿按摩

先用中指腹面按揉中脘、气海和关元穴各100下,再用右手掌面沿顺时针方向抚摩左上腹肋缘部脾胰部位100次。

由他人用拇指腹面按揉两侧的胰俞穴、肺俞穴、脾俞穴、胃俞穴和肾俞穴各100下,最后用两手中指端同时按揉两侧足三里穴100下,用拇指腹面按揉两侧三阴交穴各100下,用小鱼际斜擦对侧涌泉穴各100下,早晚各1次。

(四)药物防治

1.中医分型治疗

(1)肺热津伤型。治拟清热润肺,生津止渴,常用方为消渴方。

(2)胃热炽盛型。治拟清胃泻火,养阴增液,常用方为玉女煎。

(3)肾阴亏虚型。治拟滋阴固肾,常用方为六味地黄丸。

2.常用中成药

(1)消渴丸。滋肾养阴,益气生津。具有改善多饮、多尿、多食等临床症状及较好的降低血糖的作用,主治2型糖尿病。每次5-10粒,每日2-3次,饭前30分钟服用。由于本药内含优降糖,所以严禁与优降糖等磺脲类药同时服用,以免发生严重的低血糖。严重的肝肾疾病慎用,1型糖尿病患者不宜服用。

(2)降糖甲片。益气养阴,生津止渴。主治2型糖尿病。每次6片,每日3次。

(3)六味地黄丸。滋阴补肾,主治2型糖尿病证属肾阴虚者。不仅具有降糖作用,而且具有降脂作用。每次8丸,每日3次。但阴虚化热型糖尿病不宜服用。

(4)参芪降糖片。益气养阴,滋脾补肾。主治2型糖尿病。每次8片,每日3次。

(5)糖脉康颗粒。益气养阴,活血化瘀。主治1型糖尿病,对防治糖尿病并发症也有一定作用。每次6克,每日2次。

3.西医

口服抗糖尿病药物近年来有迅速的发展,第一类为磺脲类,目前国内较多选用达美康、美吡达和亚莫利等,糖适平可用于合并轻度肾功能不全患者;第二类为双胍类,常用的有二甲双胍等;第三类为 α-葡糖苷酶抑制剂,如阿卡波糖(拜糖平);第四类为以 β 细胞为介导的餐时血糖调节剂,如诺和龙等;目前第五类DPP-4抑制剂也开始在临床应用,如西格列汀等,此类药可通过抑制肠促胰岛素的降解而提高其水平。

老年糖尿病患者,在选择口服降糖药时,避免首选作用强的降糖药,如优降糖等,以免发生低血糖。宜选择半衰期短、排泄快的短中效药物,并注意从小剂量开始。用药时要特别注意老年人的肝、肾功能。任何一个化学合成降糖药,只有当其用到最大剂量(如二甲双胍1500毫克/日)血糖仍控制不良时,才可考虑改用其他降糖药或二甲双胍与磺脲类药物联用,应避免同类降糖药联用,如优降糖和达美康。当两类药联用到最大剂量仍控制不良时,应改用胰岛素。当然,肝、肾功能损害者和严重糖尿病慢性并发症(如视网膜出血、肾病)患者应改用胰岛素。有糖尿病急性并发症和应激情况(如手术、严重感染)时,应短期应用胰岛素。对疗程长的老年糖尿病患者,已出现口服降糖药疗效减低或已有明显的合并症患者,宜尽早改用胰岛素。常用的人工胰岛素有优泌灵和诺和灵两种。

因老年人对低血糖耐受差,后果严重,用药应注意避免低血糖反应,血糖控制标准略宽于一般人,空腹低于126mg/dl(7.0mmol/L),餐后2小时血糖低于200mg/dl(11.1mmol/L)即可。用药过程中要注意血糖的监测,要勤查血糖,不可依赖查尿糖。

(五)防治误区

1.糖尿病是吃糖引起的,不吃糖就不会患糖尿病

根据资料显示,目前普遍认为糖尿病与不良生活方式密切相关,如营养过剩、进食高脂肪饮食和体力活动过少等。这些因素都和吃糖无直接关系。

2.糖尿病慢性并发症是不可避免的

糖尿病可发生慢性并发症,但只要早诊断、早治疗,使血糖控制良好,糖尿病的慢性并发症是完全可以避免的。将血糖长期控制在正常或接近正常的水平,可防止糖尿病患者60%左右的眼、肾、神经等方面的慢性并发症的发生;对已有轻度至中度慢性并发症的糖尿病患者,血糖控制在正常或接近正常水平,可延缓原有并发症的发展。

3.糖尿病病人不能长寿

影响糖尿病人寿命的主要因素是糖尿病的代谢障碍及并发症。只要病人和家属能了解疾病发生和发展的一般规律,积极和医生配合,很好地控制血糖、血压及血脂等,病人就一样能长寿。

4.尿中有糖就一定是糖尿病

尿糖的产生除了跟血糖有关外,还与肾脏功能(肾糖阈)有关。以下情况能在患者尿中监测到葡萄糖:(1)肾性糖尿(2)妊娠期糖尿(3)滋养性糖尿。除以上三种原因外,尿糖阳性还可见于胃

肠道疾病或手术,尤其是胃大部切除吻合术等。我们要警惕尿糖的出现,通过检查确定其真正的原因。其实在糖尿病的开始阶段,尿液中往往检测不出葡萄糖。

5.长期注射胰岛素对身体有害

首先没有一种药物没有副作用,包括口服降糖药和胰岛素,但可以通过合理使用,尽量减少这些毒副作用。长期合理注射胰岛素,原则上不会对身体造成伤害,故不用产生顾虑,胰岛素不是毒品,它是人体必需的一种物质,只不过你现在需要外源性补充而已!

第十二节　高脂血症

一、概述

血脂是血浆或血清中脂质的总称,主要成分为胆固醇、甘油三酯、磷脂、游离脂肪酸等。

由于脂肪代谢或运转异常使血浆中一种或几种脂质高于正常值的病症称为高脂血症,可表现为高胆固醇血症、高甘油三酯血症或混合型高脂血症(两者兼有)。近年来发现血浆中高密度脂蛋白的降低也是一种血脂代谢紊乱,因而称血脂异常,能更为全面、准确地反映血脂代谢紊乱状态。但本节内容主要讨论高脂血症。

脂质不溶或微溶于水,必须与蛋白质结合,以脂蛋白的形式存在,才能在血液循环中运转。因此,高脂血症严格来说应该称为高脂蛋白血症。

高脂血症是老年常见病之一,多见于40岁以上男性及绝经期后女性,是动脉粥样硬化的主要原因,是心血管病的主要危险因素。国内外对高脂血症的流行病学调查研究表明,高脂血症和动脉粥样硬化及冠心病的发生密切相关,胆固醇升高、甘油三酯水平升高对冠心病、心肌梗死的发病及死亡具有独立的危险性。血脂异常作为心血管病的主要危险因素已引起医学界越来越广泛的重视,预防和控制血脂异常是心血管病预防工作的主要内容。

高脂血症属于中医"痰浊"、"瘀血"、"眩晕"、"胸痹"、"中风"等范畴。中医学认为高脂血症的病机属本虚标实。"本虚"主要指肝脾肾亏虚,"标实"主要为痰浊瘀血,其中痰浊更为重要。临床常见有以下几种。

1.脾肾两虚型:形体肥胖,肢体倦怠,头晕乏力,腰膝酸软,脘腹作胀,纳少便溏,舌淡苔白,脉沉细或沉缓。

2.痰瘀互阻型:形体肥胖,胸闷气短,头重眩晕,肢麻乏力,腹胀纳呆,舌淡暗,舌边有瘀点瘀斑,苔腻,脉沉。

3.肝肾阴虚型:头晕耳鸣,口干腰酸,健忘少寐,手足心热,舌红少苔,脉细数。

二、临床表现及诊断

(一)临床表现

高脂血症通常是在测定患者血液中的胆固醇和甘油三酯时发现的。因此,单纯的高脂血症常常无明显的自觉症状和体征。若血脂增高时间较长,脂质在血管内沉积而引起动脉粥样硬化,产生冠心病和周围血管病变等,可出现相应的症状和体征。极少数患者可出现黄色瘤、角膜弓和脂血症眼底改变,并多发生于家族性高脂血症患者。

1. 黄色瘤

黄色瘤是一种异常的局限性皮肤隆凸起,其颜色可为黄色、橘黄色或棕红色,多呈结节、斑块或丘疹形状,质地柔软。根据其形态、发生部位,一般有肌腱黄色瘤、掌皱纹黄色瘤、结节性黄色瘤、结节疹性黄色瘤、疹性黄色瘤、扁平黄色瘤六种。

2. 角膜弓

又称老年环,形如鸽子的眼睛。若见于40岁以下者,多伴有高脂血症,以家族性高胆固醇血症为多见。

3. 脂血症眼底

由富含甘油三酯的大颗粒脂蛋白沉积在眼底小动脉上引起光散射所致,常是严重的高甘油三酯血症并伴有乳糜微粒血症的特征表现。

(二) 诊断与分型

1. 诊断标准

高脂血症的诊断主要依靠实验室检查,其中最主要的是测定血浆(血清)总胆固醇(TC)、甘油三酯(TG)及高密度脂蛋白胆固醇的浓度(HDL-c)。目前国内外尚无统一的方法和标准。根据我国卫生部制定的《中药新药临床研究指导原则》中的规定,在正常饮食情况下,2周内如2次测血清总胆固醇(TC)均不低于6.0mmol/L(230mg/dl),或甘油三酯(TG)均不低于1.54mmol/L(140mg/dl),或高密度脂蛋白(HDL-c)男性不高于1.04mmol/L(40mg/dl)、女性不高于1.17mmol/L(45mg/dl)者,即可确诊为血脂异常。

2. 临床分型

中华心血管病杂志编委会血脂异常防治对策专题组建议,根据实验室检查结果,在临床上分为四种类型。现介绍如下:

(1)高胆固醇血症:血清 TC 水平增高。

(2)高甘油三酯血症:血清 TG 水平增高。

(3)混合型高脂血症:血清 TC、TG 水平均增高。

(4)低高密度脂蛋白血症:血清 HDL-c 水平减低。

3.血脂检查及临床意义

表2 各种血浆脂类水平及其临床意义

脂类名称	理想水平	临界水平	需药物治疗水平	治疗最低目标
TC	<5.17mmol/L (<200mg/dl)	5.17-6.18mmol/L	≥6.21mmol/L (≥240mg/dl)	<6.21mmol/L (<240mg/dl)
TG	<1.40mmol/L (<130mg/dl)	1.40-1.80mmol/L	≥1.82mmol/L (≥160mg/dl)	<1.82mmol/L (<160mg/dl)
HDL-c	≥1.16mmol/L (≥45mg/dl)	0.93-1.16mmol/L	≤0.91mmol/L (≤35mg/dl)	>0.91mmol/L (>35mg/dl)

三、易患因素

1.遗传因素:由于原发性高脂血症与遗传因素有关,因此,有家族性高脂血症者容易多发。

2.年龄与性别:高脂血症的发生率随年龄增高而升高,40岁以上男性及绝经期后女性更多见。

3.饮食因素:不良的饮食习惯对高脂血症的发生有重要影响。长期进食含高胆固醇、高脂肪食物,致使外来摄入的胆固醇增多,可使胆固醇的代谢平衡失调;高糖膳食可导致高甘油三酯血症。近年来又认识到过多的动物蛋白质摄入也可引起高脂血症多发。

4.肥胖与缺少运动:正常人每日摄入的热量与消耗的热量基本保持平衡。摄入的热量过多,体重增加形成肥胖。同时缺少运动锻炼,摄入的热量多于消耗,时间长了便转化为脂肪而储存于体内,血脂也会逐渐增高。

5.吸烟:吸烟对血脂代谢有十分不利的影响,可使血浆中TC、TG水平升高,HDL-c水平降低。被动吸烟者情况类似。但吸烟对血脂代谢和冠心病的影响是可逆的。停止吸烟后一年,基本与不吸烟者相似。

6.酗酒:短期、少量饮酒对血脂的代谢一般无明显不利影响,但长期大量饮酒对身体的危害是肯定的,并且可日渐导致血脂代谢的紊乱。

7.精神因素:不良情绪对血脂代谢有一定影响。长期处在紧张、急躁、恐惧、激动、忧虑、抑郁等不良情绪之中,血脂代谢也长时间地处在不正常状态,势必影响健康。

8.药物影响:目前已知利尿剂、β受体阻滞剂、雌激素、糖皮质激素可使血浆中TG和(或)TC水平升高;雄性激素、β受体阻滞剂、甲基多巴等可降低血浆HDL-c水平。

四、防治

(一)非药物防治

1.合理的膳食

合理的膳食是维持脂质代谢平衡的重要措施。一般需低热量、低脂肪、低胆固醇、低糖、高纤维的"四低一高"膳食。

(1)控制总热量。老年人轻体力劳动者每天总热量应控制在6700千焦至8400千焦为宜,避免暴饮暴食,不吃过甜食品。肥胖者应逐渐减肥,控制总热量的摄入是最重要的措施。

(2)低脂、低胆固醇膳食。脂肪占总热量的20%为宜,且应以多链不饱和脂肪酸的植物油(豆油、花生油、玉米油)为主,动物脂肪不应超过总脂肪的 1/3。胆固醇每日控制在 300 毫克以下为宜,避免进食高胆固醇食品,少食动物内脏、无鳞鱼类、陆生动物脂肪及动物油。

(3)高纤维膳食。纤维含量丰富的食物可增加粪便中胆盐的排泄,能降低血清胆固醇浓度。粗杂粮、米糠、干豆类、海带、深绿色及红黄色蔬菜、水果等均富含纤维。

(4)具有降低血脂作用的家常食品。如豆类(尤其是大豆)、香菇、木耳、洋葱、大蒜、低脂肪海鲜(螃蟹、牡蛎、蛤肉等)、深海鱼类、植物油(芝麻油、花生油)、脱脂牛奶、酸乳酪、黄瓜、冬瓜、茄子、茶叶、苹果、葡萄等。

2.科学的生活方式

(1)加强运动锻炼。运动和体力劳动可使血清中胆固醇及甘油三酯水平明显下降,高密度脂蛋白水平升高。对多数由饮食引起的高脂血症患者来说,通过适当的饮食措施,加上长期有规律的运动锻炼和维持理想的体重,高脂血症是可以预防的。每周坚持运动锻炼不少于 5 天,每次 1 小时,活动量要达到心率不超过 170 减年龄数即可;或以身体微汗,不感到疲劳,活动后自觉身体轻松为准。活动方式以慢跑、快走、游泳、跳绳、打乒乓球、打网球、跳舞、太极拳为主,适当参加体力劳动。

(2)戒烟限酒。长期吸烟酗酒可干扰血脂代谢,使 TC、TG 上升,HDL-c 下降。

(3)避免精神紧张。情绪激动、失眠、焦虑、生活无规律、过度劳累等可使血脂代谢紊乱。

3.避免使用干扰脂代谢的药物

对已知能干扰脂代谢的药物如 β 受体阻滞剂(心得安)、利尿剂(双氢克尿塞、速尿)、避孕药、类固醇激素等应尽量避免使用,否则可使 TC、TG 上升,HDL-c 下降。

4.积极治疗影响血脂代谢的有关疾病

对由糖尿病、肥胖症、甲状腺机能减退、肾病综合征、胰腺炎、酒精中毒、红斑狼疮等引起的高脂血症,要积极采取综合治疗措施来控制和改善脂质代谢异常,减轻临床症状。

5.定期检查

由于单纯的高脂血症无明显自觉症状和体征,因此 40 岁以上的男性和绝经期后的女性,特别是肥胖者,有高脂血症家族史者,有高血压、糖尿病、动脉硬化、冠心病者,长期吸烟者,经常吃喝饮酒者,有黄色瘤及工作高度紧张者等都属高危群体,应定期(每年 1 次)检查血脂,早发现,早治疗。

(二)食疗与药膳

1.三七首乌粥:三七 5 克,何首乌 30-60 克,大米 100 克,红枣 2 枚,白糖少许。将三七、首乌放入砂锅(忌用铁锅)内煎取浓汁,大米、红枣加水煮粥,兑入药汁搅匀,加糖食用,早晚温热服食。适用于气滞痰瘀型高脂血症。

2.荷叶粥:新鲜荷叶一张,粳米 100 克。荷叶洗净煎取汁,入粳米煮粥,加糖少许,早晚温热服食。适用于痰热互结型高脂血症、肥胖症、高血压病等。

3.茯苓百合粥:白茯苓、百合各 15 克,粳米 60 克。上药研细粉,与粳米一起煮粥,早晚温热服食,适用于脾虚痰阻型高脂血症。

4.冬菇云耳瘦肉粥:瘦猪肉 60 克,冬菇、云耳各 15 克,粳米 60 克。将冬菇、云耳用清水浸软切丝备用,瘦猪肉洗净切丝备用。先将冬菇、云耳、粳米放入锅内加清水适量文火煮粥,再加入猪肉煮熟,调味即可。早晚温热服食,适用于脾虚痰阻型高脂血症。

5.决明子茶:每日取决明子40克,放入有盖杯中,用沸水冲泡代茶,适用于肝阴亏虚型高脂血症及高血压病。

6.大黄降脂茶:焦山楂15克,生大黄5克,荷叶12克,生黄芪15克,生姜2片,生甘草3克。上药同煎代茶饮,适用于痰浊内阻型高脂血症。

7.山楂麦芽饮:生山楂、炒麦芽各15克。上药煎汤代茶饮用,适用于各种类型高脂血症。

8.素烩三菇:冬菇、蘑菇、草菇各25克,嫩玉米笋片50克,鲜汤适量。将三菇用清水泡发洗净,入油锅煸炒后加入鲜汤,嫩玉米笋片同煮,待熟后加盐和味精勾芡即可佐餐食用,适用于痰浊内阻型高脂血症。

9.蘑菇菜心:鲜蘑菇250克,青菜心500克,洗净切成段,放入油锅煸炒,加盐、味精等调料后佐餐食用,适用于肝热郁结型高脂血症。

10.荠菜冬笋:冬笋300克(去壳、根、切片),荠菜150克(拣洗干净),放入油锅煸炒,加盐、味精等调料后佐餐食用,适用于痰热蕴结型高脂血症。

11.杞子海参汤:水发海参100克,新鲜枸杞150克。将上述原料一起煮汤,加入盐、味精、葱等调料后佐餐食用,适用于肝肾阴虚型高脂血症。

12.海带黄豆汤:水发海带100克(切丝),黄豆150克。上述配料煮汤,加入盐等调料后佐餐食用,适用于痰热互结型高脂血症。

(三)针灸治疗

主穴:足三里、内关、丰隆。

配穴：曲池、合谷、太冲、三阴交等。

手法：泻法为主，留针 30 分钟，隔天 1 次，20 次为 1 疗程。

(四)穴位按摩

高脂血症患者，坚持长期按揉双侧丰隆穴 100 下，有利于血脂下降。

(五)药物治疗

1.中医治疗

(1)常用中成药

①首乌片：每次 5 片，每日 3 次，适用于肝肾阴虚型高脂血症。

②六味地黄丸：每次 8 丸，每日 2 次，适用于肝肾阴虚型高脂血症。

③玉楂冲剂：每次 6 克，每日 2 次，适用于脾肾两虚型高脂血症，也可用于痰瘀互阻型高脂血症。

④松龄血脉康：每次 3 片，每日 3 次，适用于痰瘀互阻型高脂血症及高血压病。

⑤杞菊地黄口服液：每次 1 支，每日 2 次，适用于肝肾阴虚型高脂血症。

⑥血府逐瘀口服液：每次 1 支，每日 2 次，适用于瘀血阻滞型高脂血症。

(2)分型治疗

①脾肾两虚型：治宜温补脾肾、降脂化浊法，方用附子理中汤加减。

②痰瘀互阻型：治宜化痰降浊、理气活血法，方用温胆汤合桃红四物汤加减。

③肝肾阴虚型：治宜滋补肝肾法，方用六味地黄汤合一贯煎加减。

2.西医治疗

目前临床最常用的降脂药有他汀类、贝特类和烟酸类。

(1)高胆固醇血症。选用他汀类药,如氟伐他汀(来适可)、辛伐他汀(舒降之)等,家族性高胆固醇血症用普罗布考(丙丁酚)。

(2)高甘油三酯血症。选用阿西莫司(乐脂平)或贝特类药,如菲诺贝特(力平脂)等,严重肝肾疾病者禁用。

(3)混合型高脂血症。高胆固醇为主用他汀类;高甘油三酯为主用贝特类。

老年人在使用降脂药时起始量不宜过大,在监测肝功能和肌酸激酶(CK)条件下逐渐增加剂量。

(六)防治误区

1.降血脂就是降甘油三酯

研究证明冠心病的发生、发展与血中低密度脂蛋白胆固醇(LDL-C)水平密切相关,而是否与甘油三酯有关,尚存在争议。因此降脂治疗最重要的是降低低密度脂蛋白胆固醇而非甘油三酯。

2.血脂化验结果正常就无需治疗

血脂化验结果正常不一定不需要治疗,关键要视病人的情况而定。例如低密度脂蛋白胆固醇为3.4mmol/L,对于一个无任何心血管疾病危险因素的健康人而言,确属正常范围,无需降脂治疗,但对患过心肌梗死、糖尿病及做过支架治疗或冠状动脉搭桥手术的人而言,应把低密度脂蛋白胆固醇降至2.07~2.6mmol/L。但在化验报告中通常只把低密度指蛋白胆固醇高于3.64mmol/L,标出为血脂增高。结果使迫切需要降脂的患者误认为自己已经不用治疗了,从而耽误了治疗。

3.降胆固醇可诱发癌症

"血胆固醇浓度降得太低可诱发癌症"之说曾风行一时,然而大规模的临床试验结果已经推翻了这一结论,胆固醇降低不会提升非心血管病如癌症等的死亡率。

4.血脂正常后即可停药

人们都知道在高血压病的治疗过程中,当血压长期稳定后,即可逐渐减少用药的剂量和种类。但是临床观察显示,在血脂达标后,如果病人减少调脂的药量或停药,往往可引起血脂再次上升。因此,只要低密度脂蛋白胆固醇不低于 1.4mmol/L,病人不出现严重或不能耐受的不良反应,就不应该轻易停药。

第十三节 肥胖病

一、概述

肥胖病又称肥胖症,是指体内脂肪组织堆积过多和(或)分布异常引起体重增加。当体重超过标准体重 20%以上,称为肥胖。这是一种营养过剩造成的营养不良性疾病,也是一种慢性代谢性疾病。

随着经济发展,生活水平提高,人们的膳食结构发生了改变,使肥胖病的发病率逐年增长。由于肥胖者常伴有通气换气不良、动脉硬化、高血压病、高脂血症、冠心病、糖尿病、痛风、胆石症、骨关节炎等多种并发症,严重损害患者的身心健康,使其生活质量下降,预期寿命缩短。世界卫生组织(WHO)已将肥胖定为一种疾病,并列为人类健康十大威胁之一,必须注意预防和治疗。

肥胖病有多种不同的分类方法,但通常分为单纯性肥胖和继发性肥胖两大类。

1. 单纯性肥胖：临床最常见，约占肥胖人群的95%左右。此类肥胖全身脂肪分布较均匀，病因尚未明了，大多与遗传及营养过剩有关。

2. 继发性肥胖：具有明确的病因，常由下丘脑、垂体、肾上腺皮质、性腺、甲状腺等内分泌功能紊乱所引起，约占肥胖人群的2%-5%左右。

本节主要讨论单纯性肥胖症。

肥胖病在中医学中无相应病名，但指出了"肥贵人"、"肥人"的发病原因和危害性。中医认为肥胖病的发病机理主要与多食肥甘厚味有关，是脾肾阳气虚弱、脏腑功能失调、气机郁滞、血行不畅，引起痰湿、脂浊、瘀血充塞肌肤所致。临床常见有以下三种。

1. 脾虚湿阻型：肥胖，浮肿，疲乏，无力，肢体困重，腹部胀满，舌质淡，苔白腻，脉沉细。

2. 肝气郁滞型：体形肥胖，胸胁苦满，脘腹作胀，心情不舒，失眠多梦，月经不调，舌质红，苔白，脉弦。

3. 脾肾阳虚型：形体肥胖，疲倦乏力，四肢不温，腰酸腿软，畏寒阳痿，舌质淡胖，苔白，脉沉细。

二、临床表现及诊断

(一)临床表现

轻度肥胖患者自觉体重增加，行动稍感不便，其他无明显症状。中重度肥胖患者常有如下症状表现：

1. 气短，气促，乏力，嗜睡

由于脂肪过多，活动时耗氧增加；胸壁增厚，腹部脂肪堆积，横膈抬高，肺活量减少，通气换气困难；重度肥胖更由于颈部脂肪沉积、舌体肥大、舌根后坠，造成上呼吸道阻塞，发生缺氧及二氧化碳潴留。由此可引起气短，动则气促，自觉乏力疲倦，平素嗜睡等。中度肥胖主要表现为稍事活动则气短乏力，平时喜睡。重度肥胖主要表现为活动则气促、气喘，常有间歇性呼吸困难、紫绀，严重者出现肥胖—通气受限综合征、肺心病、心力衰竭，伴有下肢水肿、颈静脉怒张。

2.心悸，胸闷

由于体表面积过大，需要有效循环血量、心搏击量增加，心脏负荷增大；脂肪沉积使心脏收缩及舒张功能受影响，由此可产生心悸、胸闷等症状，并容易发生心脏扩大、心律失常、心力衰竭，严重时会出现猝死。

3.食欲亢进，不耐饥饿

肥胖者空腹血浆胰岛素水平比平常人高，但肥大的脂肪细胞对胰岛素的敏感性却下降，葡萄糖耐量降低。肥胖者胃容量增大，胃排空时间加快，由此决定了肥胖者较正常人容易饥饿而且食欲较强。

4.性功能异常

女性月经紊乱，闭经不孕；男性性欲减退、阳痿不育等。

肥胖者常伴内分泌功能紊乱。女性患者雌激素水平持续偏高，抑制垂体分泌黄体生长素等，引起月经紊乱、闭经和不孕；男性患者雄激素减少，雌激素增多，可出现性功能低下、阳痿不育等。

5.其他症状

怕热、多汗、腰背酸痛、关节痛等。

由于体内脂肪多，体表脂肪厚，身体散热困难，因此肥胖者都较怕热、多汗。体重超重对骨骼造成沉重的负担，天长日久就会引起骨质增生等骨关节病变，从而出现腰酸背痛、关节疼痛等。

(二)诊断

肥胖病的诊断标准世界各国不大相同,但总体上都是考虑脂肪组织的重量在人体总重量中所占的比例。

1.国内诊断标准

根据1991年第三届全国肥胖病研究学术会议所制定的《单纯性肥胖病的诊断、疗效评定标准及病历书写要求》作诊断,现将其内容摘录如下:

(1)病史、体检和实验室检查可除外症状性肥胖(继发性肥胖)。

(2)实测体重超过标准体重的20%以上,脂肪百分率超过30%,体重指数高于24(kg/m^2)。

2.国外诊断标准

1997年6月世界卫生组织肥胖问题专家会议通过了肥胖病的诊断标准,以体重指数(BMI)为准,即BMI不低于$25kg/m^2$时为体重过重(预肥型),BMI不低于$30kg/m^2$时为肥胖(计算方式见本节末附的内容)。

另据研究表明,人体内的脂肪集中堆积在腹部时对健康威胁最大。标准腰围为男性小于85厘米,女性小于80厘米。腰围与身高之比大于0.5者,对健康的危害性更加明显。

三、易患因素

1.遗传因素

肥胖与遗传因素关系密切。研究发现,双亲都为肥胖者,其子女肥胖的占70%;双亲中有一人肥胖者,其子女肥胖的占40%;双亲中无肥胖者,其子女肥胖的占10%。事实说明,遗传因素是肥胖形成的重要因素。

2.代谢因素

肥胖者与正常人之间,在碳水化合物和脂肪代谢上有明显差别。同样的饮食,肥胖者的合成代谢较正常人亢进。部分肥胖者在休息或活动时,能量的消耗较正常人少,能量代谢率低,容易引起体重增加而肥胖。

3. 内分泌因素

肥胖者多有内分泌功能的改变,胰岛素、肾上腺皮质激素及生长激素代谢的异常较为多见。

4. 饮食因素

肥胖与饮食关系十分密切,任何肥胖都是热量摄入超过消耗的结果。摄入的食物,无论是蛋白质、脂肪还是糖,如热量过多,消耗不了,多余的都会储存在体内。蛋白质及碳水化合物能储存的热量有限,故大部分多余热量,都以脂肪形式储存在体内。欧洲人过多摄入奶油、游牧民族大量食肉等饮食习惯亦容易引起肥胖。

5. 社会环境因素

肥胖病的发生与社会因素有关,特别是与经济水平关系密切。经济水平较低时,肥胖病多见于多摄入脂肪、优质蛋白质的富有阶层;经济水平不断提高,肥胖病的发病率也呈直线上升之势。

环境对肥胖病的发生也有影响。热带地区气候炎热,人们食欲较差,加之四季劳作活动量大,消耗较多,故肥胖者较少。寒冷地区人们冬季休息,又常饮酒食肉以御寒,能量储存多,消耗较少,故肥胖者较多。

6. 精神因素

俗话说,心宽体胖。心情好,吃得香、吃得多、睡得好。大脑饮食中枢受制于精神状态,迷走神经兴奋,胰岛素分泌增加,食欲亢进,容易肥胖;情绪低落,借酒消愁,喝酒吃菜,摄入多,消耗少,也容易肥胖;某些精神病会使人食欲亢进,食量倍增,也会引起患者肥胖。

7.运动因素

运动是一种消耗能量的方式。现代社会机械化与自动化水平较高,人们的劳动强度减轻;或者随着年龄增长,活动减少,则能量的消耗也减少,逐渐转化为脂肪,积聚在体内,导致肥胖。

8.性别与年龄因素

由于女性脂肪细胞多于男性,体内雌激素高于男性,雌激素促进脂肪合成,导致脂肪积聚过多而肥胖;女性日常活动量相对较男性少,热量消耗亦少;同时女性喜食甜品和零食,妊娠和分娩期间又多进补,摄入过量的热能多转化为脂肪。以上种种原因,使肥胖者中女性数量明显多于男性。肥胖发病与年龄有一定联系,研究发现有两个高峰期:一是7-13岁儿童期;二是老年期。老年人随着年龄增长,甲状腺和性腺功能低下,脂肪代谢紊乱,分解减慢而食欲增强,脂肪在体内不断积聚渐致肥胖;老年人活动减少,消耗减少,肥胖增多。

9.其他因素

肥胖还与职业、饮酒有关。肥胖者在与食品有关的职业中多见,估计这与直接或间接地摄入过多热量有关。酒属于纯热量食物,每克酒精可提供29千卡热量,大大超过蛋白质和碳水化合物所产生的热量。饮酒容易造成热量摄入过多而肥胖,饮酒同时进食大量高脂肪食物,则更容易导致肥胖。

四、防治

(一)非药物防治

科学地控制饮食,坚持合理的运动锻炼,保持良好的心理素质和生活习惯等,是预防和治疗肥胖病的基本原则。

1.控制及调节饮食,纠正不良饮食习惯

控制和调节饮食是预防肥胖病的重要措施,应提倡科学的饮食方法,培养良好的饮食习惯,实行合理的饮食调节。合理的营养是人体机能活动的基本保证,一般来说,碳水化合物应占总热量的60%-70%,脂肪占20%-25%,蛋白质占10%-15%。其中优质蛋白质应占每日蛋白质摄入量的30%-40%;植物性脂肪应占每日脂肪摄入量的50%-60%;并要摄入充足的多种维生素、矿物质和食物纤维。

在饮食方面,还须定时进餐、细嚼慢咽、少食零食、不吃宵夜、控制饮酒等。而且每日三餐热量分配应为3:4:3。戒除不食早餐、过量晚餐等不良饮食习惯也很重要。

2.减肥降脂食物介绍

籼米、玉米、米仁、绿豆、赤小豆、黄豆、冬瓜、黄瓜、冰豆腐、番茄、竹笋、萝卜、韭菜、洋葱、蘑菇、木耳、海带、海蜇、兔肉、鹌鹑肉、苹果、梨、杏子、山楂、茶叶等。

3.坚持体育锻炼,培养良好的生活习惯

运动锻炼是消耗脂肪的有效方法,坚持长期体育运动锻炼,能有效防止身体过度发胖。如轻松散步1小时,可消耗836.8千焦热量;骑自行车1小时,可消耗2092千焦热量;步行上楼梯1小时,可消耗4518.7千焦热量。任选以上一种运动,通过三个月的锻炼,一般可减少体重4.37千克,削减腹部脂肪厚度1.43厘米。由此可见,只要坚持运动锻炼,养成每天坚持一定的活动习惯,改掉爱睡懒觉、不爱活动、久坐不动的不良生活习惯,是预防肥胖的重要措施。

4.调摄精神情志

保持良好的心理素质和精神情绪,对肥胖的影响很大。调摄精神情志,培养良好的心理素质,保持乐观开朗的情绪也是预防肥胖的重要措施。

(二)食疗与药膳

1. 冬瓜粥:新鲜冬瓜(带皮)100克,粳米、薏仁各50克。冬瓜洗净切小块,同粳米、薏仁加水煮熟(不放盐),每日1次服食。适用于脾气虚弱、痰湿阻滞型肥胖病。

2. 薏桂粥:薏仁30克,粳米100克,肉桂粉3克。薏仁、粳米同煮粥,加入肉桂粉搅匀,稍凉即可食用,每日1次。适用于脾肾阳虚型肥胖病。

3. 萝卜粥:鲜白萝卜200克,粳米100克。萝卜洗净、切碎与粳米共煮成粥,适用于痰湿壅盛型肥胖病。

4. 山楂荷叶茶:山楂15克,荷叶12克。用水煮取汁,代茶饮。适用于痰瘀互阻型肥胖病。

5. 桂花茶:桂花12克,干姜6克,生甘草4克。取上药焙干为末,和匀,泡茶饮。适用于肾阳不足、脾气虚弱型肥胖病。

6. 乌龙童颜茶:制首乌30克,大生地30克,乌龙茶适量。将制首乌、生地水煮取汁,冲乌龙茶饮服。适用于肝肾亏虚型肥胖病。

7. 海带炒木耳:鲜海带250克,香醋12克,黑木耳20克,芹菜100克。海带洗净切丝,芹菜洗净切段,木耳水发备用,植物油少许热锅炒熟,放香醋调料佐餐食用。适用于各种类型的单纯性肥胖。

8. 鲤鱼汤:鲤鱼500克,荜茇8克,川椒8克。将鲤鱼洗净,与荜茇、川椒、水适量一起放入砂锅煮熟,加入姜、葱、盐、味精等调料佐餐食用。适用于脾气虚弱、水湿内停型肥胖病。

9. 小白菜炖豆腐:小白菜200克,豆腐100克(冻豆腐更佳)。小白菜洗净切段,豆腐切块。油锅内先放入姜丝2克略煸,放入小白菜略炒,再放入豆腐,加水盖过白菜,再加盐少许熬熟即成,佐餐食用。适用于各种类型的单纯性肥胖。

(三)针灸治疗

脾虚湿阻型取梁门、梁丘、足三里、三阴交;肝气郁滞型取内关、太冲;脾肾阳虚型取关元、水分、中脘、阴陵泉。以平补、平泻法为主。阳虚可加艾灸。

(四)推拿按摩

1.全身按摩法

首先循手太阴肺经、足阳明胃经、足太阴脾经的走向部位推按搓摩10-15次,并点按脾俞、胃俞、肾俞等穴,再用中指点按关元穴。

2.局部按摩法

在局部脂肪堆积过多的部位,进行揉、按、摩、推、切、点、推压、叠按、拿捏等手法,以消除局部脂肪,减肥健身。腹部按摩选穴以关元、天枢、中脘三穴为主。每次20分钟,每日1次。

(五)药物治疗

1.中医治疗

随着中医学对肥胖的成因、病机认识的深入,中医防治肥胖病的前景越来越好。

(1)常用中成药

①防风通圣丸:每次6-9克,每日2-3次,适用于胃热便秘型肥胖病。

②一清胶囊:每次2粒,每日3次,适用于痰热积滞型肥胖病。

③天雁减肥茶:每次1包,每日2-3次,适用于痰湿内阻型

肥胖病。

④轻身减肥片:每次5片,每日3次,适用于脾虚湿阻型肥胖病。

(2)分型治疗

①脾虚湿阻型:治宜健脾补气、利水消肿法,方用防己黄芪汤合苓桂术甘汤加减。

②肝气郁滞型:治宜疏肝解郁、清热理气法,方用柴胡疏肝散加减。

③脾肾阳虚型:治宜温肾健脾、化湿消脂法,方用金匮肾气丸合防己黄芪汤加减。

2.西医治疗

肥胖病是一种具有疑难性、顽固性的疾病,目前尚无疗效明确、副作用小的理想药物。对轻度肥胖一般采取控制饮食加运动锻炼;中重度肥胖在上述基础上,适当加用药物治疗,但应避免长期持续服用,因为这类药物均有较大副作用。

(1)抑制食欲药物有苯丙胺,副作用为头痛、失眠、血压升高等;芬氟拉明片,副作用为腹泻、头晕、嗜睡、脱发、精神抑郁等。

(2)促进代谢药物(增加热量消耗的药物)有甲状腺片,其副作用是基础代谢升高、心悸、多汗、易激动、失眠、内分泌紊乱、心血管病加重等。

(3)消化吸收阻碍药物有食用纤维或蔗糖聚酯。

(4)其他药物有双胍类,二甲双胍片;利尿药,双氢克尿噻,仅作辅助,适量应用。

(5)外科手术治疗有局部抽脂减肥术,目前较多用,收效较快,但局部有感染出血可能,吸脂后皮肤皱折不平整。局麻药物过敏,有出血倾向者禁用。且每次吸脂不能超过3千克。

(六)防治误区

1.孩子胖点更加健康

孩子长得胖胖壮壮的,固然是好事,但是不能片面地追求胖。孩子精神状态好,说话声音洪亮,整天好像都有使不完的劲,就说明孩子健康。如果孩子太胖(超重),会有很多负面的问题。

2.用饥饿疗法,达到瘦身的目的

对于大多数人来说,大量减少饮食,确实能在短时间内取得一定的疗效,但此种做法同时会带来许多副作用,如乏力、气短、便秘等。长时间下去,会引发一系列的胃肠道疾病,如胃炎、消化性溃疡等,因此饮食瘦身应该适当。

3.减肥药的不理使用

许多患者盲目相信市场上流行的各类减肥药,认为只要吃点减肥药就能达到治疗肥胖症的目的。其实在市场上各类瘦身减肥药,都存在或大或小的副作用,有些减肥药对肝肾、内分泌等存在严重的潜在危害,因此不可轻信广告。

附:1.标准体重和理想体重计算公式:
(1)〔身高(厘米)-100〕×0.9=标准体重(千克)
(2)身高(厘米)-105=理想体重(千克)
在标准体重±10%以内属正常体重,超过10%为超重,超过20%为肥胖,超过30%为中度肥胖,超过50%为重度肥胖。

2.体重指数(BMI)计算公式

BMI=实际体重(千克)÷身高(米)的平方。
中国成人19-24为正常,大于等于24为超重,大于等于28为肥胖。

3.脂肪百分率(F%)计算公式

F%=(4.750/体密度-4.142)×100　(体密度=总体重/总体积)

男性 F%=15%,超过 25% 为肥胖；女性 F%=22%,超过 30% 为肥胖。

第十四节　痛　风

一、概述

痛风是长期嘌呤代谢紊乱和尿酸排泄障碍引起血尿酸升高的一组异质性疾病，临床上分原发性与继发性两类。原发性痛风与家族遗传有关；继发性痛风有明确的原因，多发于肾脏、肝脏、心血管、造血系统等慢性疾病引起的血尿酸增高。

痛风在各种年龄段均可发生，但随着年龄增大，尤其是在 40 岁以上发病率升高，原发性痛风发病高峰期在 40-60 岁，61 岁以上的老人发病减少，但继发性痛风的发病率增加，尤其以肾性、药物性为常见。本病男性占 95%，男女之比为 20:1，女性多在更年期后发病。因此痛风的发生在老年人中最为常见，为常见的老年性疾病之一。由于关节剧烈疼痛和功能受限，严重影响老年人的生活和行动自由，夜间突然发病还影响睡眠。痛风慢性期常有肾病、结石、心血管病及眼病等多种并发症，不仅大大降低了老年人的生活质量，而且对老年人的生命也造成严重威胁，因此必须注重痛风的预防和治疗。

痛风属于中医"痹证"、"历节风"、"白虎风"等范畴，中医认为本病的病因病机主要是老年人肾气亏虚、卫外不固，以致风寒湿热之邪乘虚而入，痹阻关节、筋脉而发病。根据临床表现中医将其分为发作期和稳定期。

1.发作期

(1)寒证(又称寒痹、痛痹)。关节剧痛,痛有定处,遇寒痛增,不可屈伸,痛处皮色不红,触之不热,苔薄白,脉弦紧。

(2)热证(又称热痹)。关节红肿热痛,得冷则舒,不可屈伸,或兼有发热口渴等,舌红,苔黄燥,脉滑数。

2.稳定期

(1)气血不足、湿热未净型。关节肿大变形,或有皮下瘀癍、结节,活动不灵,伴头昏心悸,神倦乏力,面色少华,舌淡,苔薄腻,脉沉细。

(2)肝肾亏虚、湿热未净型。关节肿大变形,活动不灵,或肢体麻木,伴头昏耳鸣,腰膝酸软,舌淡红,苔薄腻,脉沉。

二、临床表现及诊断

(一)临床表现

本病病程较长,可达10~20年以上。早期可无症状,仅有高尿酸血症,故起病与病程较难肯定。根据临床表现可以分为无症状期、急性发作期、慢性痛风期。

1.无症状期(高尿酸血症期)

无明显症状,仅有血尿酸持续或波动升高。男性和绝经后女性血尿酸大于420umol/L(7.0mg/dl),绝经前女性大于350umol/L(5.8mg/dl)。此种情况可持续数年至数十年,甚至更长,有些可达终身。

2.急性发作期(急性关节炎期)

患者多因受寒、劳累、饮酒、感染、外伤、手术、高蛋白及高嘌呤饮食等因素诱发。常在夜间突然发病,关节剧痛而影响睡眠。受累最多的是足趾和手指关节,尤以拇指及第一趾为最多,关节红、肿、热、痛和功能受限,其次为足弓、踝、跟、膝、腕、指和肘等关节，后期可发展为多关节炎。大关节受累时可有关节腔积液，并有发热、头痛、疲乏、食欲不振、心率增快、白细胞数增高和血沉增快，可出现皮下痛风结石。初次发作常呈自限性，一般经过1-2日或多至几周后可自行缓解，关节功能恢复。部分患者局部皮肤可出现脱屑和瘙痒。急性发作期缓解后，患者可无任何症状，或为间歇期。多数患者在半年至一年内复发。

3.慢性痛风期

多由急性期发展而来。临床表现为多关节受累，发作频繁，间歇期缩短，关节肥大，活动受限，最后形成畸形。累及到脊柱关节时可出现背、胸、肋部疼痛。痛风石为本期常有的表现，常常沉积在滑囊膜、腱鞘和软骨内，以及耳轮、对耳轮、掌指等处。痛风石经皮肤溃破排出白色尿酸盐结晶，皮肤不易愈合，但继发感染少见。

在慢性痛风期常有以下并发症：

(1)痛风性肾病。为尿酸盐在肾间质组织沉积所致。约有50%患者可出现，表现为间歇性蛋白尿，肾浓缩功能受损，出现夜尿增多、等渗尿。晚期甚至发展为肾功能不全，表现为浮肿、高血压、血肌酐、尿素氮升高，最终肾衰竭死亡。部分病人最早出现肾脏症状而无关节炎症状，应引起注意。

(2)肾结石。痛风患者尿酸结石的发病率为25%左右，约10%因结石含钙量多而能被X线发现，部分病人需要经肾盂造影方能证实。患者可有肾绞痛、血尿，甚至阻塞尿路而引起感染。

(3)心血管病变。尿酸可沉积大血管、心内膜、心肌内，形成痛风石。晚期病人常伴有高血压、肥胖、糖尿病、冠心病、血脂异常等代谢综合征，原发性痛风可显著加重动脉硬化的发展。因此，痛风患者多数死于心血管系统的并发症。

(4)眼病。痛风患者常可发生虹膜睫状体炎、角膜炎、虹膜炎等。

(二)诊断(采用1985年Holmes标准)

1.血尿酸浓度超过正常上限。正常值:男性0.15–0.38mmol/L,或2.4–6.4mg/dl;女性更年期前0.1–0.3mmol/L或1.6–5.2mg/dl,更年期后接近男性。

2.滑囊液中白细胞有吞噬尿酸结晶现象。

3.关节腔积液穿刺或结节(痛风石)活检有大量尿酸盐结晶。

4.有反复发作的急性关节炎和无症状间歇期高尿酸血症及对秋水仙碱治疗有特效者。

5.痛风的特征X线表现:受累关节X线检查,在骨软骨缘邻近关节的骨质可有圆形或不整齐的穿凿样透亮缺损,系由尿酸盐侵蚀骨质所致。

6.血沉增快,白细胞增多,尿常规中可见到草酸盐结晶。

三、易患因素

1.饮食因素:多食高嘌呤成分的食物易致此病。人们的生活水平不断提高,平时家常便饭也少不了鸡鸭鱼肉、海味水产,一旦逢年过节、宴请会餐,更是食物丰富。若多吃喜食这类食物,日积月累,嘌呤代谢紊乱,逐渐使血中尿酸升高,形成痛风。

2.环境因素:工作劳累紧张、居住湿地、受寒饮酒等也容易诱发本病。

3.年龄因素:老年人渴感减弱,排泄功能差,饮水少,不利尿酸排泄,容易发生本病。

4.遗传因素:因本病的发生与家族遗传有关,因此家族中有痛风病史者容易发生。

5.疾病因素:肥胖、高血压、糖尿病、高血脂及由肾脏、心血管、造血系统等慢性疾病引起血尿酸增多,可导致继发性痛风。

6.药物因素:经常使用抑制尿酸排泄的药物,如双氢克尿塞片,也可导致继发性痛风。

四、防治

(一)非药物防治

1.老年人排泄功能减退,渴感又不明显,平时要养成多饮开水的习惯,每天饮水至少 1500-2000 毫升,以保证尿酸的排出。

2.尽量避免进食含极高嘌呤成分的食物,如胰、腰、脑、心、鱼子、凤尾鱼等(含量达 150-1000 毫克/100 克);对含较高嘌呤成分的食物也应有节制食用或减少食用,如鲤鱼、鳕鱼、大比目鱼、贝壳类水产、牛肉、牛舌、鸡汤、肉汤、鸭、鹅、小扁豆、豌豆、菠菜等(含量在 75-150 毫克/100 克)。

3.少食高脂肪、高蛋白饮食,防止过胖,严禁饮酒,防止嘌呤摄入过多。进行适当锻炼,保持心情愉快。避免过累、过冷、紧张、潮湿、关节损伤等诱发因素。

4.肥胖病、高血压病、糖尿病、血脂异常者要及时治疗。

5.慎用有抑制尿酸排泄功能的药物,如双氢克尿塞等。

6.家族中有同类病史者,要及早进行检查,以便早期发现无症状者,及时治疗,防止急性发作。

7.继发性痛风要积极治疗原发病,以免疾病进一步发展。

(二)食疗与药膳

急性发作期关节红、肿、热、痛,属湿热痹阻,宜选用清凉利湿的饮食。

1.绿豆米仁粥:绿豆 50 克,米仁 50 克,粳米 50 克,加水适量共煮粥,随意食用,适用于湿热痹证。

2.百合慈菇粥:百合 50 克,慈菇 50 克,粳米 50 克,加水适量共煮粥,随意食用,适用于稳定期痛风。

3.枸杞子粥:枸杞子 30 克,粳米 100 克,加水适量煮粥,随意食用,适用于稳定期血虚痛风。

4.金银花茶:金银花 30 克,加水适量煮沸,代茶饮或开水冲泡当茶喝,适用于急性发作期热痹。

5.生的植物饮食:黄瓜 1.5 千克,或苹果 1.5 千克,或蔬菜 1.5 千克(西红柿、黄芽菜、茄子、甜菜、莴苣、胡萝卜等),黄瓜、苹果可分次进食;蔬菜切碎,加入少量植物油、少量盐做成凉拌菜,分次进食。1 周服食 1 天,禁服其他食物。适用于形体肥胖、血脂异常、尿酸过高的无症状稳定期患者。

6.饮食中应减少嘌呤的含量,忌用嘌呤含量高的食品:面包、饼干、面粉、麦片、藕粉、玉米、芋艿、南瓜、蛋类、牛奶、乳酪等嘌呤含量较低,谷类食品、水果、蔬菜无需特别注意。

(三)针灸治疗

根据痹痛部位不同,选取阳池、外关、阳溪、腕骨、曲池、合谷、天井、申脉、昆仑、照海、丘墟、犊鼻、梁丘、阳陵泉、腰阳关等 4-5 穴。手法:风寒湿痹可针、灸并用;热痹单针不灸,并可放血。

(四)推拿按摩

缓解期:下肢疼痛者,用指甲掐揉患侧足三里穴、阳陵泉穴、阴陵泉穴、三阴交穴、公孙穴、太白穴、八风穴;上肢疼痛者,用指甲掐揉患侧曲池穴、八邪穴。

(五)药物治疗

1.中医治疗

(1)常用中成药

①正清风痛宁片:每次 2 片,每日 3 次,适用于急性期痛风(热痹)。

②舒筋活血片:每次5片,每日3次,适用于稳定期痛风。

③大活络丸:每次1丸,每日2次,适用于痛风属于寒痹者。

④豨桐丸:每次3-6丸,每日3次,适用于稳定期痛风。

(2)偏验方

①豨莶草、臭梧桐各15克,水煎代茶,适用风寒湿痹。

②苍术15克,黄柏10克,忍冬藤30克,海桐皮12克,水煎服,适用风湿热痹。

(3)外治

①三黄软膏或四黄软膏(黄芩、黄连、黄柏或加山栀等分研粉,冷茶调均),外敷。适用于热痹。

②麝香虎骨膏:外贴患处,适用于各型痹证。

③野菊花、银花、黄柏各30克,煎水浸泡患处,适用于热痹。

(4)分型治疗

急性期

①寒证(寒痹、痛痹):治宜祛风散寒、温阳止痛法,方用蠲痹汤加减。

②热证(热痹):治宜清热解毒、通络止痛法,方用白虎加桂枝汤加减。

稳定期

①气血不足型:治宜益气养血、通络止痛法,方用独活寄生汤加减。

②肝肾亏虚型:治宜滋阴清热、通络止痛法,方用知柏地黄汤加减。

2.西医治疗

(1)急性期治疗

①一般治疗:卧床休息,抬高患肢,至关节疼痛缓解72小时

后开始活动,有利于止痛及减轻炎症反应的发生。

②药物治疗:特异性治疗,秋水仙碱对痛风有特效。抗炎解热镇痛剂如芬必得、保泰松、消炎痛、布洛芬、强的松等均可使用。

(2)慢性期治疗

①排尿酸用药:如丙磺舒、磺砒酮。

注意服药期间需服碳酸氢钠,以碱化尿液,并多饮水,以利于尿酸的排出。

②抑制尿酸合成药物:如别嘌醇。

(六)防治误区

1.只有中老年男性才会患痛风

确实,现在95%的痛风患者是男性,且高发年龄在30岁以上。但现在的很多年轻人不注意饮食,也患上了痛风。所以,不能仅仅考虑到自己还年轻,就掉以轻心,狂吃海饮,不注重控制饮食,使自己日益靠近痛风的高发区。而对于女性朋友来说,更年期之后,由于雌性激素水平大大降低,因此对于痛风的防治也不能麻痹大意。

2.尿酸高就一定得痛风

很多人在体检时查出血尿酸含量偏高,也就是高尿酸血症,就觉得自己一定得了痛风。但并不是所有高尿酸血症的人都会患上痛风,只有血液中的尿酸含量偏高导致尿酸结晶沉积在关节的滑膜上,引起关节滑膜发炎时才导致痛风性关节炎的发生,一般来讲,高尿酸血症的人中约有10%会发生痛风。此外也有个别痛风患者验尿酸的结果并不高。

3.仅在急性发作期治疗,没有症状就代表痊愈

事实上,痛风治疗分为急性发作期治疗和慢性维持期治疗,

其防治关键在于慢性维持期治疗,包括合理饮食、适当运动、关节保护,以及必要时使用降尿酸药物,以使血尿酸控制在一定水平,避免痛风性关节炎再次发作。因此,即使关节疼痛好转,痛风患者仍需要定期到医院就诊随访。

4.饥饿也能抗痛风

大多数患者误认为,既然痛风通常是由于摄入含高嘌呤的食物所诱发的,那么通过饥饿疗法就能降低血中尿酸水平而对抗痛风的发作。其实饥饿不仅不能降低尿酸,反而会使尿酸水平升高。

第十五节 脑卒中

一、概述

脑卒中前称脑血管意外,俗称"中风",是一种脑部血液循环发生急性障碍所导致的脑血管病。其临床特点为起病急、意识障碍、言语失利和肢体偏瘫。本病大多数发生于中年以后,尤其是高血压患者。在老年人中,本病与心脏病、癌肿已成为三大主要死因,后果严重。即使幸存,神经功能恢复缓慢,容易致残,生活质量下降,应引起普遍重视。

脑卒中可分为缺血性和出血性两大类。缺血性包括短暂性脑缺血发作,脑梗死(脑梗塞)、脑栓塞。出血性包括脑出血(脑溢血)和蛛网膜下腔出血。脑梗死临床最多见,约占中风的50%;其次为脑出血,约占中风的28%。本节主要介绍临床多见的脑梗死与脑出血。

脑卒中属于中医"中风"、"卒中"、"瘖痱"、"偏枯"、"头痛"、"眩晕"、"薄厥"等范畴。中医认为风、火、痰、瘀、虚是中风的主要原因，并可互相影响，同时为患。病机属本虚标实，在本为肝肾不足，气血亏少；在标为风火相煽，痰湿壅盛，气血瘀阻。临床将中风分为中经络与中脏腑两大类，另有中风后遗症三型。

(一) 中经络

1. 经络空虚、风邪入中型：手足麻木，肌肤不仁，或突然口眼㖞斜，语言不利，口角流涎，甚则半身不遂，舌苔薄白，脉弦细。

2. 肝肾阴虚、风阳上扰型：平素头晕头痛，耳鸣目眩，腰酸腿软，突然口眼㖞斜，舌强语謇，或手足重滞，甚至半身不遂，舌红少苔，脉弦细数或弦数。

(二) 中脏腑

中脏腑是危急重症，有闭证与脱证之分。

1. 闭证：突然昏仆，不省人事，牙关紧闭，口噤不开，喉中痰鸣，半身不遂，二便失禁。伴有两手握固，肢体强痉，或有大便干秘，面红耳热，气粗口臭，躁动不宁，舌红，苔黄，脉弦滑数有力属阳闭；伴有面白唇暗，静卧不烦，四肢不温，舌淡暗，苔白腻，脉沉滑缓属阴闭。

2. 脱证：突然昏仆，或由闭证转为脱证，昏不识人，不省人事，面色苍白，目合口开，鼻鼾息微，手撒肢冷，肢体软瘫，大汗淋漓，二便自遗，舌痿，脉弱或微欲绝。

(三) 恢复期后遗症

中风恢复期常有半身不遂、语言不利、口眼㖞斜等后遗症，兼有神倦乏力，舌淡黯，脉沉涩，属气虚血瘀型；兼有急躁易怒，舌红，苔黄，脉弦，属肝阳上亢型；兼有头晕耳鸣，腰膝酸软，舌淡,脉沉细,属肾精亏虚型。

二、临床表现及诊断

(一)临床表现

1.脑梗死

临床一般起病较缓慢,多有前驱先兆症状,如头晕、一侧肢体麻木或无力等。睡醒后发现肢体感觉障碍或偏瘫、偏盲、言语不清、口眼歪斜等,多无昏迷或有轻而短暂的昏迷。

2.脑出血

临床一般起病急骤,多在酒后或情绪激动、用力过度时发生突然昏迷、肢体瘫痪、头痛呕吐、大小便失禁、双侧瞳孔不对称或缩小、巴彬斯基征阳性。

(二)实验室检查

1.脑梗死

(1)头颅 CT 扫描。这是确诊脑梗死的主要手段,准确率达85%以上。对鉴别脑梗死与脑出血有重要意义。

(2)头颅 MRI 检查。早期及较小梗死病灶,以及位于脑干和小脑的病灶均可清楚显影。

(3)脑脊液检查。脑脊液压力一般不高,无色透明,糖、蛋白、氯化物均正常。

(4)血液流变学检查。常提示血浆黏度、红细胞压积、纤维蛋白原增高。

2.脑出血

(1)头颅 CT 扫描。这是目前最安全、可靠的检查手段。可以据此确定血肿的部位、大小、扩展方向及破入脑室的程度,还可观察脑水肿与脑结构移位情况等。

(2)头颅 MRI 检查。对于后颅窝病变优于 CT,但在超早期

MRI可以不出现特异性改变。对脑干及小脑出血应将两种检查结合更准确。

(3)血常规检查。约61%-86%有白细胞增多。

(4)脑脊液检查。压力一般高于2kpa(200mmHg),呈血性,蛋白增高。

(三)诊断(全国第四届脑血管病学术会议通过)

1.动脉粥样硬化性血栓性脑梗死

(1)常于安静状态下发病。

(2)大多数发病时无明显头痛和呕吐。

(3)发病可较缓慢,多逐渐进展,或呈阶段性进行,多与脑动脉粥样硬化有关。

(4)一般发病后1-2天内意识清楚或轻度障碍。

(5)有颈内动脉系统和(或)椎基底动脉系统的症状和体征。

(6)应作CT或MRI检查。

(7)腰穿脑脊液一般不应含血。

2.高血压性脑出血

(1)常于体力活动或情绪激动时发病。

(2)发作时常有反复呕吐、头痛和血压升高。

(3)病情进展迅速,常出现意识障碍、偏瘫和其他神经系统局灶症状。

(4)多有高血压病史。

(5)CT应作为首选检查。

(6)腰穿脑脊液多含血和压力升高(其中20%左右可不含血)。

三、易患因素

1.年龄因素

中老年人由于高血压病、糖尿病、心脏病、颈椎病、血脂异常等疾病比较多见,动脉血管硬化、血黏稠度增高,使脑动脉管腔变狭或闭塞,导致脑组织血供障碍而发病。

2.遗传因素

本病的发生与家族遗传有关,家族中有中风病史的患者本病的发生率比较高。

3.疾病因素

高血压病、糖尿病、肥胖病、血脂异常、颈椎病等疾病容易引起动脉血管硬化,为脑血管意外的高危因素。

4.饮食因素

长期喜食甘甜或偏食咸味,多食油腻、脂肪等均可引起动脉血管的硬化,对血脂、血糖、血压都有影响,使中风病容易发生。

5.精神因素

长期工作压力大、精神紧张,或性情急躁、容易发怒等可使血压升高、动脉硬化,容易诱发本病。

6.酗酒吸烟

大量饮酒和长期吸烟对血脂代谢有十分不利的影响,长此以往,可导致血脂异常、血压升高、肥胖等,也可使本病多发。

7.气候变化

气温骤变,尤其是突然降温,气候寒冷使血管收缩、血压升高而诱发本病。也可因气温突然升高,使人急躁不安、脑血管破裂而诱发本病。

8.其他原因

如口服避孕药、高雌激素,容易诱发中风。

四、防治

(一)非药物防治

1.重视不可改变的易患因素

对具有不可改变的易患因素,如遗传,要引起重视,提高警惕,尽可能使本病的发生降到最低。

2.积极治疗原有疾病

特别是高血压病、糖尿病,要坚持长期服药,使血压、血糖控制到理想水平。

3.减肥降脂

纠正不良饮食习惯,限制热量,尤其是糖和动物脂肪的摄入,多食蔬菜、水果,不宜过饱。注意控制盐的摄入量,每天不宜超过5-6克。适当运动锻炼,如散步、慢跑、打太极拳等,有效防止身体过度肥胖及血脂异常,减少本病的发生。

4.调摄情志,平衡心理

注意自我修养,保持良好的心态,开朗乐观。不能过度紧张,生活要有规律,避免过于疲劳,活动不能过急,动作不宜太猛。做到襟怀大度,不斤斤计较。

5.戒烟限酒

烟酒过量对身体危害很大,尤其是对高血压、糖尿病及肥胖病患者,因而也为中风病的危险因素。提倡戒烟,并限止酒量(可少量饮用红葡萄酒,约每餐1两),以减少中风病的发生。

6.保暖防寒

天气变化,冷热失常,可使血压波动发生中风,因而季节更换、气候骤变时要注意保暖、防寒,减少本病的发生。

7.定时检查身体,及时治疗疾病

中年以后要定时检查身体,及时发现疾病,要注意对高血压病、糖尿病、血脂异常、肥胖病等高危因素的防治。

8.注意先兆症状,及时防治

中风病发生有许多先兆症状,比如四肢麻木或无力、头痛头晕、血压不稳定、突然失明、失语、遗忘等,要及时发现,密切观察,注意休息,平稳血压,一旦发生中风,要在最短时间送往医院抢救治疗。

(二)食疗与药膳

1.芹菜苹果粥:芹菜300克,苹果400克,粳米100克。先将芹菜、苹果洗净切碎,加水煎煮成七八分熟后去渣留汁,然后待粳米煮成粥时兑入芹菜、苹果汁,当早餐服食。适用于各类中风轻症或伴有高血压病、血脂异常、糖尿病、肥胖病者。

2.河鲫鱼粥:河鲫鱼一条(约250克左右),糯米50克。河鲫鱼去鳞、鳃、内脏洗净,加糯米同煮成粥,每周服食2次,连服9周。适用于气血不足、痰瘀互阻者。

3.山药粥:鲜山药150克,桂圆肉15克,荔枝肉4个,五味子3克。将山药去皮切成薄片,加入桂圆、荔枝、五味子共煮成糊状,放入白糖少量,晨起或临睡前服用。适用于脾气虚弱、痰浊内阻者。

4.枸杞菊花茶:枸杞子20克,白菊花10克。沸水泡后代茶饮,适用于肝肾阴虚、肝阳上亢或心火偏旺者,也可用于防治高血压病。

5.大蒜炒木耳:大蒜250克,黑木耳25克。大蒜洗净切段,木耳水发备用。用植物油少许,热锅炒熟,放入香醋、盐、味精等调料即可,佐餐食用。适用于肾虚、痰阻者。

6.洋葱炖牛肉:洋葱、嫩黄牛肉各200克。洋葱洗净、切碎,牛肉洗净切小片。油锅内将牛肉先炖熟,放入洋葱略煮,加上调料即可,佐餐食用。适用于肝肾不足、气血亏虚者。

7.海参烧豆腐:水发海参30克,豆腐200克。将海参、豆腐同置锅内,炖熟后加调料即可,早餐食用。适用于心火偏旺、肝阳偏亢者及后遗肢麻、心烦等。

(三)针灸治疗

闭证取人中、百会、内关、足三里,用泻法;脱证取人中、内关、神阙、关元,用补法;中风后遗症多取合谷、手三里、曲池、环跳、风市、阳陵泉、足三里、太溪,平补平泻法。

(四)穴位按摩

斜擦大椎,揉手三里,拿合谷,揉脾俞、肾俞,重擦腰骶,揉环跳、足三里、三阴交、太冲,拿承山。

(五)药物治疗

1.中医治疗

(1)常用中成药

①安宫牛黄丸:每次1丸,每日2次,口服或灌肠,适用于阳闭证。

②苏合香丸:每次1丸,每日2次,适用于阴闭证。

③参附注射液:20-40毫升加入10%葡萄糖液或生理盐水200毫升静脉滴注,每日1-2次,适用于脱证。

④清开灵注射液:20-40毫升加入10%葡萄糖液或生理盐水200毫升静脉滴注,每日1-2次,适用于闭证。

⑤牛黄清心丸:每次1丸,每日2次,适用于痰热较盛型中风。

⑥活血通脉胶囊:每次2粒,每日3次,适用于血瘀明显之中风后遗症。

⑦大活络丸:每次1丸,每日2次,适用于风痰内盛之中风后遗症。

⑧血府逐瘀口服液:每次1支,每日2次,适用于血瘀明显之中风,也可用于后遗半身不遂。

⑨华佗再造丸:每次1丸,每日2次,适用于肝肾亏虚之中

风后遗症。

(2)分型治疗

中经络

①经络空虚、风邪入中型:治宜祛风通络、养血和营法,方用大秦艽汤加减。

②肝肾阴虚、风阳上扰型:治宜滋阴潜阳、息风通络法,方用镇肝熄风汤加减。

中脏腑

①阳闭:治宜清肝熄风、辛凉开窍法,方用羚羊角汤加减。

②阴闭:治宜豁痰熄风、辛温开窍法,方用涤痰汤加减。

患者意识不清、无法口服者可用鼻饲或保留灌肠。

③脱证:治宜益气回阳、扶正固脱法,方用参附汤合生脉散加减。

患者昏不识人、意识不清,可用参附注射液及生脉注射液静脉滴注代替上方。

恢复期后遗症

①气虚血瘀型:治宜补气活血法,方用补阳还五汤加减。

②肝阳上亢型:治宜平肝潜阳法,方用天麻钩藤饮加减。

③肾虚精亏型:治宜补肾填精法,方用地黄饮子加减。

临床还须结合活血化瘀、通经活络的药物进行治疗,并可配合针灸、按摩等,以提高疗效,减少致残,缩短康复时间,能起到较西医更明显的优势。另外,加强功能锻炼也很重要。

2.西医治疗

中风急性发病应及时、稳妥地将病人送往医院抢救,并要注意不可任意搬动;搬翻要缓、轻、幅度小、防颠簸;要松开衣领,取出假牙,头部偏向一侧;注意观察呼吸、脉搏、血压、瞳孔等变化,视病情采取应急处理。

(1)脑梗死

①一般治疗:急性期应保证病人休息良好,加强护理。病情稳定后加强患肢功能锻炼,争取尽早下床活动,注意观察,重视血压稳定,除非血压超过210/110mmHg以上,不可用降压剂,即使应用亦要缓慢降压至用药前的80%,以免影响脑血供应。

②药物治疗

血管扩容剂:常用低分子右旋糖酐、丹参针等。

降低颅内压:常用甘露醇、甘油果糖、速尿等。

脑细胞活化剂:常用胞二磷胆碱、脑复康、脑活素等。

抗菌药物:对卧床较长合并肺部感染、泌尿系统感染及褥疮等,应正确选用抗生素。

钙拮抗剂:常用尼莫地平、桂利嗪等。

溶栓治疗:目前常用尿激酶等。

抗血小板聚集药:常用阿司匹林、维脑路通等。

③手术治疗:小脑大范围梗死,应用脱水剂减压无效时,可考虑手术治疗。

(2)脑出血

①保持安静:安静有利于止血、防止血液破入脑室及再出血,有利于稳定血压和颅内压。躁动或抽搐病人,可给予镇静剂,如安定针、鲁米那针肌肉注射。稳定和适当降低血压,使血压维持在110-160/90-100mmHg为宜。

②降低颅内压:常用甘露醇、甘油果糖、速尿等。

③脑细胞活化剂:常用脑复康、脑活素、胞二磷胆碱等。

④抗菌药物:对昏迷较长时间或长期卧床合并肺部感染、泌尿系统感染及褥疮等,正确选用抗生素。

⑤止血：止血药物一般不用，若继续出血或合并消化道出血，可选用安络血、止血敏等。

⑥维持必要的营养，纠正和防止水盐代谢紊乱。

⑦手术治疗：小脑血肿大于3厘米或有脑干压迫、脑疝、脑积水迹象时，应及时手术治疗。

(六)防治误区

1.脑卒中发病突然

脑卒中多为突然起病，但并不意味着没有预兆。如脑梗死发生前会有短暂脑缺血发作(TIA)，不幸的是，正是由于发作时间短暂，症状很快消失，易被患者所忽略。TIA被称为"小中风"，常预示着可能继发的严重中风，是脑卒中的警告，应被当作急症，及时处理。

2.脑卒中仅发生于老年人群

大约33%的中风患者年龄在65岁以下，近年来更趋于年轻化。年轻人发生脑卒中的原因除了有常见的高血压、糖尿病、高血脂、吸烟、酗酒等危险因素外，还有如血液病、心脏病、先天性疾病、免疫系统疾病等，应积极查找原发病并治疗。

3.只重视药物治疗，忽视预防

过分强调药物治疗而忽视脑卒中的综合处理，尤其是忽视预防，十分有害。不少患者及家属嫌麻烦，不愿改变不良生活习惯，而一味追求"特效药"或每年输液几次，以求见效。长期以来，在脑卒中患者中流传着的每到春秋就必须输液"疏通血管"的说法，并无科学依据。

4.脑卒中是不可治的

治疗急性缺血性脑卒中目前有两大主要途径：一为血管途径，即溶栓治疗；另一为细胞途径，减轻缺血神经元损伤的保护性治疗,往往能收到良好疗效,大可不必又回到"悲观论"盛行的过去。

5.脑卒中发生后,受累脑组织的所有脑细胞迅速死亡

研究表明,缺血性脑卒中发生后,梗死中心的脑细胞可因严重缺血,可在数分钟内发生不可逆的死亡。而在梗死中心和正常脑组织之间,存在一个"缺血半暗带",虽然脑血流下降但脑细胞仍可维持能量代谢,无论是溶栓治疗还是神经保护治疗,其目的就是挽救缺血半暗带。

6.忽视脑卒中急性期的康复治疗

长期以来,我国综合性大医院对脑卒中急性期的患者注重药物治疗,几乎没有真正开展康复治疗,错过了康复的最好时机。不少患者保全了生命,却遗留了严重残疾,最后只能返回家庭,不能回归社会。脑卒中的防治绝不只限于单一的药物治疗,而是一项综合的系统工程。

第十六节 失 眠

一、概述

人的一生中约有三分之一的时间是在睡眠中度过。良好的睡眠是保持充沛精力和健康长寿的主要保证,医学家称睡眠为"自然康复剂",这种康复剂不是食物营养和补药等所能替代的。睡眠不足可降低人的体力、思维能力,影响人的精神情绪和社会工作,会给家庭和社会带来显著的负面影响。

(一)睡眠的过程

人的睡眠并不是处于单纯如一的状态,全过程极为复杂,可分为多个时期,一般可分为慢波睡眠期和快波睡眠期。

1.慢波睡眠期:又称慢动眼相睡眠,即人们传统认为的睡眠形式。

2.快波睡眠期:又称快动眼相睡眠,此为做梦的主要时期。

正常人睡眠是以慢波睡眠→快波睡眠→慢波睡眠→快波睡眠这样的节律循环进行的。

(二)睡眠时间

年龄的大小与睡眠时间关系密切,一般来说,睡眠时间随年龄增长而逐渐减少。生理上的要求是:7-15岁儿童每天睡9-10小时;15-20岁的青年每天睡8-9小时;成年人每天睡7-8小时;老年人一般睡6小时左右,但到80岁以上,又可延长至9-10小时。

睡眠是否足够,除了量的要求外,还有质的要求,包括睡眠的深度以及快波睡眠占整夜睡眠的比例。另外,各人对睡眠的要求差异很大,女性的睡眠时间相对要多一些。

(三)睡眠的作用

睡眠能使大脑得到充分休息,提高思维和记忆能力;消除疲劳,恢复体力;增强免疫力,提高抗病能力;有利于儿童和青少年的生长发育;有利于皮肤美容。

随着现代化进程的不断推进,社会竞争日益激烈,人们的工作和生活节奏加快,压力增大,睡眠障碍的发病率不断升高。"全球睡眠调查"结果显示,我国有45.4%的人存在睡眠问题,其中28%是失眠,17.4%为可疑失眠。

失眠症属于中医"不寐"范畴。引起不寐的原因很多,中医认为心气涣散、劳心过度、思虑太过、心情不舒,或痰热内扰等均可发生不寐。临床常见有以下几种。

1.心脾两虚型:多梦易醒,醒后难再入睡,伴心悸健忘,头晕乏力,胃纳不佳,面色少华,舌淡,苔薄白,脉沉细。

2.阴虚火旺型:心烦不寐,心神不宁,头晕耳鸣,伴手足心热或五心烦热,盗汗口干,舌红苔少,脉细数。

3.肝郁化火型:夜不安寐,性情急躁易怒,不思饮食,口渴喜饮,目赤口苦,尿黄便秘,舌红苔黄,脉弦数。

4.痰热内扰型:不寐心烦,胸闷恶心,嗳气口苦,头重目眩,痰多食少,舌质红,苔黄腻,脉滑数。

二、临床表现及诊断

(一)临床表现(非器质性失眠症)

这是一种以失眠为主的睡眠质量不满意状况,其他症状均继发于失眠,包括难以入睡、睡眠不深、易醒、多梦、早醒、醒后不易再睡、醒后不适感或疲乏,或白天困倦。失眠还可以引起病人焦虑、抑郁或恐惧心理,并导致精神活动效率下降,妨碍社会功能。常见精神萎靡不振、四肢无力、反应迟钝、工作效率低、记忆力减退、易怒等。

(二)诊断(中国精神障碍分类与诊断标准第3版,即CCMD-3)

1.症状标准

(1)几乎以失眠为唯一的症状,包括难以入睡,睡眠不深,多梦早醒,或醒后不易再睡,醒后不适感或疲乏,或白天困倦等。

(2)具有失眠和极度关注失眠结果的优势观念。

2.严重标准

对睡眠数量、质量的不满引起明显的苦恼或社会功能受损,如社交功能、职业功能、教育功能等。

3.病程标准

至少每周发生3次,并至少持续1个月。

4.排除标准

排除躯体疾病或精神障碍症状导致的继发性失眠。

三、易患因素

1.心理因素:患者对失眠的异常关注,可因偶然的失眠而产生过分紧张,加重心理负担,越担心便越睡不着,形成恶性循环,常可持续影响睡眠。

2.睡眠卫生不良:由于睡眠和觉醒之间具有一定的互补性和互相依赖性,因此任何干扰调节睡眠—觉醒周期持续时间和过程的行为,都可能影响睡眠的稳定性和时程。不良的行为习惯破坏了睡眠—觉醒节律,如每天的睡眠时间没有规律,白天午睡或躺在床上的时间过多;睡前从事容易兴奋的活动,如阅读惊险刺激的小说,观看情节复杂、热闹的电视剧,进行剧烈体育锻炼或过度的脑力活动,或参加夜晚狂欢与聚会等;睡前过量饮酒,吸烟,喝咖啡、浓茶及夜晚多吃零食等。这些诱发睡眠困难的日常生活与行为习惯,亦称为不良睡眠习惯,或不规律睡眠习惯和睡眠卫生陋习。

3.环境因素:寝室的光线过于明亮,室温过高或太低,噪声太大,通风不良,空气混浊,杂物零乱,甚至宠物的夜间骚扰等,使人缺乏诱导入睡的就寝环境,产生失眠。这种环境干扰引发的失眠也称为境遇性失眠或环境性睡眠障碍。

4.精神因素:突发事件或矛盾冲突等精神刺激或较长时间的情绪波动,可导致入睡困难或睡眠中容易觉醒和早醒等。

5.个体因素:某些工作需要长期深夜工作,甚至凌晨未睡,使生理睡眠—觉醒节律紊乱,导致失眠。

6.催眠药物、兴奋剂或嗜酒者的戒断反应:长期连续使用催眠药物(如利眠宁)后,机体对药物产生了耐受性,即催眠作用减弱,需要不断增加服药剂量,突然中断治疗,可出现严重失眠。有些嗜酒者将乙醇作为镇静剂使用,有明显的心理依赖,认为只要每晚饮酒就不会失眠,如果突然停止饮酒就会产生严重失眠,夜间频繁觉醒。可卡因等兴奋剂长期滥用,除了生理性依赖外,还有心理性依赖,中断使用就会出现睡眠障碍。

7.躯体因素:如药物、食物过敏,皮肤瘙痒或夜尿频急,或关节酸痛等,均可致使入睡困难、频繁觉醒及睡不安稳。

8.疾病因素:神经系统疾病、大脑弥漫性疾病等对睡眠都有影响。但本节主要讨论非器质性失眠症,故不作详细介绍。

四、防治

(一)非药物防治

1.保持良好的心理素质:正确对待失眠,不必异常关注,消除紧张不安的心理。自然、平稳、乐观、宽松的心态,有助于调整患者睡眠—觉醒周期节律紊乱。

2.培养良好的睡眠卫生习惯:去除不良的生活习惯,培养良好的睡眠卫生习惯是治疗失眠的关键。按时睡眠,午睡不能过多(约30-60分钟),白天不能长时间卧床,睡前不能过于兴奋,不能饮用浓茶、咖啡、烟、酒及多吃零食。用热水洗脚或泡个温水澡,都有助于入睡。

3.创造良好的睡眠环境:寝室的光线要柔和,空气要流通,温度要合适,房间要整洁、安静,被褥要柔软、舒适,避免宠物骚扰,等等,对诱导入睡都有帮助。

4.参加适度的文体活动:适当、适度的体育锻炼和娱乐活动有助于睡眠。白天养养花草、听听音乐,可调节情绪,有助入睡。

5.合理安排睡前的饮食:晚上是身体的休养时间,所以睡前的饮食要十分注意。中医有"胃不和则卧不安"之说。晚餐不宜过晚,一般应在睡前3-4小时,也不要吃得太多,在过饱的状态下较难入睡,即使入睡后也常会引发噩梦,影响睡眠质量。一般晚餐宜少,但不可不吃不喝,饥肠辘辘也会令人难以入睡。睡前饮食应少用肥甘厚味,宜清淡、易消化。研究证明,含蛋白质、钙质丰富的食物有利于睡眠,如牛奶、鱼、大豆、虾皮、紫菜等。有人认为,木耳、香菇、芹菜、洋葱、莴苣、鲜藕、莲子、龙眼、百合、桑椹、米仁、小米、香蕉、苹果等也可帮助睡眠。

(二)食疗与药膳

1.百合龙眼粥:百合15克,龙眼肉15克,小米50-100克加水适量同煮成粥,调入红糖少许即可食用。适用于心脾两虚所致失眠症。

2.枣竹灯心粥:炒酸枣仁20克,玉竹10克,灯心草6克,糯米60克。先将前三味用清洁纱布包扎,放入锅内,与糯米同煮成粥,捞出纱布包,适加冰糖即可食用。适用于阴虚火旺所致失眠症。

3.枸杞芝麻粥:枸杞子15克,黑芝麻15克,红枣10枚,粳米60克加水适量同煮成粥,早晚餐服食,可以常服。适用于肝肾不足、精血亏虚所致失眠症。

4.百合大麦汤:大麦30-60克,百合12克,红枣15克,甘草9克加水适量煮汤,每天1次,连服数日。适用于心脾亏虚或肝肾阴虚所致的失眠症。

5.莲子百合猪肉汤:瘦猪肉250克,莲子30克,百合30克共放砂锅内加水煮汤,调味食用。适用于心脾两虚之失眠症。

6.萸肉老鸭煲:山茱萸肉15克,老鸭1只。将老鸭去毛及内脏后洗净,将山茱萸纳入鸭腹内,加水及调料煨熟煲汤。适用于肝肾亏虚、阴虚火旺之失眠症。

7.茉莉花茶:茉莉花 3-5 克,白砂糖适量。茉莉花用沸水冲泡,兑入适量白砂糖。适用于心情不舒、肝气郁积所致的失眠症。

8.佛香梨:佛手 5 克,炙香附 10 克,梨 2 个。将佛手、香附研末备用,梨去皮切开剜空,各放入一半药末,合住,上锅蒸 10 分钟,即可食用。适用于肝郁化火或痰热内扰所致的失眠症。

(三)推拿按摩

先用掌面按摩胃脘部和肚脐及其周围腹部,顺时针和逆时针各 36 次,再顺次按揉两侧三阴交、内关、神门、安眠等穴各 100 下,或按揉至不知不觉睡着。

(四)针灸治疗

主穴:内关,神门,印堂,三阴交,百会,足三里。

配穴:肝郁火旺加太冲,蠡沟;痰气郁结加中脘,丰隆;心脾两虚加心俞,脾俞,肾俞。

手法:针刺得气后行提插捻转法,留针 30 分钟。虚证手法宜轻。间日治疗 1 次,15 次为 1 疗程。停针 1 周后可继续第 2 疗程,一般需 2-3 疗程。

(五)药物治疗

1.中医治疗

(1)常用中成药

①归脾合剂:每次 10 毫升,每日 2 次。适用于心脾两虚型失眠症。

②天王补心丹:每次 5 克,每日 2 次。适用于阴虚火旺型失眠症。

③柏子养心丸:每次 5 克,每日 2 次。适用于肝肾阴虚型失

眠症。

④逍遥颗粒：每次1包，每日2次。适用于肝气郁积型失眠症。

⑤七叶神安片：每次1-2片，每日2-3次。适用于气虚血瘀型失眠症。

⑥安神补脑液：每次10毫升，每日2次。适用于血虚肾亏型失眠症。

(2)分型治疗

①心脾两虚型：治宜补益心脾、养血安神法，方用归脾汤加减。

②阴虚火旺型：治宜滋阴降火、清心宁神法，方用黄连阿胶汤加减。

③肝郁化火型：治宜疏肝解郁、清热安神法，方用龙胆泻肝汤加减。

④痰热内扰型：治宜清热化痰、和中安神法，方用温胆汤加减。

(3)偏验方

①炒酸枣仁10-15克，捣碎，水煎后晚上临睡前服用。

②炒酸枣仁10克，麦冬6克，远志3克，水煎后晚上临睡前服用。

③夜交藤30克，水煎后晚上临睡前服用。

中医治疗失眠症副作用小，无依赖性，且作用持久。

2.西药治疗

临床安眠药物种类很多，常用有苯二氮卓类药物。

(1)地西泮(安定)。服药后次日仍有影响，老年人、驾驶员慎用。

(2)氯硝西泮(氯硝安定)。兼有较强抗惊作用。

(3)阿普唑仑(佳乐安定)。兼有抗抑郁作用。

(4)艾司唑仑(舒乐安定)。

(5)三唑仑(海乐神)。服后15-30分钟即可生效,诱导入睡迅速,最适宜治疗入睡困难者,但对睡眠持续困难者疗效较差。

镇静催眠药物可以诱导入睡和延长睡眠时间,使失眠患者的精神、体力得以恢复,是临床上治疗失眠最常用的药物。但是药物性睡眠毕竟不同于生理性睡眠,而且催眠药物会有过度镇静作用(在应当睡眠的时间之外,仍有昏昏欲睡的感觉,反应减慢、警觉性减退等宿醉现象)、耐药性(逐渐失去疗效)、依赖性(药瘾)、影响记忆,产生遗忘,有一定毒性(过量中毒,发生生命危险),突然停药会产生戒断症状(反跳性失眠)等不良反应。因此,必须注意不能长期使用(一般不超过四周),但个体差异较大,如需长期使用最好采用间断服药方法。老年人肝肾功能减退要慎用,必须严格掌握适应症。正确用药,合理治疗,让病人了解本病,消除疑虑和紧张情绪,有助于失眠症的改善和恢复。

(六)防治误区

1.数数字,听钟表声有利于入眠

这是对失眠缺乏正确的认识,该类人群上床后就担心自己睡不着,于是开始数数字、数羊等,结果使大脑过度紧张,反而不利于睡眠。其实在睡前用温水洗澡、热水洗脚,做些轻松的文体活动,听柔和的音乐、到户外散散步、看看夜景,都会使精神放松,能在一定程度上改善睡眠质量。

2.担心长期服用安眠药形成依赖性

许多患者对安眠药抱着过分恐惧的态度,一服用安眠药就怕上瘾,因此,服服停停,结果使失眠长期不愈。其实,虽然这类药物严格地说都可能有成瘾性倾向,但在专科医生的指导下,有针对性地服用镇静类药物,可以较快改善睡眠状态,而后可逐渐减少药物,因此这种恐惧心理是不必要的。

3.不合时宜的进行体育运动

体育锻炼对防止失眠有好处,一般作为对失眠患者的辅助治疗,但需要把握锻炼时间和控制运动的强度。切忌在睡前剧烈运动,否则,大脑容易兴奋而导致失眠。另外,老人晨练以后不要睡回笼觉。

4.睡眠越多越有益于健康

目前有一些上班族喜欢在双休日"补觉",但往往发现,在双休日还没有平时的精神状态好。专家认为,睡眠的时间长短跟健康的睡眠关系并不大,每个人的睡眠时间是不一样的,个体差异很大,质量比时间更重要,最重要的是保持生活的规律性,这样可以预防失眠。

5.不需要午睡

午睡对于协调生理时钟和24小时周期是有帮助的。但午睡时间不可过长。研究表明,午睡可以防止早衰,使心血管病的发病率减少30%。但午睡并非人人适合,体重超标20%以上,血压过低,循环系统患有严重障碍病的人,往往会由于午睡引起大脑局部供血不足。

6.饮酒助睡

有人认为饮酒可以改善睡眠,习惯睡前饮酒,其实这种做法是不可取的。长期以酒助睡,容易引起酒精依赖,并伤害身体,如肝、脑、眼等器官。

第十七节　老年期痴呆

一、概述

痴呆,是指在意识清醒的状态下,出现记忆、理解、判断、计算、定向、自我控制等全面的认知障碍的一种临床综合征。它具备三个基本特点:(1)病人意识是清醒的;(2)智能障碍不是先天就有的;(3)认知障碍是全面的(与单纯的失语、失用、失写等局限性脑功能障碍不同)。

老年期痴呆包括老年性痴呆(即阿尔茨海默病)、血管性痴呆、混合型痴呆和其他痴呆。本节主要介绍前三种类型。老年性痴呆是以脑的退行性病变、脑细胞萎缩为其病理基础的痴呆症候群。血管性痴呆是因脑血管病变而引起的痴呆综合征。混合型痴呆是同时患有两种或两种以上的痴呆。此三型痴呆的患病率占所有老年期痴呆的90%以上。

痴呆是老年人残疾的最主要原因之一。由于人口老龄化过程的加快,患痴呆的人数将显著增加,特别是在70岁以上的老年人中,该病患病率会成倍增长。患病后不但给病人带来痛苦,同时也给家人带来沉重的负担,影响到一家人的生活质量,随之社会的负担也日益加重。

老年期痴呆属中医"呆病"、"呆痴"、"白痴"、"文痴"、"愚痴"、"痴呆"等范畴。本病的病理定位在脑(心),与其他脏腑密切相关。其本在于各脏腑功能的失调,脑失所养;其标则主要是痰浊瘀血,蒙蔽清窍,神机失用。临床常分四型。

1.肾精虚衰型:精神萎靡,神情恍惚,智能下降,行走艰难,两目少神或精光外露,四肢不温,两颊潮红,阳痿不举,小便失禁,大便自遗,舌淡,苔薄,脉沉细或虚数。

2.气血两虚型:神疲懒言,精神不振,呆滞迟钝,智能减退,表情淡漠,昼睡夜扰,四肢拘急,惊恐不安,面色萎黄,爪甲不华,舌淡,脉细无力。

3.气滞血瘀型:神情恍惚,四肢不温,智能减退,夜寐不安,甚则幻觉幻视,妄言谵语,眼眶隐青,唇甲色黯,舌质紫黯或边有瘀斑,脉象细涩。

4.痰浊阻窍型:体禀丰腴,表情淡漠,动作迟缓,智能低下,痰多吐涎,夜眠鼾声,言语謇涩,舌强不利,舌淡而胖,苔腻面垢,脉象沉滑。

二、临床表现、鉴别与诊断

(一)临床表现与鉴别

1.老年性痴呆:老年性痴呆起病潜隐,病理呈进行性,症状个体差异大。其主要表现有:

(1)记忆障碍。这是本病早期最突出的症状,尤其是短期记忆和记忆保持,如不能学习新知识和在短时间内不能复述三件物体的名称。随着病情的发展,远期记忆也日渐发生障碍,如说不清自己的亲身经历。

(2)认识及判断能力障碍。对周围情况正确地理解、分析有困难,定向、定时、定人障碍。其中比较敏感的是地点定向障碍,不知道"自己现在在哪儿",离家后容易走失。时间定向障碍,表现可为不知当天是何年、何月、何日。随着病情的发展,可发生人物定向障碍,表现为非常熟悉的人现在不认识,甚至连亲人也不认识。

(3)语言障碍。在早期主要表现为不能很好地想出词句来表达自己的思想,列人名、物名困难,逐渐可发展到语言理解能力减退,错语明显增多,到末期可出现无目的语言、错语,患者常反复地说同一语句,最终会发展为无语状态。

(4)高级神经功能障碍。解释事物及计算能力和学习理解力减退,综合、联想能力和一般常识丧失。计算能力障碍常常表现为计算错误,减法比加法更易发生;综合、联想能力丧失,导致理解判断能力障碍。不能系统地思考问题,对周围的事情不能作出相应的判断。

(5)情感障碍及人格改变。可表现为抑郁状态,感情淡漠、呆滞少言、郁闷,对事情缺乏热情、悲观失望,并可有自责或自杀倾向,也可出现焦虑不安、情绪化易激怒,有些细小事情可引起患者剧烈的情感变化。有的可发生妄想,以"别人说自己坏话"、"东西被人偷了"等内容的被害妄想多见,或产生幻觉,最常见的是幻听,听到他人对着自己的耳朵说话。人格改变也很常见,如患者变得固执、乖戾和自私,有时不检点,不知羞耻,性放荡等。

(6)行为异常。自发行为减少,动作单调、刻板而笨拙,有的出现重复无效行为,如把钱包打开再关上,把衣服整理好又恢复原样等。有的也可出现一些带攻击性的语言或行为。随病情发展,出现各种失用,导致无法顺利地完成洗脸、穿衣脱衣、吃饭等常年做惯的动作。到中晚期可出现痉挛和肌阵挛的症状,最终患者四肢肌张力增高呈屈曲姿势,卧床不起。

2.血管性痴呆:血管性痴呆也可出现上述的痴呆症状,但多表现为突然发病,病程中症状有波动性,患者可出现智能逐步减退与突然恶化的现象,随后症状又可有一定程度的改善,病情不稳定,患者的情绪也多不稳定。本病多有高血压、心脏病等既往史,往往有多次卒中发作史。在发病初期,常可出现局灶性的神经系统症状与体征,可伴有头痛、眩晕、手脚麻木等异常感觉。每次卒中发作,可见到偏瘫、步态异常及(或)言语障碍,痴呆症状随每次卒中发作而呈阶梯加重。

本病一般可从以下几方面与老年性痴呆相鉴别(见表3)。

表3 老年性痴呆与血管性痴呆的鉴别

项目	老年性痴呆	血管性痴呆
发病年龄	70岁左右者多见	50岁以后发病多见
性别	女性稍多	男性多见
人格	早期即发生改变	保存较好
情感	常有自我满足感	易变,情感失控
痴呆症状	全面性痴呆	斑状痴呆
神经系统症状	少见	多见(可表现为锥体系、锥体外系及局灶症状与体征)
眼底动脉硬化	少而轻	多可见到
全身不适的主诉	少	有
病程	缓慢进展,无缓解趋势	呈阶梯样加重
对疾病的自我认识	早期即丧失	多保存较好

3.混合型痴呆:其临床表现包括了老年性痴呆和血管性痴呆的症状表现。

(二)主要检查方法

1.精神测定量表

医学上用于检查老年痴呆的量表有多种,最常用的有"简易智能状态检查量表(MMSE)"、"长谷川痴呆量表(HDS)"等。

表 4　简易智能状态检查(修正表)

提问内容	答错或不答	答对
(1)今年是哪一年?	0	1
(2)现在是哪个季节?	0	1
(3)今天是几号?(相差 1-2 天均为正确)	0	1
(4)今天是星期几?(相差 1-2 天均为正确)	0	1
(5)现在是几月份?	0	1
(6)我们现在是在哪一个市(省)?	0	1
(7)你住在哪个区(县)?	0	1
(8)你住在哪条街(路)?	0	1
(9)我们现在是在什么地方?	0	1
(10)我们现在是在几楼?	0	1
(11)我说三件东西,我讲时请你重复讲一遍,请好好记住,等一会儿我问你:"皮球"、"国旗"、"树木"(每秒钟讲一件,只讲一遍)	0	3
(12)100 减去 7	0	1
再减去 7,结果是多少?	0	1
再减去 7,结果是多少?	0	1
再减去 7,结果是多少?	0	1
再减去 7,结果是多少?	0	1
(13)刚才我要你记住的三件东西,现在请你告诉我,这三件东西是什么?	0	3
(14)请问这是什么?(出示手表)	0	1
(15)请问这是什么?(出示钢笔)	0	1
(16)我说一句话,你跟我讲一遍:"四		

十四只石狮子。"	0	1
(17)请照着卡片所写的去做("请闭眼睛")(先让被检查者读一遍)	0	1
(18)请用右手拿这张纸;	0	1
再用双手把纸对折;	0	1
然后将纸放在你的大腿上。	0	1
(19)请你说一句完整的、有意义的句子。	0	1
(20)请在纸上把这张图照样画出来(注意被检查者的手抖不抖)。	0	1

以上满分为30分

评定标准如下：

小于或等于23分　　　　诊断为痴呆

小于或等于21-23分　　轻度痴呆

小于或等于11-20分　　中度痴呆

小于或等于0-10分　　　重度痴呆

表5　长谷川痴呆量表(修正表)

提问内容	答错或不答	答对
(1)今天是几月几号(或星期几)?	0	3
(2)这里是什么地方(指病人当时所在的地方)?	0	2.5
(3)您多大年纪?	0	2

(4)最近发生了哪些较大的事情?此事发生在哪年哪月(或发生在什么时候)?	0	2.5
(5)你是什么地方的人(或你出生在什么地方)?	0	2
(6)新中国是哪一年成立的(或是哪一年解放的;或抗日战争、"文化大革命"是什么时候开始的)?	0	3.5
(7)一年有几个月(或一年有多少天;或一天有几个小时;或一个小时有几分钟)?	0	2.5
(8)我国现在的总理是谁(或当地的领导是谁)?	0	3
(9)100−7=?(93),93−7=?(86)	0	2;4[注1]
(10)我报一个数,你听清楚后倒过来说(比如 1-3-5,5-3-1):6-8-2,3-5-2-9	0	2;4[注1]
(11)我给你看五件东西(将小刀、小硬币、钥匙、手表、钢笔摆在受试者面前),请你把每一件东西讲一遍,要把它们记住。(令其说一遍,然后拿走,请其回忆)		[注2]

注1 每答对一问得2分。

注2 不能回答或仅回答一件得0分;回答二件得0.5分;回答三件得1.5分;回答四件得2.5分;回答五件得3.5分。

本量表满分32.5。

研究表明,健康人计分的正常值受教育程度影响。根据上海市的实践研究,诊断有"痴呆"的界限,建议按文化程度高低划分:

文盲　　　　　　　　　<16 分
小学文化程度　　　　　<20 分
中学以上文化程度　　　<24 分

2.颅脑 CT 检查

老年性痴呆患者一般都有脑萎缩表征(但是有脑萎缩的人不一定都患有老年性痴呆),尤其是内侧颞叶(海马结构、海马旁结构)萎缩,是老年性痴呆出现的最早、最敏感的指征,受累亦最严重,首先是海马,其次为额、顶叶。故有人把老年性痴呆称为海马型痴呆。

CT 检查对脑血管性痴呆的诊断具有极为重要的意义。血管性痴呆在 CT 上多显示为单个或多个大小不等、新旧不等的低密度病灶,多位于脑室旁、底节(尾状核、壳核)、丘脑等处,左侧多于右侧,或双侧分布。

3.正电子发射断层扫描(PET)检查

PET 是检查人脑血流量的最新技术,对痴呆的诊断及了解疾病进程的严重程度有一定价值。只是 PET 装置昂贵,一般不作为临床常规检查。

(三)诊断标准

1.一般多采用美国神经病学会《神经病的诊断和统计手册》第四版(DSM-IV)的诊断标准,结合长谷川痴呆量表或简易智力量表测定符合痴呆

诊断为痴呆后,再根据发病、病情、临床检查及头颅影像学检查等再区分老年性痴呆或血管性痴呆。

2.中华全国中医学会老年医学会老年呆病诊断、辨证分型及疗效评定标准

我国老年痴呆症的诊断标准于1988年提出,1990年5月修订,现将此标准摘录于下:

病名诊断:老年呆病,又称老年期痴呆。

(1)主症

①记忆:记忆能力,包括近期记忆及远期记忆的能力减退。

②判定:判定认知人物、物品、时间、地点的能力减退。

③计算:计算数字、倒述数字能力减退。

④识别:识别空间位置和结构能力减退。

⑤语言:口语能力,包括理解别人语言和有条理地回答问题的能力障碍。文化程度较高者,阅读、书写能力有障碍。

⑥个性:性情孤僻,表情淡漠,语言啰唆重复,自私狭隘,顽固固执,或无理由地欣快,易于激动或暴怒,或将破烂视为珍品等。

⑦思维:抽象思维能力下降,例如不能解释谚语,不能区别词语的相同点和不同点,不能给事物下定义等。

⑧人格:性格特征改变,道德伦理缺乏,不知羞耻。

⑨年龄:60岁以上,亦可在50-59岁之间。

⑩病程:起病发展缓慢,病程长。

上述前5项心理活动中的记忆、判定、计算及另5项中的1项,在6个月内有明显减退或明显缺损者,参考其年龄、病程,即可诊断为老年呆病或老年期痴呆。

(2)兼证

近6个月内性格脾气有明显改变者,或有眩晕、消渴、心痛、胸痹、轻度中风等病史者。

(3)范围

①中医:老年呆证、文痴、善忘、语言颠倒、痴呆、郁证、颠证等。

②西医:老年性痴呆(Alzheimer病)、脑血管性痴呆(多发性梗死性痴呆及脑出血、脑血栓形成、脑栓塞后痴呆等)及混合性痴呆、脑叶萎缩症(Pick病)、正压性脑积水、脑淀粉样血管病等。但老年抑郁症、老年性精神病除外。

三、易患因素

1. 老年性痴呆

本病的病因至今还是众说纷纭,如有遗传学说、慢病毒学说、免疫假说、铝中毒假说、乙酰胆碱能假说、微量元素失调假说等。也有学者认为是由多种病因共同引起和促进发展的。总之,其确切的发病机理尚不清楚。一般认为其易患因素有下列几种:

(1)年龄和性别因素。根据国内外调查资料表明,年龄越大,患病率越高。如专家对上海静安区5055位老人进行调查研究,结果发现75岁以上的老人患病率为65岁以上老人的2.8倍。可见年龄增大是老年性痴呆发病的一个十分重要的因素。调查也发现女性发病率高于男性。

(2)遗传因素。国内外许多研究资料都表明,老年性痴呆与遗传有密切关系,但是其遗传的方式目前仍不清楚。另外,也有人认为遗传作用可受环境因素和遗传因子的突变所制约,以致中断其遗传作用。

(3)环境污染。空气中以及不少用具和食品中含有超量的金属元素,有学者认为可能是引发老年痴呆不可忽略的因素,特别是铝和铅。铝是地球上第三位含量丰富的元素,现已做成各种铝制品被人们广泛使用。铅是引起环境污染的主要元素,空气中90%以上的铅是从含铅的汽油中排放出来的,随着工业、交通的不断发展,石油的需求量不断增加,而其对大气的污染已越来越引起人们的关注。

(4)缺乏体、脑锻炼。"流水不腐,户枢不蠹。"缺少锻炼,特别是缺少脑力活动,也被认为是诱发老年性痴呆的主要因素。进入老年期以后,有许多人会出现脑动脉硬化、血管腔变窄、血流缓慢、血流量减少等,这就使大脑供血不足和缺氧,从而加速脑细胞的变性、萎缩,导致记忆力减退。如果老年人能经常地工作学习,多动脑筋,就可以预防或延缓脑功能衰退。

(5)精神因素。老年人长期承受压力,以及离群独居、丧偶和各种原因引起的情绪抑郁,也是诱发老年性痴呆的主要因素。据上海有关方面进行调查的结果表明,丧偶者老年性痴呆的患病率远高于已婚且配偶健在者。另有实验表明,长期的精神压力会增加大脑的衰老。

(6)其他。免疫功能低下、病毒感染、脑外伤等均可能是老年性痴呆的诱发因素。

2.血管性痴呆

导致血管性痴呆的主要原因是由于各种脑血管病变而引起脑血流下降,造成脑缺血。脑组织细胞得不到充足的供氧,细胞坏死,从而出现精神症状。从脑血管病变到发生痴呆,是一个量变到质变的过程,逐步形成。因此动脉硬化、高血压、糖尿病等疾病没有得到及时的防治,都是血管性痴呆的易患因素。

四、防治

(一)非药物防治

1.饮食调理:饮食调理对预防老年痴呆的发生具有重要意义。合理饮食的基本原则是"三高"(高蛋白、高维生素、高纤维素)"四低"(低胆固醇、低脂肪、低糖、低盐),品种多样化,多食新鲜蔬菜、水果,不挑食。要节制饮食,定时定量,不吸烟,不饮烈性酒。营养对老年人是非常重要的,现已证明蛋白质、维生素B及维生素E的缺乏,与老年性痴呆发病有关。有利于预防老年性痴呆的常用食品有:芝麻、核桃仁、松子、芡实、莲子、桂圆肉、荔枝、大枣、米仁、花生、大蒜、菠菜、芹菜、蘑菇、胡萝卜、荠菜、黄豆、木耳、黄花菜、沙丁鱼、鳝鱼、牛奶、鸡蛋、鹌鹑肉和蛋、猪肝和心、兔肉、牛肉、小米、玉米、山楂、桑椹、葡萄、橘子、香蕉、苹果、葱、茶叶、蜂蜜等。

2.运动锻炼:运动可以促进脑细胞新陈代谢,长期坚持运动,可使大脑的功能增强,机体充满活力,从而可延缓人体衰老,防止老年痴呆。老年人较适合的项目有快走、慢跑、游泳、跳舞、太极拳、剑、广播操及健身操等。

3.手指活动:人的双手上有许多穴位,通过经络与全身的内脏相联系。经常活动手指,刺激手上这些穴位,可作用于相关的内脏,并使大脑皮质受到刺激,从而能够激活神经系统,对老年痴呆可起到预防和治疗作用。现介绍两种健脑手指操。

(1)手指按压操。可使头脑轻松,心情愉快,恢复记忆。具体方法有:①双手握拳,用力吸气,使气沉丹田,并慢慢松开手指。如此重复10-20次。②用一手的食指和拇指逐一揉捏另一手的手指,从拇指开始,每指揉捏10次,两手交换进行。③吸气时双手将拇指握在掌心用力握拳,并使气沉丹田;用力吐气,同时急速依次松开小指、无名指、中指、食指。如此重复10-20次。④用拇指的指端依次按压食指、中指、无名指及小指的指端,以刺激各指端的穴位。如此重复10-20次。双手可同时进行。⑤用拇指逐一按压其他各指的指根,以刺激各所在的经络。如此重复10-20

次。双手可同时进行。⑥抬肘与胸同高，两手手指相对；用力深吸气，使气沉丹田；缓缓吐气，同时两手手指用力互相按压。如此重复10-20次。

（2）手指运动操。可以锻炼运动神经，防止大脑老化。具体方法有：①双手手腕伸直，五指先并拢，然后迅速张开。如此重复20-30次。②抬手腕与胸同高，双手除拇指外其余4指对应相互勾紧，然后用力拉开。如此重复10-20次。③先用右手的拇指与左手的食指、右手的食指与左手的拇指交替接触，使两手手指在交替接触中不断运动，动作熟练后逐渐加快速度。再用右手的拇指与左手的中指、右手的中指与左手的拇指交替接触运动。依此类推，直至做到小指。④双手手指交叉相握，掌心分开，手臂伸直，手腕用力向下压。如此重复20-30次。⑤两手手指交叉相握，掌心并拢，手臂放松，两手以手腕为轴来回转动30-40次。⑥抬双肘与胸同高，双手各指依次弯曲，并用力按压劳宫穴。如此重复20-30次。

另外，健身球锻炼，也是一种活动手指的很好方法。

4.多动脑：人脑是越用越好，不用则退化。美国的研究人员做了一项研究，并进行了长达四年的追踪调查，结果支持这样一种观点：多动脑筋有益于保持智力。以往人们认为脑子成熟发达后，接着就平稳地走向衰退，但动物实验已证实，这种理论是错误的，实验显示，学习新事物确实能刺激脑细胞末梢上树突的产生，这些树突有助于细胞之间的沟通。这种情况同样也发生在老年人身上。科学家们推测，不断接受智力刺激，追求挑战的成年人，比那些缺少脑力劳动者更能发展和生成数量更多的树突。这对防止或减轻老年痴呆也有一定的意义。经统计显示，教育程度较高的人患老年痴呆的概率最低。

多读书、勤学习、研究新事物、学习新语言以及拼图游戏等是多动脑的常用方法,也是比较容易办到的。

5.调节精神情志:过度的精神刺激,对人大脑的组织功能是一大危害。但是,人生活在复杂多变的社会环境中,难免会遇到与自己意愿相悖或碰到困难和挫折的时候,常会产生不良的情绪,这就需要有一个良好的心理状态,能实事求是、科学地分析发生的一切问题,并能冷静、妥善地处理,避免偏激、固执等心理偏差,及时消除和转化不良的情绪。另外,也要维持心理上的适度紧张,树立生活目标,参加力所能及的工作和学习,以获得心理上的满足感。并要陶冶情操,克服不良个性,培养业余爱好,如养花、养鱼、书写、弹琴等,保持生活的丰富多彩,增进生活情趣,调剂生活,改善心境。

6.起居调养:起居要有规律,不可变换无常。睡眠充足,早睡早起。居室理想,空间宽敞、安静、温度、湿度适宜。讲究卫生,习惯良好,衣着适时,顺应气候。看电视要节制,不可时间过长。性生活要节制,保持大便通畅。这些均有助于预防脑衰老。

7.避免铝、铅对人体的危害:铝和铅等金属元素到底与老年痴呆之间有什么样的关系,现在还有争论。虽然如此,我们还是建议人们,宁可将这种警诫视之为真,免得事后懊悔。故在日常生活中, 要尽量避免使用或饮食铝和铅含量高的各种物品或食品,并防止受到污染,危害到我们的身体。

8.积极治疗有关疾病:有效地稳定血压,治疗冠心病、心功能不全、心律失常,尤其是房颤,控制血脂、血糖及血液黏稠度等,对防止血管性痴呆有积极意义。另外,防止和治疗脑外伤、脑缺氧以及食物、药物中毒,对预防痴呆的发生也有一定意义。

(二)食疗与药膳

1.首乌鸡蛋:何首乌100克洗净,切成小块。将2只鸡蛋、何首乌及葱、生姜、食盐、料酒各适量放入锅内,加水适量,武火烧沸,文火熬至蛋熟。剥去蛋壳,再放入锅中煮2分钟即成,加味精、香油少许,吃蛋喝汤,每日分2次服。用于肾精虚衰和气血两虚型。

2.莲子粥:莲子去心50克,糯米150克。先以水煮莲子,熟后滤出,入米煮粥,候熟入莲子搅匀食用。用于气血两虚型。

3.杞子炖羊脑:枸杞子30克,羊脑1副,洗净。加清水适量,加入食盐2克,料酒15克,葱、姜适量,隔水炖熟,加少许味精后服用。用于肝肾不足、脑髓空虚患者。高脂血症者忌用。

(三)针灸疗法

1.体针:取心俞、内关、神门、太溪、复留。毫针刺,用补法。每日一次,留针15-20分钟。10-15次为1个疗程。

2.耳针:取神门、皮质下、枕、心、肾、脾、肝,每次选2-4个穴,中等刺激,留针15-20分钟。每日或隔日1次,10-15次为1疗程。

(四)穴位按摩

轻拍百会,按揉风池,按揉太阳,轻捶印堂,按摩内关,按摩神门,按捏合谷,按压劳宫,点按膻中,转摩关元,按摩足三里,按摩三阴交,按摩水泉,按压涌泉等。

(五)药物治疗

1.中医分型治疗

(1)肾精虚衰型。治宜补肾益精,填脑充髓。方用左归丸合龟鹿二仙胶加减。

(2)气血两虚型。治宜益气补血,养心安神。方用归脾汤加减。

(3) 气滞血瘀型。治宜活血化瘀，通络利窍。方用血府逐瘀汤加减。

(4) 痰浊阻窍型。治宜燥湿化浊，豁痰开窍。方用涤痰汤加减。

2.常用中成药

(1) 六味地黄丸。每次10粒，每日3次，适用于肾精亏虚型痴呆。

(2) 归脾丸。每次10粒，每日2次，适用于气血两虚型痴呆。

(3) 八珍颗粒。每次1包，每日2次，适用于气血两虚型痴呆。

(4) 通心络胶囊。每次2粒，每日2次，适用于气滞血瘀型痴呆。

(5) 健脑益智胶囊。每次2粒，每日2次，适用于血虚肾亏型痴呆，也可作预防治疗。

3.西药治疗

由于老年性痴呆的病因不明，尚缺乏得力的病因疗法，故治疗极为困难。目前以神经细胞代谢赋活剂为主，同时应用胆碱能药物及脑循环改善药物等。血管性痴呆，首先选用改善脑循环药物，同时可应用脑代谢赋活剂、降低血黏度及抑制血小板聚集等药物。

1.脑细胞赋活剂

常用的有维生素B_1、B_6、B_{12}、C以及高泛酸钙、氢麦角碱、都可喜、脑复康、γ-氨络酸，卡兰片、脑活素、胞磷胆碱、辅酶Q_{10}等。

2.改善脑循环

桂利嗪、氟桂利嗪、己酮可可碱、苄庚烷、苄哌酚胺及麦角碱制剂等。

3.胆碱酯酶抑制剂

安理申、他克林、哈伯因、庚烯毒扁豆碱等。

(六)防治误区

1.老年痴呆症不能早期发现

有些痴呆患者在数年前就已发生记忆力减退、丢三落四的现象,但没有引起家属重视,多认为是年纪大了,容易遗忘是正常的,而没有及时就诊。当病人出现迷路、不认识熟人、语言障碍、行为异常等情况时才来就诊,此时进行检查,常发现病人脑的形态学改变已经相当严重。

2.老年痴呆症是不可逆的疾病

一些人认为老年痴呆症是无法治疗或者没有疗效的疾病,得了这种病就消极处理。这种观念实际上影响了相当部分"可逆的"老年痴呆症患者的治疗。

3.老年痴呆症是不能有效干预和治疗的

老年痴呆症的治疗是医学上的难题,特别是阿尔茨海默氏病,而脑血管病的出现和发展可明显加速阿尔茨海默氏病的进程,因此,防治脑血管病的发生和发展都有助于改善症状,提高生活质量。

第十八节 老年期抑郁症

一、概述

抑郁属于情感障碍(又称心境障碍)一类的精神障碍。临床主要表现为反复发作的情绪低落、兴趣丧失和精神运动迟缓。患者常诉心情不好,高兴不起来,沮丧,绝望,无助,产生无用感,睡眠紊乱,食欲减退,焦虑,自责,甚至出现妄想、幻觉和自杀行为,等等。

抑郁症也是老年人常见的疾病。据国内外报道,抑郁症患者占65岁以上人口的7%-10%,在60岁以上的精神科门诊病人中,约有20%为抑郁症患者。这是因为老年人由于身体衰老、社会地位改变、家庭矛盾、疾病损害以及死亡临近等影响,容易患抑郁症。虽然老年期抑郁症不是一个独立的疾病单元,但是临床表现及治疗较年轻人复杂。

抑郁症属于中医"郁证"范畴,中医学认为本病缘于情志内伤和脏气虚弱。

情志变化可导致脏腑阴阳气血失调。老年人脏腑功能渐衰或患者机体脏气虚弱,更易遭受情志所伤,两者互为因果,使本病证候演变复杂多变。情志过极可致气郁,气郁可致血瘀、湿阻、食积、痰结等;脏气虚弱表现为脏腑气血阴阳不足。因此证候出现有虚有实、虚实夹杂等现象。临床一般分为五型。

1.肝郁气滞型:忧郁不欢,轻生欲念,多疑善虑,失眠或早醒,善太息,胸胁胀痛,痛无定处,脘闷嗳气,大便不畅,舌苔薄腻,脉弦。

2.气滞血瘀型:情绪抑郁,有自杀观念或行为,烦躁,思维联想缓慢,运动迟缓,面色晦暗,胁肋胀痛,舌质紫黯有瘀点,苔白,脉沉涩。

3.痰气郁结型:精神抑郁,胸部闷塞,胁肋胀痛,咽中有物梗阻,吞之不下,咯之不出,舌苔白腻,脉弦滑。

4.心神失养型:心情抑郁,精神恍惚,心神不宁,多疑易惊,悲伤欲哭,善太息,胸闷,舌淡,苔薄白,脉细。

5.心脾两虚型:失眠,健忘,兴趣缺乏,心悸易惊,善悲易哭,倦怠乏力,面色淡白或萎黄,食少纳呆,腹胀,便溏,舌质淡,苔薄白,脉细弱。

二、临床表现及诊断

(一)临床表现

抑郁症临床表现可分为核心症状群、心理症状群与躯体症状群三个方面。

核心症状群包括心境或情绪低落、兴趣缺乏以及乐趣丧失;心理症状群包含焦虑、自责自罪、精神病性症状的妄想或幻觉、注意力和记忆力下降、自杀观念和行为、思维迟钝、运动迟缓等;躯体症状群可出现睡眠紊乱、食欲不振、性功能减退、精力丧失,以及非特异性躯体症状,如头痛或全身疼痛、周身不适、植物神经功能紊乱等。老年抑郁症因受老化过程心理和生理变化的影响,具有以下特点。

1. 焦虑、抑郁和激越的混合状态:老年病人对忧伤情绪往往不能很好地表达,常用"没有意思,心里难受"表达,或表现为对外界事物无动于衷。常否认或掩饰心情不佳,甚至强装笑脸,使别人意识不到患者的严重情感疾病。见到医生诉说不完躯体不适,对躯体症状的焦虑掩盖了抑郁。

2. 兴趣索然:病人不能体验乐趣是较常见的特点。表现为患者明显丧失了所有的兴趣,或者对几乎所有以前感兴趣的活动,如社交、娱乐、业余爱好等都失去了兴趣,甚至闭门独居,疏远亲友。

3. 精力下降:主观上感到精力不足,疲乏无力,重者终日卧床,事事需人扶持。常被误认为是年老之故,因而被疏忽。

4. 犹豫不决或注意力减退:大约半数以上的患者会叙述自己思维迟缓,不能像以前那样正常思考,不能集中注意力。心理测验发现患者的准确性依然保持,但速度和操作明显变慢,常被误认为是痴呆早期表现。

5.自我评价低:病人对自身的状态评价过低,认为自己一无是处,自责自罪。常诉自己是亲属的累赘,亲属的某些遭遇都因自己之故。

6.自杀观念和行为:老年人常不明确地表达厌世心理,如可能说"打一针让我死吧",但否认有自杀的念头。在不堪忍受抑郁的折磨时,自杀念头比年青患者更强烈,希望以死求解脱。有调查发现,60%左右的自杀身亡者是抑郁症患者,15%的抑郁症患者最终会自杀身亡。自杀危险存在于整个抑郁发作的过程中。

7.心境昼夜节律改变:病人心境昼重夜轻的节律变化,常作为内源性抑郁诊断指征之一。

8.食欲改变:大约70%的患者出现食欲减退并伴有体重减轻,仅有极少数患者出现食欲增加,而且通常对某一特定种类的食物,如甜食,有强烈的渴求。

9.睡眠障碍:80%的抑郁患者有某种形式的睡眠障碍,最常见的是失眠,有的入睡困难,有的早醒(通常在凌晨2-3点钟),还有少部分抱怨睡眠过多。以早醒为特征的生物学表现常与老年人原有的睡眠减少相混淆。

10.躯体症状:躯体不适可涉及各个脏器,如出现心慌、心跳、出汗、恶心、呕吐、头痛、周身疼痛,等等。

(二)常见临床状态的描述

1.反应性抑郁:老年期反应性抑郁属于心因性精神障碍,因遇到某些生活事件而发病。病人情绪忧郁,不愉快,对周围事物没有兴趣,觉得前途黯淡,意气消沉,缺乏活力,注意力难以集中,有明显的疲劳感和其他神经衰弱的症状。睡眠多有障碍,且常有噩梦或梦魇。有时伴便秘。若无其他器质性疾病,一般无明显的躯体症状。当环境条件好转时,或历时既久,对应激源淡忘时,这类病人的抑郁症状一般能缓解,恢复到病前的心境。一般而言,病程不长,2-4个月即能度过最坏期。

2.隐匿性抑郁:抑郁情绪常被躯体症状所掩盖,隐藏得很深,甚至需在病愈后的追述中或发生自杀行为后才能洞察出来。本病可起因于心因性因素,亦可缘于内源性因素。躯体症状主要表现为自主神经障碍,或有关内脏功能性障碍,如厌食、腹部不适、便秘、体重减轻、胸部紧迫感、喉部堵塞感、头痛和其他躯体各部的疼痛、失眠、周身乏力等。患者常被神经科或内科诊断为神经衰弱或神经官能症。上述情况如未经适当治疗,任其发展下去,到了一定时期,被掩盖的抑郁症状可显露出来,直到出现自杀企图或行为。

3.更年期抑郁:多见于女性,其发病年龄,女性多在45-55岁之间,男性多在50-60岁之间。起病缓慢,早期往往有更年期综合征的表现,病情逐渐发展,出现以焦虑不安、紧张、忧郁为主的情绪障碍,无明显的思维和运动的抑制。病人情绪低落,焦急恐惧,失眠,自责,进而产生自杀企图;对自己的健康情况疑虑重重,认为得了不治之症;表情忧郁痛苦,并可产生虚无观念,甚至虚无妄想和不真实感。常伴有头昏、头痛、周身无力、胸闷心悸、厌食、便秘、易出汗、一阵阵发热等躯体症状。本病发于更年期而迁入老年期,病程较长,但预后多半较好,尤以用抗抑郁治疗和其他治疗后,大多能恢复。

4.精神病性抑郁:是指具有精神病性症状的抑郁发作,如伴有幻觉、妄想的妄想性抑郁,或伴有木僵的抑郁性木僵。对于精神病性抑郁患者在治疗上单独采用三环抗抑郁药疗效不佳,而合用抗精神病药物则可取得较好的疗效。

5.环性心境障碍:是指一种轻度而反复发作的双相(抑郁与兴奋)情感障碍。抑郁时情绪低落,精力下降或活动减少,自信心不足,失眠,等等;兴奋时情绪高涨,精力和活动增加,自我评价过高,兴趣增加,过分乐观或夸大既往的成就,睡眠需要减少,等等。

(三)诊断

《中国精神障碍分类与诊断标准》(CCMD-3)中抑郁发作的诊断标准为:以心境低落为主,与其处境不相称,可以从闷闷不乐到悲痛欲绝,甚至发生木僵。严重者可出现幻觉、妄想等精神症状,某些病例的焦虑与运动性激越很显著。因老年期抑郁症不是一个独立疾病单元,所以没有单独作诊断,只能以此作参照。

1.症状标准

以心境低落为主,并至少有下列9项中的4项:(1)兴趣丧失,无愉快感;(2)精力减退或疲乏感;(3)精神运动性迟滞或激越;(4)自我评价过低、自责,或有内疚感;(5)联想困难或自觉思考能力下降;(6)反复出现想死的念头或有自杀、自伤行为;(7)睡眠障碍,如失眠、早醒,或睡眠过多;(8)食欲降低或体重明显减轻;(9)性欲减退。

2.严重标准

社会功能受损,或给本人造成痛苦或不良后果。

3.病程标准

(1)符合症状标准和严重标准至少已持续2周。

(2)可存在某些精神分裂性症状,但不符合精神分裂症的诊断。若同时符合精神分裂症的症状标准,在精神分裂症症状缓解后,满足抑郁发作标准至少2周。

4.排除标准

排除器质性精神障碍,或精神活性物质和非成瘾物质所致抑郁。

三、易患因素

1. 生活事件

严重的生活事件，特别是与老年患者有密切关系的人的生离死别，或这种关系的丧失等，可能导致本病。

2. 生物学因素

在抑郁患者身上发现神经递质、神经内分泌的改变。神经递质如多巴胺、5-羟色胺等不足；神经内分泌（如皮质醇）分泌过多，提示了抑郁症的发生与此有关。

3. 心理因素

(1) 对衰老的过度认知。随着年龄的增长，身体出现各种自然衰老现象，如精力不足、记忆力下降、视力下降、听力减退、性功能减退、运动能力低下等，如果过度认知就会产生消极性心理变化。

(2) 对社会地位改变的敏感。老年人离退休后，其社会地位及社会关系必然有变化。如果老年人对此敏感，过分在意，就容易产生如孤独、失落、抑郁、自卑等心理状态。

(3) 家庭状况的影响。离退休后的老年人常常以家庭活动为中心，其家庭成员之间的关系对老年人影响甚大。对子女的学业、婚姻、婚后婆媳和妯娌的纠葛，以及老年夫妇之间的关系等，如果过分投入，都会产生心理影响。

(4) 疾病损害。疾病损害可造成直接或间接影响。如患者反复发作的缺血性脑血管疾病，因脑组织供血不足而出现的脑功能减退，可表现为人格障碍，亦可成为血管性痴呆，还可出现抑郁症等。有的老年人由于长期患病造成经济上的贫困及活动范围缩小，间接产生孤独感等不健康的心理状态。

(5)年龄因素。年龄的增大,身体的衰老,老年人逐渐意识到死亡的临近。这种对死亡的恐惧可成为高龄老人持续的、与日俱增的心理压力。

4.遗传因素

家系研究发现,抑郁障碍亲属同病率高出一般人群30倍,血缘越近,发病率越高。

四、防治

(一)非药物防治

1.适量运动,增强体质:选择适宜的锻炼方式,如饭后散步、太阳出来后的慢跑、太极拳、体操、打乒乓球等。

2.培养兴趣,科学安排好生活,忌烟限酒:合理安排空闲时间是非常重要的,不论有无特长,注意培养自己的兴趣,选择听音乐、看画报、看电视、绘画、写字、做游戏、种花养草等各项活动。

3.注重自我精神修养,调节情志,保持心情舒畅:正确对待生活事件、家庭和社会环境因素的改变,积极处理好人际关系,多交朋友,与人为善,多与人交流沟通,多做对社会有益的事。碰到亲朋好友的去世病故、家庭成员不睦、离退休等事情要正确处理。

4.调节饮食,促进食欲:根据个人喜好,结合身体素质,制定饮食结构。老年人饮食应以新鲜、易于消化食品为主,多食蔬菜瓜果,低脂、低盐、高纤维饮食,经常改变烹调方法,少吃煎炸烧烤食物,保持饮食平衡,不要过饥过饱。

5.积极防治各种疾病:许多慢性疾病对老年人的情绪影响较大,并且可促进抑郁症的发生发展。定期检查身体,及时治疗疾病,控制病情,对抑郁症的预防具有重要意义。

(二)食疗与药膳

1.葱枣汤:小红枣20克,葱白(带须根)7根。将红枣先以水泡发,煎煮20分钟,加葱白再小火续煎10分钟。吃枣喝汤,早晚随意食用。适用于心脾两虚型郁证。

2.核桃仁粥:核桃仁50克,大米适量。将核桃仁捣烂,加大米煮粥。作为早餐食之。适用于脾肾虚弱之郁证。

3.糖渍鲜龙眼:鲜龙眼500克,白糖50克。鲜龙眼去皮、核,放在瓷碗中,加白糖,反复蒸、晾数次,使之色泽变黑,最后拌白糖少许即可。每次20克,每日3次。适用于心血不足之郁证。

4.茯苓饼:茯苓、米粉等分,白糖适量。将茯苓研成细粉,合米粉、白糖,加水适量调成糊状,用微火在平底锅内烙成薄饼。早餐食之。适用于脾虚痰阻所致之郁证。

5.山药奶肉糕:去皮山药片100克,羊肉500克,生姜250克,牛奶半碗,盐少量。羊肉整块洗净,加生姜,小火清炖4小时,取羊肉汤半碗,加山药放锅内煮烂后,再加牛奶半碗,盐少量,煮沸,适量服食。适用于气血两虚之郁证。

(三)推拿按摩

揉脾俞,擦章门,摩中脘,擦上胸,揉肾俞,拿内、外关,揉足三里,揉三阴交,揉太冲。

(四)针灸治疗

主穴:神庭、百会、大椎、身柱、膻中、巨阙、风池、内关。

配穴:肝郁脾虚者配足三里、三阴交、太冲;肝血瘀滞者配合谷、太冲、血海;心脾两虚者配神门、大陵、三阴交、足三里;脾肾阳虚者配太溪、太白、三阴交、足三里、关元。

手法:神庭、百会沿皮刺,风池刺双侧,此四穴得气后接G6805

电针仪,频率80-100次/秒,刺激电量以病人能耐受为度。其余各穴用平补平泻手法。6周为1个疗程。

(五)电休克治疗

对严重的抑郁症者,尤其是有消极意念者,可以首先考虑该法。现在使用的改良电休克疗法(无抽搐休克),副作用小,常作为老年抑郁症患者的首选治疗法。

(六)药物治疗

1.中医治疗

(1)常用中成药

①安神补脑液:每次10-20毫升,每日2-3次,适用于肾精不足之郁证。

②六味地黄丸:每次6-9克,每日2次,适用于肾阴不足或肝肾阴虚之郁证。

③知柏地黄丸:每次6-9克,每日2-3次,适用于肝肾亏损、阴虚火旺之郁证。

④逍遥丸:每次6-9克,每日2次,适用于肝郁脾虚之郁证。

⑤柴胡疏肝散:每次6-9克,每日3次,适用于肝郁气滞型郁证。

⑥清气化痰丸:每次6-9克,每日2次,适用于痰气郁结兼有湿热之郁证。

⑦血府逐瘀口服液:每次1支,每日2次,适用于血瘀气滞型郁证。

(2)分型治疗

①肝郁气滞型:治宜疏肝理气、解郁安神法,方用柴胡疏肝散加减。

②气滞血瘀型:治宜活血化瘀、理气解郁法,方用血府逐瘀

汤加减。

③痰气郁结型:治宜理气开郁、化痰散结法,方用半夏厚朴汤加减。

④心神失养型:治宜甘润缓急、养心安神法,方用甘麦大枣汤合酸枣仁汤加减。

⑤心脾两虚型:治宜补养心脾、益气生血法,方用归脾汤加减。

2.西医治疗

(1)三环抗抑郁药。常用有氯米帕明、多塞平、阿米替林等。

(2)四环抗抑郁药。马普替林。

(3)选择性5-羟色胺回收抑制剂。近年我国开始使用的有氟西汀、帕罗西汀、舍曲林、兰释、西普妙等。

(4)其他类。如博乐欣、米氮平等。

(5)心理治疗。心理治疗在本病治疗中的地位十分重要,但通常需与药物治疗相配合。由明显心理社会因素及不良环境所致的抑郁可选用支持性心理治疗,对明显依赖和回避行为可选用认知和行为治疗等。

(七)防治误区

1.有了心理问题自己可以调整

现实生活中,大多数人可以应对挫折,自我调整过来。如果自己的情绪问题不能在两周内自我调整过来,建议立即接受医生的心理辅导。

2.抑郁症不会有身体不适症状

有些抑郁症患者,往往伴有躯体的各种不适,经过检查,躯体没有疾病。遇到这种排除躯体疾病的患者,经过专科医生的仔细询问,会发现患者内心存在无愉快感、无兴趣、精力缺乏等抑郁征象。这种情况医学上称作隐匿性抑郁症。经过抗抑郁治疗后,躯体不适可缓解。

3.服用精神类药物会引起其他健康问题

传统的三环类药有睡眠增多、血压降低、口干等不适症状。目前常用的药物有百优解、帕罗西丁等,它们是选择性抑制,大大提高了药物的安全性。

4.抑郁症治不好

绝大多数抑郁症患者经过合理的治疗后,病情会逐步缓解。但治疗的头两个星期,病情可能不会有明显改善,这是由抑郁症疾病本身的特点决定的。对抑郁症的治疗要有耐心,坚持足够的疗程。

5.治疗方法单一

抑郁症的治疗包括心理治疗、行为治疗和中、西药物治疗等,采用单一的治疗方法,疗效有时不够理想,如能应用综合性的治疗措施,往往能取得事半功倍的效果。

第十九节　颈椎病

一、概述

颈椎病是指颈椎间盘组织退行性改变及椎间结构继发性改变,刺激或压迫神经根、脊髓椎动脉、交感神经等周围组织,出现相应的各种症状和体征。又称颈椎退行性关节炎、颈肩综合征、颈椎综合征。颈椎病是一种常见的老年性疾病,随着年龄增长,发病率也升高。颈椎病的发生和发展应当具备两个条件:

一是颈椎间盘为主的退行性改变；二是退变增生组织对颈部、脊髓、神经根、血管等的压迫和刺激而出现的临床症状。颈椎病的临床表现复杂多样，根据病变部位、受压迫或刺激组织及轻重不同而有所不同。轻者头痛头晕、颈项肩臂疼痛、麻木；重者肢体瘫痪，严重影响人们的日常工作、生活和健康。根据临床表现的不同，目前比较通行地将本病分为颈型、神经根型、脊髓型、椎动脉型、交感神经型、混合型六型。这里主要介绍颈型、神经根型、椎动脉型及交感神经型。

颈椎病属于中医"眩晕"、"头痛"、"麻木"、"颈强"、"颈肩痛"、"痿证"等范畴。中医认为本病多因老年人肝肾亏虚、精血不足无以灌溉濡养全身，或因外伤、劳力过度等，使气血运行不畅，气滞血瘀，及风寒湿邪外侵，以致经脉阻滞，不通则痛，而形成本病。临床常见有以下三种类型。

1. 风寒湿邪、阻痹筋脉型：颈项肩背疼痛，难以转侧，身重腰酸，苔白，脉弦紧或弦缓。

2. 肝肾亏虚、气血不足型：颈项疼痛反复多年，腰膝冷痛，手足痿软无力，或麻木不仁，步行缓慢，头晕眼花，舌淡苔白，脉沉细。

3. 气滞血瘀型：项背肢体疼痛，关节不利，或转头时突然头晕头痛，手足麻木或无力，舌淡黯或有瘀斑、瘀点，脉涩或弦细。

二、临床表现及诊断

(一)临床表现

1. 颈型颈椎病

主要表现为枕、颈及肩疼痛，颈肌僵硬，头颈部活动因疼痛而受限，多在早晨起床时发病。症状和体征多局限在颈部，有反复发作落枕史，体征检查颈肌紧张，棘突旁有压痛点，头部活动受限。X线片可见颈椎曲度变直或椎间关节不稳。

2. 神经根型颈椎病

主要表现为颈肩部疼痛,常向一侧或两侧上肢放射。疼痛为酸痛、钝痛和灼痛,可伴有刺痛,或过电样窜痛,影响工作与睡眠。颈部后伸或咳嗽喷嚏时疼痛加重,风寒或劳累可诱发疼痛,上肢酸软无力,发沉,握力减退或持物易坠落。手指或前臂多出现麻木和疼痛。体征检查颈活动明显受限,发僵。病变颈椎上下关节突压痛,上肢及手指的感觉减退,可有肌肉萎缩。上肢腱反射减弱或消失。

3. 颈动脉型颈椎病

主要表现为眩晕,多在改变头颈部体位时诱发或加重。表现为旋转性、浮动性或摇晃性发病等。站立或行走不稳,以及有地面倾斜或地面移动的感觉。少数病人伴有恶心呕吐、耳鸣耳聋。头痛与眩晕可同时存在,部位在枕部和顶枕部,常表现为间歇性跳痛或胀痛。有的患者在头颈部过度旋转时突然感到下肢无力而摔倒,但意识清楚,视力、听力、言语均无障碍,并能很快站起活动,这是本型的特殊症状,可与脑血管意外相鉴别。患者可有突然视力下降或失明,数分钟后可逐渐恢复,或有复视、幻觉、黑朦、冒金星等。还可有面部感觉异常,口周和舌部发麻,偶有幻听或幻嗅。体征可见颈部转动或后伸时可引起眩晕、恶心、呕吐、心慌等症。

4. 交感神经型颈椎病

主要表现为头痛或偏头痛,头沉头晕,颈枕后部疼痛,受凉、疲劳、失眠均可诱发。眼部可有眼球作胀、流泪怕光、视物模糊、飞蚊症、瞳孔扩大等交感神经兴奋症状,亦可出现眼球内陷、眼目干涩、眼睑下垂、瞳孔缩小等交感神经抑制症状。还可有咽喉不适或异物感等。肢体可发凉发绀,也可指端发红、烧灼、怕热,心率不正常,有的心动过缓,有的心动过速,也有的两者交替出现。血压异常,有的高血压,有的低血压,还有的忽高忽低不稳定。还可有出汗障碍,表现为多汗或少汗、无汗。同时伴有面部潮红、心情烦躁等。

(二)诊断

1. 颈型颈椎病

(1)头、颈、肩部疼痛,伴有相应压痛点,颈部活动受限。

(2)X线片上显示颈椎曲度改变或椎间关节不稳。

(3)除外颈部的其他疾患,如落枕、肩周炎等。

2. 神经根型颈椎病

(1)具有较典型的根性症状,如颈肩疼痛、上肢发沉、酸软无力、手指麻木等。

(2)臂丛神经牵拉试验或椎间孔压迫试验阳性,痛点封闭疗法对上肢放射痛无显效。

(3)X线片可见不同程度骨质增生,椎间孔狭窄,侧位片生理前突消失或变直。

(4)除外颈椎外病变,如网球肘、肘管综合征、肩周炎、肱二头肌腱鞘炎等所致的以上肢疼痛为主的疾患。

3. 颈动脉型颈椎病

(1)中年以上病人,常因头颈部体位改变而引起眩晕,有猝倒史。

(2)位置性眩晕(旋颈试验)阳性。

(3)多数伴有交感神经症状。

(4)颈部触诊发现颈椎错缝,局部压痛。

(5)X线片显示椎节不稳或椎体关节骨质增生,椎动脉造影及椎动脉血流检查可协助定位。

4.交感神经型颈椎病

(1)头晕、头痛、眼花、耳鸣、手麻、心动过速、胸痛等交感神经症状。

(2)伴有颈神经或脊髓受累的临床表现。

(3)颈椎 X 线片有失稳或退变,椎动脉造影阴性。

三、易患因素

1.年龄:本病以颈椎退行性改变为病理基础,随着年龄增加,会加速椎间盘的退变,使椎间隙变窄,周围组织松弛,造成椎间失稳,椎体所受压力加大,发生代偿性肥大、骨赘形成而发生本病。

2.体质:久病后身体虚弱,或年老体弱,一方面容易感受风寒湿邪,另一方面颈椎关节韧带松弛,肌力减弱,不能维持生物力学系统平衡,一旦受轻微不协调外力即可致病。

3.解剖弱点:颈椎结构发育不良、椎体融合等,使椎间盘压力集中而退变加剧。

4.颈椎外伤:脊髓型颈椎病约有一半与头颈部外伤有关。暴力损伤致颈椎压缩性骨折,导致颈椎生理前屈减小或消失,受损节段椎间盘受力加大,加速颈椎退变发生本病。暴力还可导致纤维环破裂,髓核突出,韧带撕裂,颈椎失稳,退变加快而发生本病。

5.慢性劳损:长期低头工作,颈部负荷过度,或常于床上看书、高枕睡眠等均可引起颈部慢性劳损,纵韧带、关节囊修复不良,导致椎间关节活动度失控而发生错缝。另外,肌肉、肌腱损伤后形成粘连、瘢痕组织等,造成颈椎两侧肌力失衡,生物力学功能紊乱,加速椎间盘退变而发生本病。

6.急、慢性感染:咽喉部急、慢性感染是颈椎病的一大致病因素。此外,牙周炎、中耳炎等颈椎附近炎症,也会沿淋巴、血管通道扩散到颈部肌肉和关节囊,导致充血、水肿、肌肉痉挛、韧带松弛,破坏颈椎内外平衡,加速椎间盘退变的发生而引发本病。

7.风寒湿邪:外感风寒湿邪可使小血管收缩,淋巴管回流减慢,软组织血循环障碍,产生无菌性炎症,刺激神经根等出现本病;也可使肌肉痉挛,椎间隙变窄,纤维环松弛膨出而产生本病。

四、防治

(一)非药物防治

1.预防慢性损伤:生活中的不良姿势或由于工种需要长期屈颈、扭颈、斜颈工作者,容易造成颈部肌肉、韧带组织劳损和椎间盘压力增大,要经常改变头颈部的体位,以利于消除疲劳和颈部保健。工作台的高度不合适,也要适当调整,以减少颈部肌肉的慢性劳损,从而预防和减少颈椎病的发生。

2.防止寒湿外侵:要有合理良好的生活、工作环境,防止风寒湿外邪入侵颈项部。老年人冬季更需要在阳光下活动,保持颈部舒适,减少本病发生。

3.防止急性头颈部损伤:日常生活、体育锻炼、交通活动中容易遭受颈部外伤,直接或间接引起颈椎病,应积极预防,一旦发生则及早治疗。

4.功能锻炼:长期伏案工作及体质虚弱者,应注意工间休息,作颈部锻炼,如前屈、后伸、左右旋转、左右侧屈、太极拳、体操等,使颈部肌肉恢复相对的肌力和耐力,减少本病的发生。

颈功操对本病的预防及治疗均有一定效果。具体分为三节。

(1)夹脊牵颈。两手叉腰,两肩膀后拉下沉,头颈向前伸。重复32次。

(2)左顾右盼。两手叉腰,颈部分别向左、右转动,幅度尽可能大。重复32次。

(3)前后旋转。两手叉腰,颈部分别以顺时针和逆时针方向旋转。每圈4拍,做32拍。

5.积极治疗颈椎相邻器官感染性疾病:颈椎相邻器官感染性疾病可刺激颈周围肌肉、韧带,炎症还可以通过淋巴系统扩散,造成颈椎内外平衡失调,导致颈椎病的发生和加重。因此对咽喉炎、扁桃腺炎、中耳炎、牙周炎及其他软组织感染要积极治疗。

6.合理用枕,保持良好的睡眠体位:选用高度合适和硬度舒适的枕头,以符合颈部的生理需要。一般以自己的颔肩线(下颌角至肩峰的距离)或手掌横径为合适高度,并要求有适当的弹性和可塑性的硬度,以木棉或谷物皮壳为好。睡眠要维持整个脊柱的生理曲度,而且要感到舒适,最好采取侧卧或仰卧位。

7.心理卫生:颈椎病病程较长,症状容易反复,老年人要以科学的态度对待工作和生活,树立信心,保持乐观,克服急躁情绪和悲观心理,有利于预防和治疗颈椎病。

8.多食高钙、高蛋白、高维生素 D 类食物:颈椎病与关节退变、骨质增生有密切联系,注意膳食结构,多食含钙高的食品及高蛋白质、高维生素D类食物,如鸡蛋、牛奶、豆制品、鱼虾类等,可以减缓骨质疏松和骨关节退行性改变,减少和延缓颈椎病的发生。

(二)食疗与药膳

1.葛根粥:葛根30克,桂枝15克,白芍15克,甘草5克,糯米100克。将葛根粉碎成末,同白芍、桂枝、甘草一起用纱布包好,然后与糯米一起放入锅内,加清水适量,用文火煮熟,去布袋后即可食用。适用于气血亏虚型头晕、颈酸、手麻患者。

2.木瓜羊肉粥：木瓜50克,羊肉500克,草果3克,豌豆150克,粳米100克。木瓜取汁待用,将羊肉洗净切成2厘米见方小块,置锅中,入粳米、草果、豌豆、木瓜汁,加水适量,煮沸后文火烧至豌豆、羊肉烂熟,放入少量白糖、食盐、胡椒粉等调料即可,每周1-2次食用。适用于工作或居住环境多寒湿的人群,或风寒湿邪痹阻经脉型颈肩酸痛、手足关节冷痛不适的患者。

3.肉骨头黄豆汤：肉骨头1000克,黄豆250克。将肉骨头与黄豆加水适量,用文火煮烂,再加姜末、食盐、香醋等调料即可,每日适量服食。适用于中老年人肝肾不足、气血亏虚型头晕、肢麻无力等。

4.菊楂决明饮：白菊花10克,生山楂15克,草决明15克,冰糖少许。三药同煮,去渣取汁,调入冰糖代茶饮。适用于中老年人血压、血脂偏高,以及颈肩酸胀、活动不利等。

5.复方杜仲地黄酒：杜仲50克,熟地100克,当归50克,赤芍50克,桂皮50克,白酒1500毫升。将药物干燥粉碎成粗粒,用白酒1000毫升浸渍15天,过滤。再用白酒500毫升继续浸泡药渣5天,过滤,把两次白酒浸出液混合搅匀即可饮用,每日2次,每次30-50毫升。适用于中老年人肝肾亏虚、气血不足型颈酸肩痛、手足麻木等。

这里需要说明的是,少量饮酒能祛风除湿,活血通络,解乏御寒,提神助兴;适量饮酒,有助于颈椎病治疗。但饮酒切勿过量,否则积湿化热,使肝脏受损。

(三)推拿按摩

用两手拇指腹同时按揉两侧风池穴各100次。先将拇指腹按于风池上并紧贴枕骨下缘,向内向上按揉。用一手的拇、食两指捏拿两侧天柱穴100下。用两手食指腹面同时按揉天牖穴

100下。用中指端按揉对侧肩外俞穴各100下。用拇指和食、中二指相对提拿双侧肩井穴各15次。用拇指甲点掐两侧列缺穴各100下。用中指揉按双侧阴谷穴各100下。

手指酸麻者,用食指或中指点按患侧颈臂穴约100次,或将拇指伸向极泉穴,稍加用力压向上臂内侧,使手指出现酸麻感。

按揉和摩擦项后部。将一手的食、中、无名三指并拢微屈,用指端用力按揉项后正中颈椎和两边项肌,从上至下反复操作10次,用力宜重,着重按揉患病或酸痛最厉害的几个颈椎。然后,再用另一手掌轻轻横向摩擦项后10次。

(四)药物治疗

1.中医治疗

(1)常用中成药

①健步壮骨丸:每次1丸,每日2次,适用于颈肩、四肢疼痛、筋骨痿软、寒湿偏重者。

②左归丸:每次3克,每日2次,适用于肝肾亏虚及气血不足引起的颈项酸痛、四肢无力、头晕等。

③血府逐瘀口服液:每次1支,每日2次,适用于气滞血瘀引起的头晕、头痛、颈酸、肢麻、关节疼痛等。

④二十五味珊瑚丸:每次4丸,每日1次,用于风寒湿邪、阻痹筋脉型。

⑤扎冲十三味:每次5-9片,每日3次,用于风寒湿邪、阻痹筋脉型。

⑥龙骨颈椎胶囊:每次5粒,每日3次,用于肝肾亏虚、气血不足型。

⑦活血通脉胶囊:每次3粒,每日3次,用于气滞血瘀型。

⑧舒筋活血片:每次5片,每日3次,用于气滞血瘀型。

(2)分型治疗

①风寒湿邪、阻痹筋脉型:治宜祛风胜湿、舒筋通脉法,方用羌活胜湿汤加减。

②肝肾亏虚、气血不足型:治宜滋肝肾,补气血,通经脉,止痹痛。方用独活寄生汤加减。

③气滞血瘀型:治宜活血祛瘀、通络止痛法,方用血府逐瘀汤加减。

2.西医治疗

(1)抗炎镇痛药。消炎痛、布洛芬,阿司匹林等(用于急性发作期)。

(2)维生素类。维生素 B_1、B_{12}、B_6、E 等(用于症状缓解期)。

(3)激素类。地塞米松、强的松等(用于急性发作期)。

(五)防治误区

1.不恰当的反复牵引

颈部牵引是临床常用的颈椎病治疗方法,但不恰当的反复牵引可导致颈椎附着的韧带松弛,加快退行性病变,降低了颈椎的稳定性。

2.反复盲目按摩、复位

颈椎病发病机理复杂,在做按摩复位治疗前必须要排除椎管狭窄、严重的椎间盘突出、颈椎不稳定等等,脊髓型颈椎病绝对禁止重力按摩和复位,否则极易加重症状,甚至可导致截瘫。

3.不注意颈椎生理弯曲的恢复

盲目牵引,使颈部的肌肉韧带等长期处于非生理状态,会造成慢性损害,所以在治疗过程中应注意颈椎生理弯曲的恢复和保持。

4.轻视颈椎病的预防

颈椎病多见于老年人,可是现在很多年轻人也出现颈椎问题。这是因平时不注意预防所致,如头颈部长期固定一个姿势(如长期坐在电脑面前),容易造成颈部软组织劳损,逐渐发展为颈椎病。

第二十节　骨质疏松症

一、概述

骨质疏松症是一种以骨强度降低致使机体罹患骨折危险性增加为特征的骨骼疾病。在以往的定义中只强调了骨量减少,现在的概念则更重视骨强度,而骨强度实际反映骨密度(骨量)与骨质量的整合。

骨质疏松症可分为原发性骨质疏松症、继发性骨质疏松症和特发性骨质疏松症三大类,本节着重讲述原发性骨质疏松症。

人体骨量的变化有一定的规律,一般可归纳为以下六期(男性为五期)。

1.骨量增长期:从出生至20岁;

2.骨量缓慢增长期:20-30岁;

3.骨量峰值相对稳定期:30-40岁;

4.骨量丢失前期:女,40-49岁;男,40-64岁;

5.骨量快速丢失期:主要见于绝经后的妇女,男性不存在此期;

6.骨量丢失缓慢期:主要见于65岁以上的老人。

可见,原发性疏松症的发生,与同年龄相关的生命机体的自然老化衰老过程有较密切的关系。

本病是常见的老年性疾病之一,由于其起病隐蔽、缓慢,发病率高,波及面广,所以人们把它称为是一种"无形的杀手"。随着人口寿命的延长和人口老龄化社会的到来,越来越多的人罹患此疾甚至致残,给许多人增加了痛苦,并给亲友和社会带来精神和经济上的负担,因而引起了国内外的广泛关注。

对于原发性骨质疏松症,早在《黄帝内经》中已有相关病症的论述。该病属中医的"骨痿"、"骨枯"、"骨痹"、"腰痛"和"骨折"等范畴。

其病因病机多为先天不足,肾精虚少,不能充骨生髓;脾胃虚弱,后天失养,致使筋骨失养;而寒湿凝滞,气血痹阻,则是骨质疏松的促进因素。临床常可分三型。

1.肾虚型:腰背四肢疼痛,酸软乏力,如兼见畏寒肢冷,驼背弯腰,四肢关节变形,活动受限,苔薄白,舌胖大,脉沉细者为肾阳虚;兼见咽干舌燥,手足心热,自汗盗汗,舌红、苔薄少或光,脉细数者为肾阴虚。

2.脾虚型:纳差乏力,腰背四肢疼痛,面色少华,心悸头晕,舌淡苔白,脉细弱无力。

3.寒凝血瘀型:腰背四肢疼痛,下肢沉重,屈伸不利,关节肿痛,舌淡苔白,脉紧或涩。

二、临床表现与诊断

(一)临床表现

1.疼痛:这是骨质疏松症最常见和最主要的症状。可出现全身性骨痛,以腰背痛最为多见。

2.身高缩短、驼背:这是继腰背痛后出现的重要临床症状之一,脊椎椎体前部的松质骨的改变是其原因。

3.骨折:由于骨脆而弱,从而受轻微的外力就易发生骨折。好发部位为胸腰椎体、桡骨远端、股骨上端及踝关节。

4.呼吸系统障碍:骨质疏松症,腰、胸椎压缩性骨折导致脊椎后弯、胸廓畸形,可引起多个脏器功能变化,呼吸系统障碍尤为突出。

(二)分型

原发性骨折疏松症可分二型。

1.绝经后骨质疏松症(Ⅰ型):主要发生于妇女,年龄在50-70岁间,以绝经10年内为限。

2.老年性骨质疏松症(Ⅱ型):一般发生于65岁以上的老人,国外把70岁以上老年妇女骨质疏松症列为Ⅱ型骨质疏松症。

(三)常用诊断方法及标准

1.X线检查:主要观察骨骼的密度、形状,骨小梁的形态及分布,可对骨质疏松的程度及是否有骨折进行诊断。但是只有在骨量丢失达30%以上时,X线片才出现骨质疏松等改变,因而早期诊断需依赖骨密度测量。

2.骨密度检查:(1)常用方法有单能X线骨密度仪(SXA)、双能X线骨密度仪(DEXA)、定量CT(QCT)、单光子骨密度仪(SPA)、双光子骨密度仪(DPA)、定量超声骨密度仪等。(2)WHO标准。以骨量低于同性别骨量峰值的2.5个标准差(SD)为骨质疏松症的诊断标准。但我国专家认为此诊断标准可能仅适用于西方人,并提出我国的诊断标准为:以骨密度仪所检测的骨密度值为主要依据,其骨密度值应与当地同性别的峰值骨密度相比,减少10%-12%为基本正常;减少13%-24%为骨量减少;减少25%以上为骨质疏松;其中37%以上为严重骨质疏松症。

3.骨代谢生化检查:血钙、磷、碱性磷酸酶、骨钙素、甲状旁腺素、降钙素等化验有助于骨质疏松症的诊断。

三、易患因素

骨质疏松症的发生,受多种因素的影响。常见的患病因素有下列几种。

1. 种族：不同的人种，骨量水平有一定的差异。黑种人比白种人和黄种人的骨矿物质含量多，因此，白种人与黄种人较易发生骨质疏松症。

2. 遗传：遗传因素能决定一个人骨骼的大小与骨量的峰值，对骨质疏松症的发生及预后有一定的影响。

3. 年龄：是影响人体骨矿物质含量的主要因素之一。人到40岁以后，随着年龄的不断增加，骨量逐渐减少，一般年龄越大，骨越脆弱。

4. 性别：性激素是骨质的保护因子，对防止骨量丢失和延缓骨衰老有重要作用。女性过早绝经、卵巢扎除、运动性闭经等血中雌激素水平低下者，以及男性阳痿、雄激素水平不足等性腺功能低下者易发生骨质疏松症。

5. 低骨量峰值：据调查发现，骨量峰值较低的个体，在进入骨量流失期后较易达到骨质疏松症的低骨量程度。因此，低骨量峰值是易患骨质疏松症的一个重要因素。

6. 体型：体型的胖、瘦与骨质疏松有一定的关系。一般身材瘦小者比身材魁梧的人发生骨质疏松症的风险更大。

7. 营养：饮食中蛋白质、钙和微量元素等营养不足，或由于慢性腹泻、胃大部切除、少胃酸、酶缺乏和消化不良等使蛋白质或钙摄入减少，则易患骨质疏松症。但是，蛋白质摄入过多或钙、磷比值不当等，也会引起骨量丢失。

8. 缺少运动：体育运动能够改善和维持骨结构，如长期卧床或不活动，就会出现骨量明显丢失，容易发生骨质疏松症。另外，宇航员长期处于失重状态，也可使骨量大量丢失。

9. 吸烟、酗酒：均可直接或间接导致骨矿物质的大量丢失，从而加速、加重骨质疏松的发展。

四、防治

(一)非药物防治

骨质疏松症的预防,应该从年轻时开始,也就是说在年轻时使骨骼得到最充分的生长发育,从而使骨量增加,有一个高的骨峰值,以后发生骨质疏松症的危险就会降低。到中年以后则要采取预防措施,如合理的饮食营养,坚持有规律的适当运动,建立健康的生活方式,以及适当的预防治疗等,这样也有可能改善骨代谢,防止和减少骨丢失,缓解和减轻临床症状。

1.饮食营养

合理的饮食营养对预防骨质疏松症具有极为重要的意义。

(1)钙与磷。钙与磷是构成骨组织的主要元素,而人体内所需要的钙与磷主要靠饮食来补充。

①钙:钙是人体内含量较多的元素之一,在矿物质中居首位,99%的体钙存在于骨骼和牙齿中。人在一生中都需要钙来构造并维持一个强壮健康的骨骼。然而天然食物钙含量低,所以人类膳食普遍存在钙供给不足的问题,以素食为主的我国,缺钙情况就更为严重。

钙的日需量有着个体差异,就每个人来说,在人生的不同阶段对钙的需要量差异也很大。一般在发育期、妇女怀孕期、哺乳期、绝经期以及老年期需要量较大。我国根据联合国粮农组织(FAO)和世界卫生组织(WHO)专家委员会建议,规定老年人每日钙的需要量为1000~1200毫克。

②磷:磷也是人体中十分重要的元素之一。体内绝大多数的磷与钙结合,以羟基磷灰石的形式存在于骨骼与牙齿中,与骨骼的生长、发育密切相关。我国规定成人每日磷的需要量为

1300毫克。在天然食物中,磷的分布广且含量高,因此人类的膳食一般不存在磷供应不足的问题,很少出现因磷的摄入不足而导致磷缺乏症。

③钙、磷比值:钙与磷结合形成骨矿物质,在骨矿物质中,钙、磷的比值约为2:1。通过动物实验证明,钙、磷比值低于1:2时,钙从骨骼中溶解和脱出增加,严重时可导致骨质疏松症。营养学家一般认为,钙、磷比值范围在2:1和1:2之间均能令人满意,但婴儿以1.5:1为宜,一岁以后至终生以1:1为宜。

④含钙丰富(含磷不多)的常用食品:一般食物,如谷类及干豆类、肉、禽、鱼、蛋类中,其磷的含量比钙多。为了纠正低钙,并达到合理的钙、磷比值,在日常饮食中,应多选用些含钙丰富而含磷不多的食物。如腐竹、素鸡、豆腐、豆腐花、雪里蕻、空心菜、苋菜、油菜、菠菜、芹菜、海带、紫菜、海蜇皮、河虾、虾皮、海参、海蟹、鹌鹑蛋、黑芝麻、黑木耳、黑枣、炒葵花子、炒榛子、绿茶、橙、山楂、香蕉等。特别要提出的是,牛奶及乳制品是含钙较丰富且易吸收的食物。如每天喝2杯牛奶(480毫升),就有可能达到成人钙的需要量。

⑤注意合理的烹调及配餐:食品中虽含有较丰富的钙,但是在烹调和配餐上不够合理,也会使钙丢失和影响钙的吸收。如牛奶加热时应不断搅拌,防止磷酸钙沉积于锅底,以减少钙的丢失。蔬菜(水果)要新鲜,尽可能保留食物外皮(矿物质的含量高),煮菜时可加少量水,烹调时间宜短,以减少钙的损失。用高压锅或用烘、烤等法,以及微波炉加热烹调,对矿物质的损耗要比一般烧菜方法少。多数罐头食品中的罐头液中含有大量的矿物质,勿随意丢失。主食应做到粗细搭配,品种多样,面粉制品应以经发酵的面包为主。避免食盐摄入过多,血钠过高可增加

尿钙的排出。另外,还要注意食物的搭配,如避免菠菜与豆腐、牛奶或与高脂饮食同餐,以免形成不易被吸收的草酸钙或脂肪酸钙,从而影响钙的吸收。

(2)维生素

①维生素 D:是机体必需的营养成分,在维持机体钙、磷代谢的平衡中起着重要的作用。老年人肠道对维生素 D 的吸收比年轻人低,因此老年人更应重视维生素 D 的补充。在常用食品中,乳制品、海鱼、蛋类、动物肝脏等维生素 D 的含量均较丰富,尤其是鱼类的肝脏中含量非常丰富。正常成人每日食物中的需要量为 400 单位,老年人的需要量为 600-800 单位。另外,人经紫外线照射后,能合成活性维生素 D,所以只要每日光照 15-30 分钟,并适当食用含维生素 D 的食品,就可满足需要。

②维生素 C:是一种多功能的维生素,参与体内许多代谢,它对骨代谢也具有重要意义。人类本身不能合成维生素 C,因此在饮食中需要多补充含有丰富维生素 C 的食品,如新鲜蔬菜、水果等。

③维生素 A:也称视黄醇,在视觉反应中有特殊的作用。另外,它在骨代谢的过程中能维持动态平衡。维生素 A 是脂溶性维生素,只存在于动物中,在动物肝脏、乳制品、蛋黄中含量较高。维生素 A 的前身为胡萝卜素,广泛存在于多种植物中,如蔬菜、水果等。食物中的胡萝卜素可在肠壁内转变为维生素 A 被吸收。

④维生素 K:具有促进凝血作用,故又称"凝血维生素"。另外,它还能促进骨钙素的生物合成,为骨矿化过程所必需,又可抑制骨吸收,从而提高骨量。因此维生素 K 在防治骨质疏松上有一定的作用。维生素 K 广泛存在于自然界中,K_1 在绿色植物

及动物肝脏内含量较丰富,K_2为人体肠道正常菌群的代谢产物,故一般情况下很少会出现维生素 K 的缺乏。

(3)蛋白质。蛋白质是生命的物质基础,是一切细胞和组织的主要构成成分,骨组织中骨基质的主要成分也是蛋白质。所以蛋白质摄入量的多少,会影响骨基质的形成。低蛋白质摄入使骨基质的形成发生障碍,骨形成减少。研究证明,蛋白质缺乏对处于生长发育阶段骨骼的损害最为严重。人体蛋白质缺乏的主要原因是膳食蛋白供给不足。而食物中肉、禽、蛋、鱼及乳类、豆类中蛋白质含量较高,应适量补充。

但是蛋白质的摄入也不是越多越好,高蛋白摄入,又可导致肾脏对钙的再吸收发生障碍,使钙排出。因此,蛋白质摄入过多,也成为骨质疏松症的危险因素之一。

(4)微量元素。有些必需的微量元素参与骨组织的正常生长、发育和生理功能的维持。另外,还通过影响肠道、肾脏和内分泌腺功能等,对骨代谢起间接影响作用。其中,铜、锌、锰、氟、锶等是骨基质形成和骨矿化过程中最重要的必需微量元素。但另一些微量元素,如镉、铝、铅等的摄入,则可造成骨的形成减少,骨的吸收增加,应引起注意。一般在动物肝脏、鱼类、乳类、肉类、蛋类、豆类及有些蔬菜中含有较多的必需微量元素。

另外,膳食中摄入过多的脂肪或脂肪吸收不良均可影响钙的吸收。过量的纤维素也不利于钙的吸收。

2.适当的运动

骨的生长、发育、成熟以及老化受众多因素影响,其中运动锻炼是重要因素之一。运动锻炼可以改善骨骼的血液循环和代谢,增加外力对骨骼的刺激,促进成骨细胞活性加强,增加骨密度,减少骨质的丢失。另外,运动还可使肌肉纤维变粗,增强肌肉力量,加强关节的韧性,提高关节的弹性、灵活性和稳定性,提高抗骨折的能力。总之,运动锻炼能够改善和维持骨强度,并可改善患者的症状,因而作为一种重要措施用于防治骨质疏松症。

在进行运动锻炼的时候,要达到预期的效果,必须掌握科学的方法。无论在项目的选择上,以及运动的强度、时间、频率等方面,既要达到一定的要求,又要根据每个人的不同情况应有所区别,不能盲目地进行,否则不仅无益,还会有害于身体健康。一般来说,快步走、慢跑、登山、游泳、骑自行车、广播体操及健身操、门球、柔力球、太极拳(剑)、木兰拳、八段锦、交谊舞等是较适合于老年人进行锻炼的项目。对于年老体弱者,可采用下述的"不能行动老年人预防骨折疏松运动操"(Goodman 练习法),具体方法分仰卧位和立位、坐位两部分(附图)。

(1)仰卧位。每日做两回,每回各完成动作 5-10 次。

第一节:患者取仰卧位,上肢上举,置于头部两侧,尽力将上肢向上,下肢向下做伸展动作,同时腹部回收,背肌用力伸展。

第二节:双下肢屈曲,背肌伸展,一侧上肢摆动至与躯干呈垂直的位置,然后向床面方向用力按压。

第三节:双手抱膝,背肌伸展,双腿靠近胸部。

第四节:仰卧位,双下肢屈曲,肩关节外展 90°,肘关节屈曲 90°,用上臂向床面用力按压。

第五节:仰卧位,背肌伸展,做一侧膝关节的展伸动作,二侧交换。

第六节:仰卧位,背肌、腹肌、大腿肌肉收缩。另外背肌伸展,两手、两膝用力向床面按压。

(2)立位、坐位。每日做数回。

第一节:患者背部靠墙呈立位,上肢上举,尽力做背伸动作。

第二节:面对墙呈立位,双脚前后略分开。双侧上肢平举与肩同高,背肌伸展,上肢用力推墙。

第三节:双手扶木椅靠背,上身保持正直,背肌伸展,完成膝关节轻度屈曲动作。

第四节:维持上身垂直的坐位姿势。

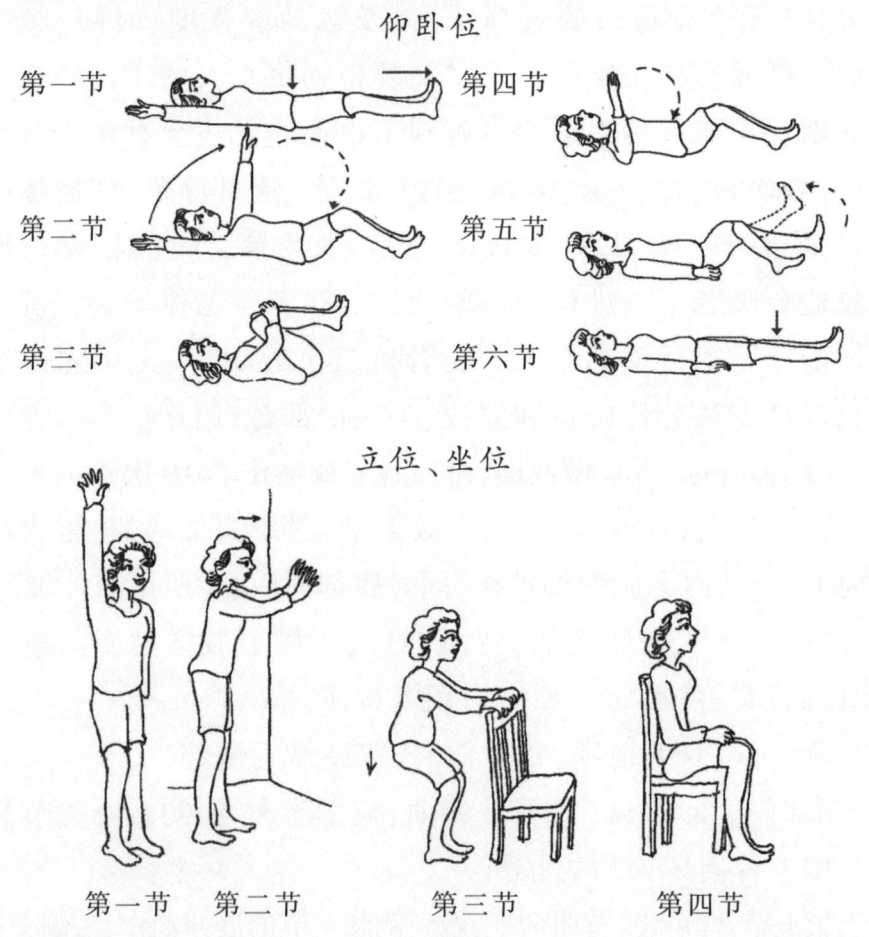

仰卧位

第一节　第二节　第三节　第四节　第五节　第六节

立位、坐位

第一节　第二节　第三节　第四节

3.健康的生活方式

健康的生活方式对骨质疏松症的防治也是十分重要的。除了要有合理的饮食营养、坚持适当的锻炼外,还应养成有规律的生活习惯,保证充足的睡眠和乐观的心情,避免精神紧张与情绪波动。另外,戒除不良的嗜好也十分重要,特别是吸烟、酗酒,以及过量饮用咖啡和浓茶。

(1)吸烟的影响。吸烟不利于维持钙、磷及骨代谢的平衡,长期吸烟可加速骨质丢失,减少骨形成,加重骨质疏松,使骨折危险性增加。吸烟对骨密度的影响只有在成年后期或老年期才表现出来,骨折危险性随年龄增加而加重,特别是髋骨、椎骨等的骨折。

(2)酒的影响。饮酒过量可导致骨质疏松,使骨折危险性增加,这在男性和女性身上均可发生,但主要见于男性,尤以低体重男性为多。在各种酒类中,主要为啤酒和蒸馏酒致骨质疏松作用明显,葡萄酒作用不明显。但另有报道认为,适量饮酒可增加骨密度,降低绝经后妇女骨丢失率。

(3)咖啡和茶的影响。咖啡摄入量与骨丢失的关系密切。咖啡摄入量与妇女髋骨骨折的发生率呈正相关,特别是与绝经后妇女的骨质疏松关系尤为密切。咖啡摄入量增加导致骨丢失的作用受钙摄入量调节,因此对抗咖啡因所致骨丢失的方法,一是减少咖啡摄入量,每天咖啡因摄入量低于400毫克,对钙平衡无明显影响;二是补充钙剂,使钙摄入量为800毫克/日,可对抗咖啡因的骨丢失作用。

适当合理的饮茶对骨代谢是有益的。但是,长期喝过量、过浓的茶,可使钙排出增多。另外,还会影响肠道消化功能,使钙、蛋白质及有关营养物质难以吸收,故可引起多种骨营养物质缺乏,从而影响正常的骨代谢。

(二)食疗与药膳

1.紫菜粥:粳米100克,干紫菜15克,猪肉末50克,食盐、葱末、料酒、香油各适量。将紫菜撕碎片,与粳米加水同煮,至米熟烂后再加入猪肉末、盐、葱末、料酒、香油稍煮片刻即成。早晚餐空腹温热食。

　　2.黄鱼海参羹：大黄鱼125克，浸发海参125克，火腿末、葱末、鸡蛋、料酒、食盐、姜末、味精、淀粉、香油、胡椒粉各适量。将火腿蒸熟，切细末；大黄鱼、海参洗净，切薄片。将葱末、姜末放入油锅略煸，加入清汤、黄酒、海参片、黄鱼肉片同煮至熟，加食盐、味精，用淀粉勾芡，并将鸡蛋打匀后缓缓倾入，然后倒入碗中，淋上香油，撒上火腿末、胡椒粉。佐餐当菜，随意食用。

　　3.凉拌海带丝：浸发海带250克，香干丝100克，酱油、盐、白糖、姜末、味精、香油各少许。将海带洗净，用开水烫一下，取出切细丝，放在盘内，把香干丝及调料倒入盘中，加少许香油拌好，即可食用。佐餐当菜，随意食用。

　　4.虾仁炒萝卜：虾仁30克，萝卜300克，葱、料酒、砂糖、味精、食用油、香油等适量。萝卜切成块状，将萝卜外层风干；虾仁浸在料酒中泡软。葱末放入油锅炒至香味出，再加入萝卜翻炒至皮黄、柔软，加清汤烧煮5分钟。加入虾仁及泡虾仁的酒料、酱油、砂糖，小火煮至汁干为止，加味精翻炒上盘，淋上香油即可。佐餐当菜，随意食用。

　　5.芝麻胡桃仁粉：黑芝麻250克，核桃仁250克，白砂糖50克。将黑芝麻拣去杂质，晒干，炒熟，与核桃仁同研为细末，加入白糖，拌匀后装瓶备用。每日2次，每次25克，用热豆浆或温开水调服。

　　6.黄芪虾皮汤：黄芪20克，虾皮50克。先将黄芪切片，入锅，加水适量，煎煮40分钟，去渣，取汁，兑入洗净的虾皮，加入葱、姜、精盐等调味品，煨炖20分钟，即成。佐餐当汤服用，有温补脾肾之功效。

　　7.二仙羊肉：羊肉250克，仙茅15克，仙灵脾15克，食盐、葱、姜、料酒、味精适量。将仙茅、仙灵脾、生姜装入布袋中,扎口;羊肉切片,同药袋加清水煮至羊肉熟烂,去药袋,加食盐、料酒、味精、葱花。佐餐当菜服食,有温阳补肾之功效。

8.龟板鳖甲粉:龟板150克,鳖甲150克。取龟、鳖的甲壳(肉另用),洗净、晒干或风干,砂炒后醋淬,研成细末,装瓶备用。每日2次,每次3克,温开水服用,有滋补肾阴之功效。

(三)推拿按摩

两手握拳,用拇指指掌关节用力揉按腰眼穴5~10分钟。两手掌用力上下搓擦腰骶,以发热为度,每日1次。两手叉腰,双足分开,先作前后俯仰活动,后做旋转运动,每次各做20~30次,每日1~2次。用两手按于两侧腹部,用手掌用力向中心推挤,使腹部前凸,然后松开,共推20次,每日一次。

(四)药物治疗

1.中医分型治疗

(1)肾虚型。如肾阳虚者,治宜温肾益髓,方用右归丸加减;如肾阴虚者,治宜补肾益精填髓,方用左归丸加减。

(2)脾虚型。治宜健脾益气,方用参苓白术散加减。

(3)寒凝血瘀型。治宜祛寒宣痹,方用独活寄生汤加减。

2.常用中成药

(1)仙灵骨葆胶囊。每次3粒,每日2次,适用于肾虚型。

(2)五子衍宗丸。每次6克,每日2次,适用于肾虚型。

(3)强骨胶囊。每次1粒,每日3次,适用于肾阳虚型。

(4)左归丸。每次9克,每日2次,适用于肾阴虚型。

(5)参苓白术丸。每次6克,每日2次,适用于脾虚型。

(6)壮骨关节丸。每次6克,每日2次,适用于肾虚血瘀型。

(7)风湿液。每次10毫升,每日2-3次,适用于寒凝血瘀型。

3.西药治疗

治疗骨质疏松的药物主要有三类:第一类为骨吸收抑制剂,包括雌激素、降钙素、二膦酸盐类等;第二类为促进骨形成药物,包括氟化物、生长激素等;第三类为矿化作用药物,如钙制剂和维生素D等。目前使用的上述药物,有的长期大量使用会出现严重的副作用,如长期应用雌激素会诱发子宫癌,降钙素的副作用有一系列消化、泌尿、神经系统症状;有的药物疗效并不确切,剂量难以掌握,如氟化物;有的价格较昂贵,难以普及使用。目前正在研究和开发疗效确切且副作用小、价格较低廉的防治药物。

(五)防治误区

1.老年人治疗骨质疏松为时已晚

很多老年人认为骨质疏松无法逆转,到老年时治疗已没有效果,为此放弃治疗,这是十分可惜的。其实,只要做到合理治疗,可以延缓骨质的丢失,预防骨折的发生。所以说,只要接受正规的治疗,无论何时均可显效。

2.骨质疏松属退行性疾病,无法防范

一般来说,从年轻时就注重饮食补钙并坚持运动的人,骨质疏松的发病率低,或可以最大限度地推迟骨质疏松的发病年龄,病患即便出现,症状也较轻且发展的速度较慢。另外,维持一定的体重对预防骨质疏松有好处。那些在短时间里大幅度减肥的人,骨密度会明显下降,由此会诱发骨质疏松,应当引起重视。

3.治疗骨质疏松最好的办法就是补钙

人的机体内是什么在使旧骨不断破坏呢?是"破骨细胞"在起作用;又是什么在使新骨形成呢?是"成骨细胞"在起作用。钙的代谢是这两种细胞起作用的结果。骨质疏松患者是"破骨细胞"

的作用超过了"成骨细胞"的作用，此时补钙，就像修补墙壁用的水泥，有一定作用。但是，提供水泥并不等于补墙，还要有泥水匠的操作。药物就充当了泥水匠的作用，可以干预上述两种细胞的"工作"。所以，只有药物与补钙相结合，才能有效治疗骨质疏松。

4.多吃骨头汤有益于防止骨质疏松

动物骨头里虽然含有钙的成分，但它很难溶于水，因此，食用骨头汤并不能解决骨质疏松患者补钙的需要。骨头汤里溶解了大量骨内的脂肪，经常食用，对老年人来说还可能引起其他健康问题。

第二十一节 腰椎间盘突出症

一、概述

腰椎间盘突出症，简称"腰突症"，多为腰椎间盘退行性改变的结果，慢性劳损者多，急性外伤者少。正常的腰椎间盘系由纤维环、上下软骨板及髓核组成。髓核位于椎间盘中央，有与水结合的能力。随着年龄增长，髓核的水分逐渐减少，结缔组织发生退行性改变，髓核向不同方向突出，使神经根受到刺激和压迫，临床以出现腰腿疼痛为主要症状。椎间盘退变的节段多发生在腰3-4及腰5-骶1，而突出的节段多在腰4-5发生。

腰椎间盘突出症属于中医"腰痛"、"腰腿痛"范畴。老年人易感风寒湿热之邪，脉络受阻；或劳累跌仆，气血瘀滞；或肾亏体虚，经脉失养，出现腰腿疼痛。临床常见有以下三种类型。

1. 寒湿内侵、经脉痹阻型：腰腿冷痛重着，转侧不利，行动缓怠，遇寒湿疼痛加重，得温燥疼痛稍缓，病程较长，日渐加重。舌淡，苔白腻，脉沉紧或濡缓。

2. 劳伤跌仆、气血瘀滞型：腰腿刺痛或胀痛，痛有定处，轻则俯仰不便，重则剧痛难忍，不能转侧，痛处拒按。舌偏暗，有瘀点、瘀斑，脉弦紧或沉涩。

3. 肾精亏虚、筋骨失养型：腰腿酸痛，软弱无力，疼痛绵绵，喜揉喜按，遇劳则重，休息则轻，反复发作，久治难愈，还常有头晕耳鸣。若伴心烦不眠，口燥咽干，面色潮红，舌红少苔，脉细数，为肾阴偏虚；伴畏寒肢冷，少腹拘急，面色㿠白，舌淡苔白，脉沉细，为肾阳不足。

二、临床表现及诊断

(一)临床表现

1. 腰腿痛：腰腿痛是本病的主要症状，活动和劳累后加重，卧床休息后减轻，常有腰部外伤和着凉史。典型的下肢疼痛为坐骨神经痛的表现，疼痛沿下肢坐骨神经或某个神经根的分布区向下放射，一般由臀部开始向下放射至大腿后侧、小腿的外侧，以至足背、足跟、足趾，疼痛区域较固定，患者常可指出疼痛放射路线及具体部位。病程较久或神经根受压较重者，常有下肢麻木或感觉迟钝，麻木区与受累神经根的分布区域是一致的。中央型巨大突出患者可发生大小便异常或失禁、马鞍区麻木等。有部分患者感觉下肢发凉，检查患肢温度较健侧为低，亦有部分患者出现下肢水肿，此为交感神经受刺激所致。

2. 腰部可出现侧弯：生理前突变浅或后突，腰部呈后伸姿势；突出的椎间盘间隙棘突旁压痛阳性，且向下肢放射。

3. 屈颈试验：患者站立位、仰卧位或端坐位，双下肢伸直，此时坐骨神经已处于紧张状态,尔后向前屈颈而引起患肢放射痛为阳性。因屈颈时,从上方牵拉硬脊膜和脊髓而刺激了神经根。

(二)辅助检查

1.X线检查:腰椎正、侧、斜位摄片,可排除腰椎骨质病变。可见到腰椎变直或后突,椎间隙变窄或前窄后宽,相邻椎体缘骨质增生等。

2.腰椎CT检查:在椎间盘突出的断面上,可见椎体后缘有软组织密度影像突入椎管,并可见突出物部位与范围。由侧方突出,可将神经根"淹没"。中央突出,可使双侧神经根消失及马尾囊大部分受压影像。亦可见到椎间盘钙化等。

3.腰椎磁共振成像(MRI):可以准确定位,脊髓、马尾囊显示清晰。突出的椎间盘、神经根周围的硬膜外脂肪显示清楚。

(三)分型

本病的分型方法较多,目前尚未统一,一般依据椎间盘突出的位置和程度来分,这里简单介绍椎间盘突出的位置分型。

1.单侧型:临床最多见,突出和神经根受压仅限于一侧。

2.双侧型:突出发生在同一间隙的两侧,患者下肢症状交替出现,或两侧肢体均有症状,但无马尾神经受压症状。

3.中央型:突出位于中央,直接压迫马尾神经,患者出现大小便障碍及马鞍区麻木。

(四)诊断

1.反复发作的腰腿痛或单纯腿痛,棘间及棘突旁有固定压痛点,并向臀部及下肢放射痛,或因咳嗽、喷嚏而加重。

2.腰椎出现侧弯、平腰或后凸畸形,腰部活动受限。

3.患肢肌肉萎缩,受累神经根区的皮肤感觉减退或迟钝,踝及脚拇趾背伸力减弱,膝、跟腱反射减弱或消失。

4.X 线片无骨关节改变,显示腰椎侧弯,平腰,椎间隙变窄或前窄后宽。

5.CT 及 MRI 检查突出物的直接影像。

6.常有积累性损伤、外伤和受寒湿病史,男性多见。

7.此外,以疼痛部位、脊旁压痛点、感觉异常区、肌力减退及反射改变来作出临床定位诊断(分型诊断)。

三、易患因素

1.环境因素:腰腿痛与居住环境、工作条件有密切关系,尤其是老年人不耐寒冷,若居处阴冷潮湿、阳光不足,则本病容易发生。

2.不良生活习惯和劳动姿势:喜静懒动、久坐、久立,或长期弯腰工作、强力举重等,使腰部扭曲,加速椎间盘退变,容易发生本病。

3.饮食因素:营养不良,蛋白质、维生素、钙质类饮食不足,可使体质下降,骨质疏松,椎间盘退变,容易引起本病发生。

4.意外因素:起居不慎,或意外跌仆,或反复劳损,使腰部扭伤,椎间盘受损,破裂突出,逐渐退变而发生本病。

5.生理因素:脊柱畸形,生理曲度改变,椎间隙不等宽,承受压力不同,可加速椎间盘退变,在此基础上一旦出现损伤等诱因,就更容易产生椎间盘突出。

6.年龄因素:随着年龄增长,椎间盘的脱水,髓核失去弹性,椎间隙逐渐变窄,周围韧带松弛,成为椎间盘破裂突出的基础。

四、防治

(一)非药物防治

1.改善不良的劳动和生活姿势:长期弯腰工作或久坐、久立的工作人员应注意工间休息,做工间操;避免强力举重,避免腰部的扭曲动作,防止腰部负荷的增加,如坐时腰部应略后倾,同时腰后放一软垫,屈髋屈膝;弯腰提取重物时应屈髋屈膝,或直腰取物,以减轻腰部的负荷,避免加速腰椎间盘退变,避免在椎间盘生理退变情况下的损伤。

2.改善居住环境:久卧湿地,衣被湿冷,腰部易受寒湿侵袭,以致筋脉痹阻,产生腰痛,成为腰椎间盘突出症的诱因。因此,居住环境应干燥、通风,冬日要阳光充足,衣服被褥要松软舒适,工作、生活环境不宜潮湿阴冷。

3.做到饮食起居有节:生活起居、日常饮食要有节制。腰突症患者应多卧硬板床休息,以减轻椎间盘的压力。增加高蛋白和高维生素食物,适当补钙,多食牛奶、鸡蛋、豆制品、鱼虾类等以增强体质,有利于疾病的康复。生活中还要避免意外损伤,老年人更需要有自我保护意识,防止跌仆扭伤。

4.加强腰背腹肌的功能锻炼:人体的脊柱好比电线杆,四周的肌群就像电线杆的拉索,加强腰背肌、腹肌的锻炼,可维持脊柱的稳定性,减轻腰部的负荷。同时,腰背部肌肉坚强有力,可防止腰背部软组织的损伤,减少腰突症的发生。

5.心理调护:腰突症属慢性疾病,可反复发作,久治不愈,治疗比较棘手,容易造成患者心理负担。医务人员及家属一定要鼓励患者树立信心,坚持长久的正确治疗方向,调动主观能动性,保持心情愉快,情绪稳定,减轻疼痛,以促进功能的恢复,争取早日康复。

(二)食疗与药膳

1.三七红花酒:三七50克,红花150克,当归50克,白酒1000毫升,将三七捣碎与红花、当归一起放入瓶中,加白酒封闭10天,即可饮用。适用于跌仆损伤后气滞血瘀型腰腿痛。

2.薏苡仁酒:薏苡仁500克,白酒500克,将薏苡仁碾成细末,放入瓶中,加白酒封固,每日振摇一次,半月后开封饮用。适用于寒湿内侵型腰腿痛。

3.肉骨头粥:适用于老年人气血不足之慢性腰腿痛。

4.桂枝羊肉汤:羊肉90克,桂枝9克,葛根30克,生姜、红枣适量。将羊肉洗净、去脂、切块,与上药放入砂锅中,加水适量,文火煮至羊肉烂熟为度,调味食用。适用于肾阳亏虚、寒湿阻滞型腰腿痛。

5.海参银耳粥:海参、银耳适量加粳米煮粥,作早餐食用。也可用燕窝、鳖肉、沙参、枸杞、百合等作原料。适用于肾阴偏虚型腰腿痛。

6.羊肉韭菜粥:羊肉、韭菜适量加粳米煮粥,作早餐食用。也可用狗肉、鸡肉、辣椒、附子等作原料。适用于肾阳偏虚型腰腿痛。

(三)推拿按摩

揉脾俞,揉肾俞,重揉腰骶,揉环跳,拿委中,揉阳陵泉,揉足三里,拿承山,拿昆仑、太溪。

(四)针灸治疗

针灸可以缓解和消除疼痛,也可以促进神经根水肿和炎症的吸收,是中医治疗腰突症中重要的辅助疗法,能发挥舒筋活血、通络止痛、散寒温经的作用。按照经络学说选取相应穴位,有肾俞、环跳、承山、委中、阳陵泉、足三里、三阴交、阿是穴等,每次选穴3-5个,急性期每日1次,好转后隔日1次。

手法:除急性损伤外,肾俞用补法,其余穴位可用强刺激或中等刺激,使针感向远端放射。

(五)药物治疗

1.中医治疗

(1)常用中成药

①四妙丸:每次3克,每日2次,适用于湿热内侵型腰腿痛。

②血府逐瘀口服液:每次1支,每日2次,适用于气滞血瘀型腰腿痛。

③左归丸:每次10粒,每日2次,适用于肾阴偏虚型腰腿痛。

④右归丸:每次10粒,每日2次,适用于肾阳偏虚型腰腿痛。

⑤脉络通冲剂:每次1包,每日3次,适用于寒湿型腰腿痛。

⑥通络开痹片:每次3片,每日1次,适用于寒湿内侵、经脉痹阻型。

⑦腰痹通胶囊:每次3粒,每日3次,适用于气滞血瘀型。

(2)分型治疗

①寒湿内侵、经脉痹阻型:治宜祛寒除湿、温经通络法,方用独活寄生汤加减。

②劳伤跌仆、气滞血瘀型:治宜活血化瘀、理气止痛法,方用桃红四物汤加减。

③肾精亏虚、筋骨失养型:肾阴偏虚者治宜益肾滋阴、舒筋活络法,方用六味地黄汤或左归丸加减;肾阳偏虚者治宜温肾补阳、强筋壮骨法,方用金匮肾气丸或右归丸加减。

2.西医治疗

(1)急性发作应严格卧硬板床休息。

(2)疼痛症状,非甾体消炎镇痛药物临床应用广泛,如消炎痛、布洛芬、芬必得、扶他林等。

(3)严重者主要依靠手术治疗。

(六)防治误区

1.腰腿痛不算病

根据相关数据的调查,大约有百分之九十五以上的人,都有过腰腿疼痛的经历,引起腰腿痛的疾病,几乎可以涉及全身所有系统。有些腰腿痛的原发疾病治愈后,疼痛也随之消失,也有一些不治自愈。有些患者便因此认为腰腿痛不算病。事实上,腰突症引起的腰腿痛不仅算病,而且必须引起高度重视。因为这种病不仅可以引起腰腿痛,而且还会引起下肢麻木、发凉、无力,甚至瘫痪和大、小便障碍,严重影响生活质量。

2.腰突症治不好

腰突症比较容易复发,特别是有神经系统障碍的人,其修复过程较长。因此,有的患者,甚至有些非专科医生也认为腰突症治不好。其实腰突症治疗的总体效果非常好。所谓治不好原因有二:一是选择方法不当,二是没有坚持治疗。有的患者一听说哪里有新疗法就去哪里治,但在哪里都不能坚持,最终是跑的地方不少,效果却不理想。

3.迷信某一方法

腰突症病人有两种主要的治疗方法,一是手术,另一个是非手术治疗。后者又有牵引、按摩、内外用药、经皮切吸、胶原酶溶解等方法,应该说任何一种方法都能治好一部分病人,但都不能包治所有的患者,甚至在某些情况下,某些疗法是禁忌的。因此,正确的态度是根据临床症状、体征、病程、影象学检查,选择适合患者的具体治法,不能片面夸大、迷信某一种疗法,也不能从主观上抵制某一种疗法。

4.对运动的误解

许多腰突症患者,甚至有些非专科医生也认为,腰部活动会促使腰椎间盘髓核进一步突出而加重病情,故而限制腰部运动。其实,这是很不全面的。对于腰突症患者来说,腰、背、臀、腹等肌肉的力量均有不同程度的减弱,而上述肌肉对维持腰部稳定性至关重要。在专科医师的指导下,进行适当、合理的运动,能增强肌肉的功能,对腰突症的康复有益。

第二十二节 癌症预防概要

一、概述

癌症是一切恶性肿瘤的总称(肿瘤分为良性肿瘤和恶性肿瘤两类)。

癌症是严重危害人类健康的主要疾病之一。根据 WHO 发表的报告,全世界每年约有 1100 万新增癌症患者,发展中国家的恶性肿瘤发病率呈逐年上升趋势。为了扭转这一趋势,国家恶性肿瘤控制规划(NCCP)就是要提供最佳的肿瘤控制方案(包括三级预防)预防癌症,估计该办法可预防全世界新发恶性肿瘤的 1/3 到 1/2 病例。我国常见癌症为肺癌、肝癌、胃癌、食道癌、大肠癌、乳腺癌、宫颈癌、鼻咽癌、淋巴瘤和白血病等,其中消化道癌占 70%。呈上升趋势的有肺癌、肝癌、大肠癌,呈下降趋势的有宫颈癌和食道癌。

二、癌是怎样形成的

在各种不同因素的长期作用下,人体内正在发育中的或成熟的正常细胞,由于致癌物的影响,出现分裂启动和去氧核糖核酸合成促进现象,导致细胞分裂、分化和异常生长行为等一系列改变而形成的新生物,称为癌。癌细胞有三个生物学特性:(1)癌细胞的自主性。即癌细胞失去正常调控,无休止地生长繁殖、分化不良。(2)癌细胞的浸润性和转移倾向。(3)癌细胞特征的遗传性。癌细胞的子细胞可以完全保留其上代所有的恶性行为。

癌的形成,是一个相当长的过程,通常需要在接触致癌物多年之后,使组织、器官的细胞引起进行性的异常生长变化,才演变成癌。这期间称诱导期,有时可长达15-30年。

大多数科学家认为,细胞癌变与基因有关,是"基因突变"或"基因功能失调"的结果,其中有两类基因直接参与癌变过程:原癌基因和抑癌基因。如果两者平衡遭到破坏,细胞就会癌变。

三、病因

导致恶性肿瘤发生的原因,有外源性和内源性两种。

(一)外源性因素

是指自然界中各种致癌因素。据世界卫生组织的调查表明,80%-90%癌症的发生与环境因素有关。自然界中致癌因素主要有以下几种:

1.物理致癌因素

(1)各种放射线。引起的癌瘤有白血病、皮肤癌、骨肉瘤、淋巴系统恶性肿瘤、甲状腺肿瘤,其中主要是白血病。(2)紫外线。长期接受紫外线照射可引起皮肤癌。(3)某些纤维。如长期接触石棉、玻璃丝等,易患肺或胸膜的恶性肿瘤。(4)慢性机械性刺激和创伤。可导致组织的慢性炎症和非典型增生,在有致癌因素作用的条件下,可诱发组织癌变。

2.化学致癌因素

这是最主要的外源性致癌因素。按化学结构分为下列几类:(1)亚硝胺类。在变质和腌制的蔬菜及食品中含量较高,能引起消化系统、肾脏等多器官的癌变。(2)多环芳香烃类。存在于汽车尾气、香烟、煤烟及熏制食品中,如苯并芘、乙苯蒽等,能致肺癌等。(3)芳香胺类。广泛应用于橡胶、制药、染料、塑料等行业,能诱发尿路癌症等。(4)烷化剂。如芥子气、环磷酰胺等,可导致白血病、肺癌、乳腺癌等。(5)氨基偶氮类。主要存在于纺织、食品中的染料中,如苏丹红、猩红、奶油黄等,可诱发肝癌等。(6)某些金属。如铬、镍、砷等也可致癌。上述物质,有的有直接致癌作用,有的是通过代谢变为致癌物质的。

3. 生物致癌因素

能诱发癌症的常见生物因素有:(1)某些病毒。如疱疹样病毒与伯基特氏淋巴瘤和鼻咽癌有关;C型脱氧核糖核酸病毒与白血病有关,人乳头状瘤病毒与子宫颈癌有关。(2)霉菌毒素。如广泛存在于霉变的花生、玉米、大米、豆类食品中的黄曲霉素等,可诱发肝癌及肾、肺、胃、皮下组织的肿瘤。(3)寄生虫。临床证明,血吸虫病与大肠癌、中华分支睾吸虫与肝胆管癌的发生有关。

(二)内源性因素

是指机体内部结构和功能的改变,如遗传、免疫、代谢、神经或体液调节等。

1. 遗传因素

遗传因素对恶性肿瘤的发病很重要,某些有先天缺陷的人,患癌的危险高出正常人很多。带有基因缺损的人中,80%-90%将会发生癌瘤。但在癌症中,只有少数癌症与遗传的关系比较密切,一般认为,不超过癌症总数的5%。经研究,现在知道,遗传下来的不是肿瘤本身,而是易感肿瘤的素质,要在这种素质上发生肿瘤,还必须有各种复杂的致癌因素的长期作用。

2. 免疫缺陷或免疫功能降低

先天性免疫缺陷或后天疾病及治疗因素引起免疫功能低

下,如因胸腺发育不全,引起淋巴细胞缺少而致细胞免疫功能下降,可发生淋巴瘤;肾移植病人为了防止排斥反应发生,使用免疫抑制剂,可使恶性肿瘤发病的危险性增高。

3.神经精神因素

实践证明,大脑皮层的机能状态对人体各器官的病理过程起重要作用。若神经系统长期受到刺激可导致大脑皮层控制失调,器官的细胞分裂失去控制而异常生长。在日常生活中也常遇到有些人在精神上受到较大刺激或由于心情不好、情绪抑郁,不久便患癌症。据调查,精神压抑的人群,癌症发生率比一般人群高许多倍。

4.其他

如内分泌失调及体内胚胎残存组织与癌的发生也有一定关系。

四、生活中的易患因素

1.遗传因素

对于遗传型肿瘤来说,带有基因缺损的人中,80%-90%将会发生癌瘤。如多发性神经纤维瘤病、结节状硬化病等,此类疾病都是因常染色体畸形,发生各种肿瘤;着色性干皮病、白化病等,由于表皮的缺陷易患皮肤癌;免疫缺陷综合征易患淋巴网状系统肿瘤等。

2.环境污染

研究结果表明,多种致癌因素主要来自人们的生产和生活环境。近年来,由于工业化进程的加快,农药、化肥的广泛使用,交通的快速发展,使空气、土壤和水源等被污染的情况日趋严重,这也是现今癌症发病率增加的一个主要原因。据估计,人类70%左右的癌症是由环境污染引起的。

3.吸烟

当今世界上每年有 270 万人由于使用烟草而死亡，其中有 50 万发生在亚太地区。吸烟主要引起肺、咽、喉及食管部癌肿，在其他部位也可使其发生肿瘤的危险性增高。吸烟者更易得肿瘤，且患病年龄至少提早 15 年。吸烟者易得溃疡且不易愈合。吸烟降低机体免疫力，使机体对毒物、高能辐射危害及感染的抵御力降低。

4. 酗酒

自古以来，人们对酒的评价褒贬不一，既有"酒为百药之长"的赞誉，也有"酒为百毒之首"的贬责。法国可谓大量饮用葡萄酒的地区，其居民的食道癌发病率较高。原联邦德国，也从啤酒中发现产生致癌性的亚硝胺的物质，现已引起关注。

5. 不合理的饮食结构与不良的饮食习惯

在日常生活中，我们应考虑如何将各种各样食品恰当地配合食用。这样，不仅能保证身体取得全面均衡的营养，而且也可发挥不同食物之间互相制约和解毒的作用，有利于癌症的预防。不良的饮食习惯与癌症的发生有着密切的关系，经常食用霉变食物，如含有黄曲霉素的食物，可使人类发生肝癌；经常食用腌制食品，易患食道癌；常食用含有亚硝酸盐的食物、焦糊食物，均可引起癌症。

6. 职业因素

不同职业致癌性因素对器官的影响也不同。接触致癌物铬，易患鼻、喉、肺部肿瘤；接触致癌物石棉，易患肺、胸膜、腹膜部肿瘤；接触致癌物砷，易患皮肤、肺、肝部肿瘤；接触苯，易患白血病；接触氯乙烯，易患肝、血管、内皮、脑部肿瘤；接触放射线，易患骨及骨髓皮肤方面的肿瘤，等等。

7. 年龄

随着年龄的增长，机体的免疫功能减弱，对病变的免疫监视作用自40岁起逐渐降低。据研究证明,成年人胸腺有重要的免疫作用,随着年龄的增长,胸腺缓慢地退化,胸腺激素的分泌减少,85岁以后的胸腺已很小。胸腺萎缩后,人体内的免疫系统与免疫功能也随之减弱,有利于肿瘤的发生和发展。

8. 不良的精神状态

精神一方面是人的心理状态的自身反映,另一方面是人对所经历事情的反应的外在表现。不正常的精神基础为癌症的形成和发展创造了有利条件。一些研究表明,人们长期处于紧张的状态,其免疫功能会受到抑制,是造成身心不健康的重要原因,同时也会对人体细胞的正常代谢产生干扰,所以称之为"癌细胞的激活剂"。

9. 不合理的药品使用

有些药物的不合理应用,能促使癌症的发生,如大量使用抗生素,乳腺癌的发生率就会大大升高;长期使用抗癫痫药,如苯巴比妥钠、鲁米那,能诱发肝癌;长期大量滥用含有非那丁成分的药物,可诱发肾癌和膀胱癌;大量使用保泰松能抑制骨髓造血功能,有导致白血病的可能,等等。

五、预防

肿瘤的预防可分为三级预防:Ⅰ级预防指病因学预防;Ⅱ级预防指早期发现、早期诊断与早期治疗;Ⅲ级预防指治疗所有的(包括中晚期)癌症病人争取最佳疗效,避免复发和转移,加速康复。本节主要讨论Ⅰ、Ⅱ级预防。

(一)Ⅰ级预防

首先要使人们对肿瘤的发病原因、致癌因素等有比较清楚的了解,设法减少或避免与有害物质接触,增强自我保护意识。

1. 消除或避免致癌因素对人体的危害

人们对生活和工作环境中有许多已知的或可疑的致癌因

素,应采取有效措施进行自我保护,特别是工作环境与致癌物有关的职工要加强劳动保护,如:限制原材料中有毒物含量;采用无毒或低毒物质替代致癌物;改革生产工艺流程,尽量减少致癌物的扩散、排放,减少工人与致癌物接触的机会;尽量避免有害物对周围环境的污染;合理使用防护用具。

2. 预防食物的致癌作用

防止食物及粮食的霉变和污染,不吃发霉和被污染的食物,不吃烟熏、烧煳或过度煎烤的肉类,尽少应用食品添加剂。喜食过硬、过热、过辣食品者,易患口腔、食管等部位癌症,为此应少食此类食品。注意摄入具有防癌抗癌作用的食品,增加某些必要的微量元素,预防癌症的发生。

3. 尽量减少医源性的致癌作用

少接触放射线;不要过度曝晒于紫外线下;对从事此类工作的人员应注意防护,并定期体检;尽量少用雌激素类、硫脲类、砷制剂等具有致癌作用的药品,避免服用有致突变作用的药物。

4. 戒烟、限酒

吸烟是公害之一,吸烟导致癌症、有损健康的观点早已是老生常谈了,为了自己和他人及下一代的健康,还是早日戒烟为好。大量饮酒可与多种癌症的发生有关,如口腔、食管、咽喉、膀胱等处的癌症,特别是既吸烟又饮酒者,患癌的危险性成倍增加。因此,应戒除上述不良习惯,以减少癌症的发生。

5. 加强体育锻炼,注意情志调节

体育锻炼能增强体质,促进免疫功能,激活免疫监视系统功能,提高抗癌能力,可同时采用保健气功等方法。注意精神调节,减少不良情绪的干扰,保持乐观、开朗、积极向上的生活态度,这对预防肿瘤有重要意义。

6.防癌从青年时做起

癌瘤的诱导期为10-30年,即病人有症状前若干年便有癌瘤在形成。不良习惯和不利的食物结构是造成人体癌变的一个原因,因此,培养健康的生活习惯和合理的食物结构对预防癌症有着非常重要的意义。

美国癌症研究院（AICR）回顾4500多份世界卫生组织、食品农业部,以及本国和国际的癌症研究,整理出《癌症的食物、营养和预防:一个全球观点》的报告,再次呼吁人们,预防癌症不难,只要不吸烟、吃得正确、持续身体活动,加上维持适当体重,就可以减少60%-70%的患癌机率。每天至少摄取400-800克蔬菜、水果,就可以降低20%的癌症风险。

美国环境毒物学博士罗伯特·哈瑟瑞钻研环境毒物学,更深入探讨食物中所含有的诱发或抑制癌症基因的化学物质,建议利用8大类蔬果中所含的维生素和天然抗癌物质,以达到防癌、抗癌的目的。

这8大类超级防癌食物包括:(1)洋葱类。大蒜、洋葱、韭菜、芦笋、青葱等。(2)十字花科。花椰菜、甘蓝菜、芥菜、萝卜等。(3)坚果和种子。核桃、松子、开心果、芝麻、杏仁、胡桃、南瓜子等。(4)谷类。玉米、燕麦、米、小麦等。(5)荚豆类。黄豆、青豆、豌豆等。(6)水果。柳橙、橘子、苹果、哈密瓜、奇异果、西瓜、柠檬、葡萄、葡萄柚、草莓、凤梨等。(7)茄科。番茄、马铃薯、番薯、甜菜等。(8)伞状花科。胡萝卜、芹菜、荷兰芹、胡荽等。

其他食物:小黄瓜、南瓜、莴苣、青椒、红椒、菠菜、姜、姜黄等。

(二)Ⅱ级预防

为大幅度降低癌症的发病率,改善癌症的预后,要尽量做到早期发现、早期诊断和早期治疗。通过普查可以发现和及时治疗所谓癌前病变,使癌症发生率明显下降。

1. 癌症的危险信号

有些临床征象属可疑的癌症的危险信号,应加以注意,凡出现下列情况者,应高度警惕,及时就诊,详细检查。(1)皮肤、乳腺、甲状腺、颈部、骨骼或其他部位有可触及的肿块,一般皮肤颜色不改变,不痛不痒。(2)黑痣或疣(疣瘤)的明显变化,如颜色加深、增大、渗液或溃烂、脱毛、出血、变粗糙。(3)经久不愈的溃疡和伤口。(4)吞咽时食道内有异物感,进食有噎梗感;上腹部不规则疼痛,胃脘不适。(5)长久的舌象改变,如厚腻苔、黄白腻苔、剥苔、舌质暗瘀、舌中裂纹等。(6)原因不明的食欲减退,体重持续下降。(7)原因不明的黑色大便、大便带血或腹泻和便秘交替出现。(8)原因不明的无痛性血尿。(9)持续性干咳,声音嘶哑,痰中带血。(10)鼻出血与鼻咽分泌物带血,听力减退,耳鸣,头痛。(11)不规则的阴道出血。(12)原因不明的长期发热或贫血。(13)原因不明的癫痫、麻痹性软瘫、视野缺损、语言障碍等。

2. 癌前病变

某些具有潜在癌变可能性的良性病变,称癌前病变。此类病变若长期不愈有可能转变成癌。常见的癌前病变有下列几种:

(1)皮肤黏膜的一些疾病。①老年性皮肤角化症;②黏膜白斑。③久不愈合的慢性溃疡、瘘管;④易受摩擦部位的色素痣;⑤着色性干皮病。

(2)乳房疾病。①乳腺囊性增生症;②乳腺纤维瘤;③乳腺导管内乳头状瘤。

(3)胃肠道疾病。①久治不愈的慢性胃溃疡;②胃肠道单发或多发性息肉样腺瘤;③慢性萎缩性胃炎(有不典型性增生者);④残胃;⑤食道上皮重度增生。

(4)泌尿生殖系统疾病。①子宫颈糜烂或不典型性增生;②包茎、包皮炎;③睾丸异位、睾丸下降不全或隐睾;④葡萄胎。

(5)传染性疾病及寄生虫病。①慢性乙型肝炎及肝硬化;②血吸虫病及中华分支睾吸虫病等;③艾滋病。

(6)某些良性肿瘤。

3.检查方法

人体恶性肿瘤有75%发生在容易被发现部位,因此传统的望、闻、问、切常能发现相当一部分肿瘤。但要明确诊断,还需要一系列的理化仪器检查。常用的有:彩超;CT及MRI;内窥镜检查;细胞学检查;肿瘤标志物系列检查(甲胎蛋白、癌胚抗原、铁蛋白、CA199、CA125、CA153等)等。

总之,癌症的预后好坏,与早发现、早诊断、早期采取积极治疗措施有直接关系。随着先进仪器和技术的不断出现和普及,越来越多的肿瘤能被早期发现诊断。

(六)防治误区

1.医生和患者家属隐瞒病情

一些患者家属因担心患者知晓病情后,陷入消极低沉、萎靡不振的状态中不能自拔,甚至活活被癌症"吓死",因而隐瞒真实病情。这样会贻误最佳治疗时机,待肿瘤复发转移时再进行治疗,已经是回天乏术了。其实,随着手术、放化疗、细胞免疫治疗等技术的发展与进步,癌症已经变成可以调控的慢性疾病。

2.癌肿切除即病愈。放、化疗毒副作用太大,不进行后续治疗

一些患者及家属不甚了解肿瘤的特性,认为肿瘤切除就是治

愈了,并且认为放化疗有毒副作用而拒绝,任由肿瘤发展。往往查出肿瘤复发转移时,已无药可治了。术后放化疗是为了最大程度地消除癌细胞,防止肿瘤的复发转移。

3.盲目相信偏方、保健品

目前,社会上治癌广告到处都有,说得天花乱坠。患者往往也病急乱投医,不惜重金购买,或者大力搜寻民间偏方,期望能获得奇迹般的治疗效果。许多保健食品也打着"抗癌"的旗号进行广告轰炸,造成许多患者及家属听信虚假宣传,错把保健食品当药品用于治疗,到头来浪费钱财不说,还耽误了宝贵的治疗时机。

4.癌症疼痛怕用止痛药

全国癌症疼痛治疗现状调查结果显示,公众对阿片类药物的成瘾性恐惧是影响我国癌痛治疗的主要障碍。世界卫生组织1992年发布癌症三阶梯镇痛指导原则,强调按阶梯用药;口服给药;按时服药;个体化给药。只要遵守用药原则,长期用阿片类镇痛药治疗,尤其是口服或透皮贴剂按时给药,发生成瘾(精神依赖性)的危险性极小。所以,正确使用止痛药品,是肿瘤治疗的必要手段,更是减轻患者痛苦,提高患者生活质量的必要选择。

5.盲目忌口

中医治疗癌症,比较强调忌口。其实西医对有些病也是需要忌口的。据了解,约三分之一的肿瘤患者发病与饮食有关。所以忌口是必要的,但不能千篇一律。忌口太严,则会导致饮食结构不合理,不仅会使患者感到无所适从,而且会造成食谱太窄,影响患者对营养物质的摄取,从而造成体内营养素不平衡,不利于癌症的治疗与康复。

第二十三节 前列腺增生症

一、概述

前列腺增生症是因老年男性前列腺移行区及尿道周围组织中的腺体及间质的增生,而引起尿路梗阻性的疾病,也称良性前列腺肥大症。一般30-40岁时前列腺就开始有不同程度的增生,50岁以后才开始出现临床症状,是老年男性最常见的疾病之一。

目前国内外学者的研究表明,前列腺增生组织中,雄激素受体密度、5α-还原酶生物学活性及双氢睾酮含量均高于正常,说明前列腺组织内雄激素代谢紊乱与前列腺增生发生有关。其发病率从尸解中发现,50岁以上者约占50%,60岁以上者约占60%,70岁以上者约占70%,80岁以上者约占80%。

前列腺增生症属中医学"癃闭"范畴。其病因病机多由肺、脾、肾、膀胱脏腑气虚,致清肃、纳摄失权,气化开合失常,水道不利,水湿蓄留,排泄失调所致。临床常见有下列四型。

1.脾虚气陷型:前列腺增大,小腹坠胀,欲小便而不得出,量少不畅,神疲乏力,气短声低,食少纳呆,舌质淡,苔薄白,脉沉细。

2.肾阳不足型:前列腺增大,排尿困难,射程短,尿线分叉,尿频,尿后滴沥不尽,尿失禁,小便清白或有白浊,畏寒肢冷,头昏耳鸣,腰膝酸软,舌质淡,苔白,脉沉细。

3.肝郁气滞型:前列腺增大,情志抑郁,或烦躁易怒,小便不通或通而不爽,少腹胀满或作痛,口苦咽干,舌质红,苔薄微黄,脉弦或弦数。

4.下焦瘀阻型:前列腺增大,小便点滴而下,尿如细线,甚而阻塞不通，小腹胀满，按之内痛，舌质紫，苔白厚腻，脉涩。

本病如发病急骤，因肝郁气滞，瘀血阻于下焦，阻碍气化者多属实证；如发病缓慢，因脾虚气陷，或肾阳不足而致气化无权者多属虚证。

二、临床表现与诊断

(一)临床表现

1. 尿频、尿急：尿频为早期症状。日间及夜间排尿次数均增多，且逐步加重，往往由于夜尿次数增多而引起患者注意。尿频的原因系膀胱有残余尿、膀胱有效容量减少及膀胱颈部黏膜充血所致。当膀胱有炎症、结石、肿瘤等并发症时，可加重尿频症状，还可出现尿急、尿痛及尿血。

2. 排尿困难：进行性排尿困难是前列腺增生症最重要的症状，当进程缓慢时有时被认为是老年人的自然生理现象。梗阻轻时有排尿等待、排尿缓慢、中断及时间延长；梗阻加重时排尿费力，尿线细而无力，射程变短，终呈滴沥状。

3. 尿失禁：多为晚期症状。有大量残余尿患者，由于膀胱过度膨胀，压力很高，尿液可以时常自行溢出，犹如失禁，这种现象称为假性尿失禁，有别于真性尿失禁。夜间熟睡时盆底骨骼肌松弛，尿液更容易自行流出而发生遗尿。

4. 血尿：因前列腺表面充血或扩张的血管破裂而出现不同程度的血尿，少数严重者伴有血凝块，以致阻塞狭窄的尿道而引起急性尿潴留。

5. 急性尿潴留：前列腺增生症中约40%~60%的病人可发生急性尿潴留。当梗阻加重到一定程度时，排尿时膀胱内尿液不能排尽而出现残余尿，随着梗阻的逐渐加重，残余尿越来越多。天气变化、饮酒、劳累、房事、进食刺激性大的食物以及未能及时排尿,都会引起前列腺突然充血水肿而发生急性尿潴留。

6.其他:脱肛、内痔、便血及腹壁疝等,这是由于排尿困难而长期增加腹内压所致。

(二)检查方法

1.肛门检查:是最简单却很重要的一种检查,一般的前列腺增生症为两侧叶表面隆起光滑,质地中等,具有一定弹性,边缘清楚,中央沟变浅或消失。估计前列腺大小最常用的方法,以鸡蛋大为Ⅰ度,鸭蛋大为Ⅱ度,鹅蛋大为Ⅲ度。

2.超声波检查:此为一种无创伤检查,除了可以测定残余尿量外,并能测量前列腺大小和凸入膀胱腔内情况,还可以发现膀胱内结石、肿瘤、憩室等其他病变。

3.其他:如膀胱镜检查,可在直视下确知前列腺有无增生;尿流动力学检查,可以明确下尿路有无梗阻存在和梗阻程度。

(三)诊断要点

1.本病多发生于50岁以上患者,一般起病缓慢,逐渐加重,病程可持续数年或更长。

2.尿频,尤其是夜尿增多,尿流逐渐变慢无力,射程不远,尿线变细,排尿困难,逐渐发展为间歇性排尿。至晚期可出现严重的尿频、尿急、尿呈点滴状,以致发生尿潴留。

3.肛门检查。可触及增生的前列腺,表面光滑,质地较硬,中央沟变浅或消失。

4.辅助检查。如超声波检查、膀胱镜检查、尿流动力学检查等。

三、易患因素

1.过度的性生活和欲念的放纵。因为频繁的性冲动会显著增加性器官的充血,时间一久,前列腺组织因持久充血而增大。

2.睾丸功能异常。例如曾得过睾丸炎、隐睾症等疾病,睾丸的功能会早期衰退。

3.后尿道炎、膀胱炎、精阜炎等前列腺"邻居"发炎。一方面可以引起前列腺充血,另一方面可以促使前列腺纤维组织增生。

4.前列腺本身慢性发炎未彻底治疗好,腺体等组织也会增生。

5.泌尿系统有梗阻。例如尿道狭窄、膀胱或尿道结石等下尿路不通畅。膀胱经常充满尿液,如长期憋尿或尿潴留,也会影响前列腺。

6.嗜好吃辛、辣、酸等食物,以及长期吸烟酗酒,也会诱发前列腺充血和增生。

7.缺乏体育锻炼,因而不能改善前列腺局部的血液循环。另外,很少参加体育活动的人容易动脉硬化,这也是诱发前列腺增生的一个可能因素。

8.习惯性便秘。大便干燥加重排尿困难,会进一步导致前列腺充血和增生。

9.感冒往往会诱发或加重前列腺增生症的病情。

四、防治

(一)非药物治疗

1.节制房事:本病多见于老年,如有排尿不畅者,应注意节制房事,尤其要杜绝性交突然中断和频繁手淫。进入中年后,性生活的频率应适当减少,以每周1次左右为宜。切忌酒后性交,因酒含乙醇,能使前列腺充血,而性交时前列腺必然充血,这两种因素相加,必加重充血的程度,越发会刺激前列腺增生。

2.加强锻炼:平时增加体育锻炼,增强体质。体育锻炼有两层作用:第一,体育锻炼可使雄激素有所转化,减少性冲动,有利节欲;第二,锻炼能提高全身各器官功能。运动能加快血液循环,促进新陈代谢,有利于调动五脏六腑的功能,也有利于睾丸功能的发挥,推迟睾丸功能衰退,防止前列腺增生。另外,可加强提肛运动锻炼,因为它能起到前列腺按摩的作用,改善前列腺的血液循环。

3.注意饮食:饮食应以清淡、易消化为佳,多吃蔬菜水果,不吃辛辣刺激性食物,因此类食物可引起前列腺充血,加重排尿不畅症状,甚至发生急性尿潴留。应多食富含维生素A、维生素C的水果,如山楂、无花果、荸荠、菱、猕猴桃、苹果等;常吃卷心菜、芥菜、花菜、油菜、胡萝卜、百合、扁豆、芥菜等新鲜蔬菜;宜吃香菇、银耳、木耳、蘑菇、芝麻、花生、绿豆、赤小豆、蜂乳、紫菜、海带等食物。

4.禁烟忌酒:不可轻视烟、酒的危害。酒精是性腺毒素,有严重损害睾丸间质细胞的作用,使之不能正常地产生雄激素和精子,还使体内能够合成睾酮的三种酶的活性受到严重损害。烟对全身都有害,烟内含有烟碱、焦油、砷、一氧化碳、亚硝胺等,对前列腺都有很大的刺激。而且,烟可致膀胱癌。

5.调畅情志:保持心情舒畅,稳定情绪,避免精神抑郁、气机不畅而导致本病。

6.畅通二便:平时有尿应及时排解,不可长时间憋尿。而且要防止大便秘结,因大便干燥可加重排尿困难。

7.局部保护:对前列腺和睾丸加以保护。骑车、骑马等,不能过分地压挤会阴部(会阴指阴囊根至肛门处,它的深部就是前列腺所在),压挤后易引起外伤性前列腺炎。下半身不宜受寒湿,如在冷水中作业及游泳时间太长等,这会减少前列腺的供血。

对从事放射性工作的人员,应避免阴囊部受到放射,以防止睾丸功能的早衰。

8.注意卫生:注意个人卫生,生活要有规律,防止感冒风寒。

9.及时就医:及时治疗泌尿系统炎症,出现急性尿潴留者,不要过度紧张及恐惧,因为这样往往会加重病情,应该及时到医院就诊。

(二)食疗与药膳

采用饮食疗法时应根据虚实的不同而选用不同的膳方。

1.实证食疗方

(1)冬瓜500克,赤小豆250克,共煮加白糖服食。

(2)白扁豆皮15克,秋豆角10克,水煮加红糖,1日2次分服,连用数日。

(3)海蜇120克,荸荠10克,杏仁10克,橘子皮10克,水煮取汁,口服2次。

(4)冬瓜500克,煮汤三大碗,3次分服。

(5)鲜藕节60克,鲜车前草60克,捣汁炖温服。

(6)田螺肉适量,煮熟食用。

(7)赤小豆100克,白茅根50克,加水适量,文火煮至豆烂去茅根,食豆喝汤。

(8)蒲公英30克,粳米50克,加适量水先煮蒲公英,取汁去渣,入粳米煮成粥,空腹食。

2.虚证食疗方

(1)葱白4茎,茴香5克,同捣,煮熟去渣服。

(2)水牛肉500克,冬瓜250克,葱白100克,豆豉50克,盐、醋适量。将牛肉、冬瓜切碎,葱白切段加水和豆豉共煮后蘸盐和醋,早晚空腹食用。

(3)鲜鲤鱼一条(250-500克),生黄芪60克,共煮汤饮,肉可食。

(4)羊肾或猪肾一对,杜仲15克,盐、姜、葱等调料适量。先将肾切开,去皮膜,与杜仲同炖,放入调料炖熟,去杜仲,取肾食。

(5)党参15克,黄芪20克,冬瓜50克,味精、香油、盐适量。将党参、黄芪放入锅内,加水煎15分钟,去渣滤清,趁热加入冬瓜片,继续煮至冬瓜能食,加调料即成,可佐餐用。

(6)母鸡一只去毛及内脏,再将熟地黄30克、知母20克、牛膝20克用布包扎纳入鸡腹炖熟,调味服食。

(三)推拿按摩

点穴:用拇指点揉神阙(脐孔),向尾骨方向用力,继点关元、曲骨、阴茎根部上方凹陷及阴茎两侧。每穴半分钟到1分钟。

摩小腹:用掌摩法摩小腹部,左转30次,右转30次。

擦腰骶:用手掌置于腰部(左手置于左侧,右手置于右侧),上下擦50-60次,以腰部发热为宜。

搓阴茎:双手夹住阴茎,相互用力进行搓揉,搓数次后,用手抓住阴茎头部向外提拉数次,然后再搓揉,反复3次。

合阴囊:双手夹持阴囊,相对合掌而拍击阴囊,开始时用力要轻,以后逐渐加力,每次50下。

提肛:收缩肛门(如憋尿或憋大便的动作)15次,频率不要太快。

点会阴:中指点揉会阴穴30-50次。

(四)外治疗法

1.皂角90克,葱白90克,王不留行90克。煎水一盆,温水(40°-42℃)坐浴,每次30分钟,每日2次。

2.蛇床子20克,苦参15克,木通10克。煎水(40°-42℃)坐浴,每次30分钟,每日2次。

3.虎杖 30 克,土茯苓 30 克,地鳖虫 10 克,栀子 10 克。加水 400 毫升,煎取 100 毫升,药温 40℃直肠灌注,每日 1 次。

4.炒白术、党参、黄芪各 15 克,茯苓、泽泻、木香各 10 克,甘草 6 克。加水 300 毫升,煎取 100 毫升,40℃直肠灌注,每日 1 次。

(五)药物治疗

1.中医药治疗

(1)分型治疗

①肾阳不足型:可用金匮肾气丸加减。

②脾虚气陷型:可用补中益气丸加减。

③肝郁气滞型:可用逍遥丸加减。

④下焦瘀阻型:可用桂枝茯苓丸加减。

(2)单方验方

①癃闭散:肉桂 4 份,穿山甲 6 份,共研细末,日服 2 次,每次 10 克,适用于下焦瘀阻型。

②蜣螂粉 3 克,用开水冲服,每日 2 次,适用于肾阳不足型。

③升麻黄芪汤:生黄芪 30 克,当归 10 克,滑石(包煎)10 克,升麻 8 克,柴胡 8 克,石菖蒲 5 克,甘草 5 克,竹叶 12 克。每日 1 剂,水煎,分 2 次服,适用于脾虚气陷型。

④浙贝母 15 克,苦参 10 克,党参 15 克。每日 1 剂,水煎,分 2 次服,适用于气虚型。

2.西医治疗

(1)药物治疗

①女性激素对早期病人有一定效果,可使增生的腺体缩小。常用己烯雌酚每次 1 毫克,口服,每日 3 次,3-4 周为 1 疗程。

②α受体阻滞剂可使前列腺增生病人排尿改善,可用酚苄明每次 5-10 毫克,每日 2 次。

(2)手术治疗

手术方式有耻骨上经膀胱前列腺摘除术、耻骨后前列腺摘除术、经会阴前列腺摘除术、经尿道前列腺切除术,还有双侧睾丸切除术,此术适用于年迈而健康情况不佳、不能耐受前列腺摘除术者。

对于前列腺增生症这个全世界普遍存在的老年男性多发病,目前尚无满意的对策,主要是对其致病原因尚未完全弄清,所以也没有针对性的治疗方法。我们强调以预防为主,要根据患者的体质和病情,来确定是保守治疗还是手术治疗。总之,一个目的,就是要获得最大限度满意的效果。

(六)防治误区

1.认识误区

很多人认为前列腺大小是衡量前列腺增生程度的唯一标准。前列腺正常时如栗子般大小,有些病人增生虽然严重,但排尿却还不至于太困难;而另一些病人虽然增生程度比较小,但是位置刚好在前列腺中叶,却可引起严重的尿流阻塞。前列腺增生的诊断方式有三个:(1)尿流动力学检查;(2)B超检查;(3)直肠指诊。

2.生活误区

因为尿频,患者往往养成了憋尿的不良习惯,这样就很容易造成恶性循环。另外,严重感冒、酗酒、过度劳累和性生活过于频繁也会导致类似的危害,经常成为出现尿潴留的诱发因素。也不要久坐,否则前列腺就会因长期受到压迫而容易产生肿胀。不要使用一些不当的药物,比如可以解除痉挛类的药物,最容易加重排尿困难。

3.治疗误区

(1)放弃治疗。很多人认为前列腺增生,其发病原因与老龄有关,是一种自然现象,治与不治都一样。前列腺增生症的危害不仅仅表现在排尿不畅、夜尿增多、出行不便、休息不好、生活质量下降等,而且会导致多种合并症,甚至危及性命。所以应及时治疗,不能小视它的危害性。

(2)过度治疗。比较常见、多用的就是前列腺灌注法。因为这种疗法容易引起逆行性感染,有的甚至会导致患者的前列腺增生越来越严重,而且其疗效也不是太明显。

第二十四节　老年皮肤瘙痒症

一、概述

瘙痒症是一种临床上无原发性皮肤损害,而以瘙痒为主的感觉神经机能异常性皮肤病,发生于老年人的则称为老年瘙痒症。本病多由于皮脂腺及汗腺分泌功能减退、皮肤干燥和退行性萎缩等因素而引起。多发生于秋末及冬季气温急剧变化的情况下。

本病多见于60~70岁以上的老年人,瘙痒常为全身性呈阵发性发作,多在脱衣时或夜间发作,多为剧痒,致使患者剧烈搔抓,甚至抓破皮肤引起出血和疼痛。由于反复搔抓可使皮肤形成肥厚苔藓化或继发感染,或因瘙痒影响睡眠及休息,日久可导致神经衰弱或其他疾病。

皮肤瘙痒中医称谓"痒风"、"风瘙痒"、"隐疹"。本病多因血虚以致生风生燥,肌肤失养,或因风湿蕴于肌肤不得疏泄而引起。临床常见有以下两种类型。

1.血虚型:病程较久,冬春季发病,皮肤干燥脱屑,有明显抓痕及血痂,舌质淡,苔薄白,脉细。

2.风湿型:夏秋季发病,往往继发感染或湿疹样变,苔白或黄腻,脉弦滑。

二、临床表现及诊断

(一)临床表现

老年人会出现皮肤瘙痒,有时还伴有虫爬、蚁走、烧灼等异常感觉。瘙痒可以发生在身体的任何部位,但以容易受到摩擦的部位居多,如四肢的伸侧和皮肤多皱折的部位。瘙痒感往往在身体各部位交替出现,时轻时重。瘙痒的感觉常在入睡前、情绪激动、温度改变、饮酒及进食刺激性食物时发生或加重,而且瘙痒的程度根据不同人的感觉也有所不同,抓后皮肤上会出现抓痕或有出血的现象,有时还会出现继发感染、肿胞疮、毛囊炎等。

(二)分型

根据瘙痒发生的部位,分为全身性瘙痒和局限性瘙痒症。

1.全身性瘙痒症:(1)冬季性瘙痒症。发生于冬季,常以躯干、股内侧、小腿及关节周围较重,多在就寝前突然发生。(2)夏季瘙痒症。常以温热为诱因而引起瘙痒。(3)水激性瘙痒症。是指接触任何温度的水后,均可出现严重的皮肤瘙痒、刺痛,而无可见皮疹出现。

2.局限性瘙痒症:(1)肛门瘙痒症。多由外痔、肛裂、肛瘘等病引起,可因长期瘙痒和搔抓而形成浸润、肥厚及皲裂。(2)阴囊瘙痒症。多因局部多汗不洁,内裤刺激引起,可引起局部水肿、糜烂、结痂及苔藓样变皮损。(3)女阴瘙痒症。多因局部多汗、白带及局部外用物品的刺激引起,反复搔抓后可出现皮肤浸润变厚。(4)小腿瘙痒症。常与皮肤干燥、小腿大隐静脉曲张、寒冷及袜带刺激有关。

瘙痒症也可分为原发性和继发性两类。原发性皮肤瘙痒症是指无内脏相关性疾病，仅有皮肤瘙痒症状；继发性皮肤瘙痒症是指某些系统性疾病的皮肤症状，如糖尿病、肝胆疾病、内脏肿瘤、慢性肾功能不全、甲状腺功能异常、自身免疫性疾病等。

(三)检查方法

实验室检查主要是为了排除系统性疾病引起的继发性瘙痒，如查血糖、肝功能、血癌胚抗原、肾功能、甲状腺功能，等等。

(四)诊断要点

1.除瘙痒外，无原发性皮疹。瘙痒呈阵发性。

2.全身可因剧烈搔抓，出现抓痕和血痂，日久可有色素沉着、苔藓化或湿疹样等变化。部分患者还可伴有头昏、失眠、精神忧郁等神经衰弱症状。

三、易患因素

原发性老年瘙痒症的发生易受下列因素影响。

1.皮肤老化：由于皮肤萎缩，逐渐变薄，皮脂腺与汗腺的功能明显地减退，从而使得皮肤缺乏皮脂和汗液的滋润，以致皮肤变得干燥、缺少弹性，容易发生细小裂口，而使得感觉神经末梢容易暴露出来，一旦稍有外界因素的轻微刺激，就可以引起瘙痒。

2.气候干燥：秋冬之际，温度较低，气候干燥，更促进了瘙痒的发生。

3.个人卫生习惯：如果长时间不洗澡，就会引起皮肤瘙痒；但若洗澡过勤，也会引起皮肤瘙痒，因为皮肤表面有一层脂膜，如果经常洗澡洗去脂膜，皮肤就容易干燥，从而引起瘙痒。

四、防治

(一)非药物防治

患老年皮肤瘙痒症后，应当注意调整烦躁的情绪，注意生活规律性,可有利于疾病恢复。若有内脏系统性疾病患者,则应尽早治疗相关疾病。

1. 生活调理

(1)注意气候的影响,特别是风寒的侵袭,以及被褥太暖或炎夏季节时汗液的刺激,应及时调节好衣着,减少气候环境对皮肤的刺激作用。不要过度地风吹日晒,因为阳光中紫外线的作用可加速皮肤的老化,使其弹性减弱,角化增生。

(2)避免接触或吸入环境中的特殊物质,如漆酚、花粉、尘螨等。保持室内空气新鲜。注意皮肤卫生,避免使用碱性清洁皂(液),宜选用中性清洁剂。避免过勤洗澡,尤其是冬季应减少洗澡次数,并不宜用过热的水洗烫。如有肛门瘙痒或外阴瘙痒症,便后应以温清水外洗,不宜用肥皂清洗。内衣内裤以纯棉织品为佳,并需宽松、透气。不穿橡胶、塑料制品及尼龙袜。

2. 饮食调理

平素饮食宜清淡,鱼、虾、蟹、牛肉等动物性蛋白质丰富的食物宜少吃或不吃。脂肪、糖应少摄入,并要保证维生素的充足供给,以利于维持上皮细胞的正常功能,促进表皮组织的新陈代谢。烟、酒、浓茶、咖啡以及辛辣刺激性饮食不宜,应多食蔬菜、水果,保持大便通畅。

3. 精神调理

注意保持情绪安定,睡眠适时,生活有规律,遇事豁达开朗。要让患者明确搔抓对皮肤的危害,尽量克制自己,忍住搔抓的诱惑。

(二)食疗及药膳

1. 苓术糕:白茯苓 120 克,生白术、莲肉、山药、芡实各 90 克,粳米 5000 克。以上除粳米另磨成粉外,白茯苓等 5 味一并研作细粉,一并混合拌匀,加糖适量,并加水制作糕粉,上笼蒸熟即成。本糕能健脾利湿。适用于风湿型。

2.银耳杜仲羹:银耳、炙杜仲各20克,灵芝10克,冰糖150克。将炙杜仲、灵芝同入锅中,加水适量,连煎三次,取三次之汁混合而为一,再用文火慢炖,使之浓缩。银耳浸泡去杂、去蒂,洗净,加水适量,置文火上熬熟,再加冰糖、杜仲、灵芝汁炖成胶状即成。此羹能补肾养心,润肺安神。适用于血虚型。

3.胡桃酥泥:核桃仁50克,鸡蛋黄2个,鸡蛋清2份,面粉25克,湿淀粉5克,去皮荸荠5个,蜜枣15克,蜜樱桃20克,白糖150克,熟猪油200克。核桃仁用开水浸泡后取出去皮,再用熟猪油炸酥滤油,然后将去皮荸荠、蜜枣和炸好的核桃仁一齐剁成细泥。鸡蛋黄、湿淀粉和面粉装入碗内,用筷搅成浆,鸡蛋清用筷搅打成蛋泡,煎熟。将锅洗净置于火上,下熟猪油烧至六成热时,将蛋黄浆倒入,并快速翻炒。待浆发白亮油,呈现鱼子状时,速将剁好的核泥放入扒匀,并加白糖。待糖化后,就起锅装盘,盖上蛋泡,在蛋泡上摆上蜜樱桃即成。本方能补肾滋阴。适用于血虚型。

4.葡萄汁:鲜葡萄1000克。将葡萄洗净,剥皮,捣乱,过筛,滤出头汁;将剥下的葡萄皮加水煮沸,过滤,得到二汁,将两汁混合。本汁能益气补血,补脑安神。适用于血虚型。

5.八卦粥:活龟肉500克,粳米200克,核桃仁50克,猪油、香油、葱白、花椒、姜、盐、味精各少许。锅置火上,加猪油,待油热,投入葱、姜,炸香时,放入龟肉以及核桃仁,淋上香油,煸炒几分钟后加热,炒至起香时倒入砂锅内。加水1500毫升,水沸后煨2小时左右,加粳米继续煨至米烂,粥浓即成。此方有滋阴降火、补阴血强筋骨之功效。适用于血虚型。

(三)其他疗法

1.灸法:风湿型选用曲池、足三里穴,血虚型选用血海、肝俞、三阴交穴,艾条点燃后,直接灸之穴位,持续5-10分钟,每日1次。

2.穴位注射法:风湿型选肺俞、曲池、足三里穴,血虚型选肝俞、血海、风市穴,酌情选取1-2对,予扑尔敏针10毫克加注射用水稀释到4毫升,每穴注射1毫升。

3.耳背放血疗法:耳背常规消毒。以洁净三棱针,刺破耳背静脉,放少许血,待其自止。每周1次,适用于风湿及血虚型。

(四)药物治疗

1.中医治疗

(1)常用中成药

①血虚者可口服六味地黄丸8粒,每日三次;左归丸9克,每日2次;四物合剂10毫升,每日3次等。

②风湿型可服四妙丸6克,每日2次;龙胆泻肝颗粒6克,每日2次;湿毒清胶囊1.5克,每日3次等。

(2)分型治疗

①血虚型中药治宜养血润肤、疏风止痒,方用养血润肤饮加减治疗。常用中药有生地、天麦冬、当归、赤芍、鸡血藤、防风、刺蒺藜等。

②风湿型中药治宜祛风利湿,方用祛风散加减。常用中药有荆芥、防风、蝉衣、苦参、苍术、白鲜皮、土茯苓等。

(3)单方、验方

①外洗方:苦参60克,花椒30克,红花10克,青蒿30克,蛇床子30克,水煎外洗。

②内服方:生首乌20克,生地20克,山药30克,黄柏12克,五味子10克,生龙牡20克,防风10克,荆芥10克。若伴肝

胆疾病者,加茵陈、川楝子;刺痒不适者,加苦参、钩藤;失眠者加合欢皮、百合;口干多饮多尿者加玄参、石斛。

2.西药

皮肤瘙痒症是由内因或外因所引起的一种皮肤反应,治疗上首先要查明病因,予以根治,否则,瘙痒难以彻底消除。如积极治疗糖尿病、肾炎或黄疸,或纠正慢性便秘,瘙痒症状往往可以迅速减轻或消失。

对于病情轻者,可选择外用润肤霜、保湿霜、糖皮质激素或止痒剂;瘙痒明显者可给予抗组胺药止痒;对瘙痒严重者应首选第一代抗组胺药;瘙痒不太严重者或不宜服用具有镇静作用的抗组胺药者,则首选第二代抗组胺药,以下药物可任选一种。赛庚啶2毫克,每日2次;酮替芬1毫克,每日2次;阿司咪唑10毫克,每天1次;氯雷他定10毫克,每天1次;西替利嗪10毫克,每天1次;咪唑斯汀10毫克,每天1次。老年性瘙痒症亦可用性激素治疗。男性患者用丙酸睾酮25毫克,肌注,每周2次,或服甲基睾酮5毫克,每日2次。女性患者可服己烯雌酚0.5毫克,每日2次,或用黄体酮10毫克,肌注,每日1次。

老年性皮肤瘙痒症是以皮肤瘙痒为主的一种常见和多发的老年性皮肤病。皮肤瘙痒症由多种原因所诱发,去除发病诱因是治疗瘙痒症的重要部分,但由于部分瘙痒症病因复杂,难以寻找病因,或难以消除病因,无疑更增加了部分皮肤瘙痒症的治疗难度,给患者带来了极大的困扰。目前,西医的止痒疗法是推荐系统或局部应用抗炎药物,包括糖皮质激素、系统性抗组胺药。中医药对瘙痒症的止痒作用不及西药迅速和有效,但对一般轻、中度的瘙痒症长期缓解效果不错。对较严重的瘙痒症,常须中西医结合治疗才能取得较好疗效。

(五)防治误区

1.过度清洗皮肤

认为老年人皮肤瘙痒是因为不清洁引起,就拼命用碱性肥皂清洗,水温又高,一次洗澡时间又长,甚至一天洗1~2次。结果皮肤是洗干净了,可同时把皮肤表面正常的脂膜也彻底清洗掉了,这样皮肤更容易干燥,对外界的刺激更加敏感了,更容易引起皮肤瘙痒。正确的做法应该是,减少洗澡的次数,用温水冲澡时间不超过10分钟,洗完澡后,立即涂上滋润乳液。

2.搔抓止痒

瘙痒时用手搔抓,效果好,又快速方便。但搔抓的结果是造成了明显的皮肤损伤,如皮肤抓破、出血、结痂、化脓感染等,日久皮肤增生肥厚,使得治疗更加困难。

3.皮肤痒是外病,与体质、饮食习惯无关

说到皮肤痒,可能很多人会觉得是卫生习惯所致。但是,生活条件越好、饮食越丰富的人群中,患皮肤瘙痒症的比例却越大,这是为什么呢?其实,因为居住环境不清洁导致的皮肤炎症现在并不多见,更多情况是本身体质或饮食习惯导致的皮肤瘙痒。

第二十五节 老年性耳聋

一、概述

老年性耳聋是指因听觉系统老化而引起的耳聋;或者是指在老年人中出现的无特异性原因的耳聋。

人体随着年龄的老化会出现记忆力衰退、毛发变白、牙齿脱落以及肌肉萎缩、血管硬化等衰老现象。因听觉系统老化后所出现的功能障碍即为老年性耳聋。随着人类寿命的延长和老龄化社会的到来,越来越多的老年人罹患此疾。据统计,在老年人群中,听力障碍的发病率为30%-60%,性别间无显著差异。因为老年性耳聋严重影响老人的生活、学习和社会交往,而引起了社会的重视。1999年,由中国残联、卫生部、中国老龄协会等十多个部委联合发出了通知,决定从2000年起,定每年的"3月3日"为全国"爱耳日"。

中医耳聋根据病因病机不同,有虚实之分。实证有"风聋"、"暴聋"、"毒聋"等称,这类耳聋大多是由于风邪外袭或风寒化热侵犯耳窍,清空之窍遭受蒙蔽或肝气郁结,郁而化火,肝胆之火上扰清窍所致;虚证有"劳聋"、"虚聋"、"火聋"之称,大多由于房劳过度、年老体虚,精气亏损,耳窍失其滋养或脾胃虚弱,气血生化之源不足而不能上奉于耳窍所致。临床常见有下述类型。

1. 肾气亏损型:症见高音调耳鸣、耳聋,多兼有头晕、目眩、腰酸、遗精,舌质淡或红,脉细弱或细数。

2. 脾胃虚弱型:症见耳鸣耳聋,劳则更甚,倦怠乏力,纳少精疲,大便溏,舌质淡,苔白,脉缓。

3. 肝火上扰型:症见耳鸣耳聋,突然发生,鸣声如潮,怒则更甚,头痛,面赤,心烦,口苦,咽干,或有耳胀痛,大便秘结。舌质红,舌苔黄,脉弦数。

4. 痰火郁结型:耳鸣呈低音调,耳内有闭塞感,有时闭塞如聋,胸闷、痰多、口苦,二便不畅,舌苔黄腻,脉滑数。

二、临床表现及诊断

(一)临床表现

人到老年,机体各器官的功能都会衰退,听觉器官也一样,会随着年龄的增长而逐渐老化,这是一切生物的自然规律。而老年性耳聋主要有以下表现:听不见或听不清电话铃和门铃;接听电话时感到困难或明显困难;看电视或听广播,声音小了听不见,声音大了又嫌吵;早期与人交流还可以,后期与人交谈有障碍;在安静环境中与人交谈可以,但在嘈杂环境中感到吃力,特别是在许多人参加的集体活动中交流有障碍相当部分的老年性耳聋,同时还伴有耳鸣。

(二)分型

根据病变表现的不同,老年性耳聋可分为以下几类。

1.感觉性老年性耳聋:突发高频率音听力下降,始于中年,进展缓慢,到后期语言频率才受影响。

2.神经性老年性耳聋:在人的一生中,随着年龄的增长,中枢神经系统中的神经元渐渐减少。

3.血管性老年性耳聋:血管萎缩为老年性耳聋的最常见病因,常在50-60岁出现耳聋,发展缓慢,听力下降呈曲线平坦。

4.耳蜗传导性老年性耳聋:为一种下坡听力曲线型的老年性耳聋,大多为基底膜动力学改变所致。

(三)检查方法及标准。

检查鼓膜外观正常,但听力随着年龄的增长而减退,以高频音听力更为显著,目前用的钝音测听器可以测试耳聋的性质和程度。根据听力测试结果,耳聋的程度可分为四个等级,轻度耳聋听力损失在27-40分贝;中度耳聋听力损失在41-70分贝;重度耳聋听力损失在71-90分贝;全聋听力损失在90分贝以上。

三、易患因素

(一)疾病因素

老年人因器官老化或新陈化谢障碍,容易引发高血压、高血脂、糖尿病、颈椎病等疾病,这些疾病会影响内耳和听觉神经系统的血液供应和功能活动,引起慢性进行性感音神经性耳聋。

1.高血压、高血脂:因为高血压、高血脂引起动脉硬化,而进一步影响到内耳血液供给,使听神经的功能发生退变。

2.糖尿病:糖尿病病人的血管动脉硬化一般比较明显,可以引起小动脉栓塞,供应内耳血液的血管末端比较细小,因此,血管硬化本身就很容易造成血管阻塞,从而影响内耳血液供应。另外,血管硬化本身也容易引起小血管破裂出血,从而影响听力。

3.颈椎病:其引起的椎管狭窄,或椎间膨出,影响内耳和听觉神经系统的血液供应,从而引起慢性进行性感音神经性耳聋。

(二)环境因素

长期遭受外界噪声的刺激,可使迷路血管渗透性降低,引起迷路内各种病变,久而久之出现耳聋。

(三)精神因素

老年人由于新陈代谢降低,容易得一系列心血管疾病;精神紧张或睡觉不佳,易引起血管痉挛或栓塞,进而进一步影响到内耳血液供应而出现耳聋。

(四)房事过度

由于老年人体质虚弱,因房事过度而引起肾阳不足,精气亏损,不能滋养,因而影响到内耳的功能。

四、防治

(一)非药物防治

1.饮食调理:平素应注意饮食卫生,尽量少食高脂肪食物,戒除烟酒嗜好,多吃含纤维素和蛋白质的蔬菜、水果、鱼肉或牛羊肉。多吃植物油,少吃盐,每日摄入3-4克即可。

2.精神调理:避免精神紧张,保持健康平和的心态,因为紧张会使身体代谢出现障碍,容易引发高血压、高血脂。如发生耳聋也应以一种平和的心态去面对,不必感到紧张和焦虑。

3.适量运动:应进行适当的体育运动,可选与自己体力相应的项目,如气功、太极拳等。运动能良性调节血脂、血压,但运动量要适度,应因人而定,贵在坚持不懈。此外还需保持充足的睡眠时间。

4.避免接触噪声:不要长时间在高噪声区停留,如喧哗场所、歌舞厅等。

5.避免应用耳毒性药物:常见的主要是氨基苷类抗生素,如:庆大霉素、链霉素、卡拉霉素、丁胺卡拉霉素(阿米卡星)等。

(二)食疗和药膳

1.菊花菖蒲饮:菊花30克,菖蒲15克,车前草30克,用水500-800毫升,加入上药,泡10-15分钟,煮沸30分钟,去渣取汁,分数次当茶饮,用于肝胆湿热壅结而引起的耳鸣。

2.莲子大枣汤:莲子10克,大枣10克,冰糖10克。莲子、大枣中加水50毫升,煮熟后放入冰糖适量食用。适用于脾胃虚弱所致耳鸣、耳聋。

3.参芪菖蒲粥:党参10克,黄芪10克,菖蒲10克,大米60克。将党参、黄芪、菖蒲三味药煎煮30分钟,取药液加入大米煮粥,加入适量的冰糖后食用。本方主要用于脾胃虚弱所致耳聋、耳鸣。

4.猪肾粥:猪肾一对,粳米150克,人参6克,薤白3克,葱白6克。先将猪肾洗净切片待用,粳米洗净水煮,至粳米半熟时将猪肾、人参、薤白、葱白放入锅内同煎,食用时可加入少量食盐,日服2次。适用于肾精亏损所致耳聋。

5.杞地人参酒:枸杞子60克,熟地60克,红参10克,首乌

30克,菖蒲15克,白酒800克。将上药浸入白酒内,封严,1个月后服用,每晚服10毫升,用治肝肾两虚所致的耳聋、耳鸣。

(三)针灸疗法

初步认为针刺治疗耳聋的疗效机制,可能是通过神经的刺激,在大脑皮层的调节下,引起内耳血管渗透力增强,从而使营养丰富。听觉末梢尚未完全损害的部分,以恢复某些功能,一般取翳风、耳门、听会、风池;肾虚者加三阴交、肾俞、太溪、照海;肝虚者加行间、太冲;脾肾虚弱者,加关元(灸)、肝俞(灸)、足三里。

(四)推拿按摩

1.掩耳鸣鼓法:两掌心分别掩住左右耳,手指托住后脑部,食指压在中指上,使食指从中指滑下,以此弹击后颈交际处,可听到"咚咚"之声,如击天鼓,也叫鸣天鼓,共击108次。

2.掌心震耳法:双掌心分别贴紧双耳,再突然松开,听到"叭—"的一声,起到震耳的作用,共108次。

3.穴位按摩:'用食指或中指按揉风池穴、翳风、听宫、耳门、下关、听会穴各100下。

(五)药物治疗

1.中医治疗

(1)常用中成药

①耳聋左慈丸:每次8粒,日服3次。适用于肾阴亏损所致的耳聋。

②大补地黄丸:炼蜜为丸如梧桐子大,每服60粒,淡盐汤下,适用于阴虚火旺所引起的耳聋、耳鸣。

③杞菊地黄丸:每次6克,日服2次。适用于肝肾阴亏所致的耳聋、耳鸣。

④苁蓉丸:炼蜜为丸如梧桐子大,每服70粒,日服3次,用

酒或盐汤下。适用于肾气不足所致耳鸣、耳聋。

⑤当归龙荟丸：每次 20 粒，用生姜汤下，日服 3 次。适用于肝火炽盛、壅闭耳窍所致耳聋、耳鸣。

(2)分型治疗

①肾气亏损型：治宜补肾益精，方用耳聋左慈丸。常用药物有：熟地、萸肉、淮山、黄精、女贞子、杞子、制首乌、桑椹、石菖蒲、磁石。

②脾胃虚弱型：治宜健脾益气升阳，方用补中益气汤。常用的药物有：党参、黄芪、茯苓、龙眼肉、百合、远志、升麻、葛根。

③肝火上扰型：治宜清肝泻火、利湿通窍，方用龙胆泻肝汤。常用的药物有：龙胆草、生栀子、柴胡、黄芩、代赭石、白芍、石菖蒲。

④痰火郁结型：治宜清火化痰、和胃降浊，方用加味二陈汤。常用的药物有：半夏、陈皮、茯苓、黄芩、黄连、薄荷、甘草。

2.西药

治疗老年性耳聋，不外乎是用血管扩张剂(包括内耳血管)、神经营养药(主要是维生素 A、B、E)、微量元素、性激素等。虽然药物并不能使听力完全好转，但根据病情，遵照医嘱坚持用药，对延缓耳聋的发生和发展均有一定的作用。

与其他器官的衰老一样，老年性耳聋也是一种自然规律。老年人如发现自己的听力下降后，应尽早到医疗或康复机构去检查和咨询，找出致聋的可能原因。早期还可使用相应的治疗药物和对症药物，力求减轻耳聋和耳鸣症状，必要时可以及时选配适合自己的助听器，以弥补听力缺陷，力求把老年人的生活质量提高到最佳。

(六)防治误区

1.耳聋治不好，"耳不听为净"

很多老年人都有听力下降的情况，但他们认为老年性耳聋是自然规律,不可逆转,所以不愿就医,干脆"耳不听为净"。

现实中,很多长寿的老人耳朵并不聋,这表明老年性耳聋虽然多见,但每个人听力衰退的速度是有差异的。如积极防治,可起到延缓听力衰退,保护残余听力的目的。病情较轻的,如及早治疗,也有希望康复。

2.耳鸣会变聋

有不少老人一出现耳鸣就开始紧张,甚至担心会变耳聋。殊不知在出现听力下降的症状后过度担忧,可导致内分泌失调,血管紧张素增多,血压升高,从而加重内耳病变。因此,有点耳鸣就过度紧张也是不必要和不应该的。

3.耳鸣耳聋全是"肾虚"造成的

有些患者认为自己"肾虚"是形成耳鸣耳聋的原因,往往会购买"补肾"的保健品或药物服用。其实,耳鸣耳聋不全是"肾虚"惹的祸,也有虚实寒热之分,一味强调"肾虚",并全按肾虚治疗是片面的。

附 录

主要穴位定位

阿是穴(疼痛最剧烈处)

头、颈部

百会(两耳尖直上,头顶中央)

风池(项部,枕骨下,大筋外侧凹陷处)

迎香(鼻翼外缘 0.5 寸,鼻唇沟中)

印堂(两眉头连线中点)

太阳(眉外梢与眼外眦中间向后约 1 寸处)

桥弓(从翳风穴至缺盆穴连线,即胸锁乳突肌条状区域)

降压沟(耳背由内上方斜向外下方的 y 字形凹沟)

安眠(翳风穴和风池穴中间)

天柱(项部,后发际正中直上 0.5 寸旁开 1.3 寸处,正当大筋外缘)

天牖(在颈侧部,乳突的后方直下,平下颌角,胸锁乳突肌的后缘)

人中(人中沟中,上 1/3 与中 1/3 交点处)

龈交(在上唇系带与齿龈相接处,操作时可点按人中穴稍下方来刺激本穴)

翳风(耳垂后下缘凹陷处)

听宫(耳屏中点前凹陷处)

耳门(耳屏上切迹前凹陷处)

下关(耳前方,正当颧弓与下颌切迹所形成的凹陷中)

听会(耳屏下切迹前凹陷处)

大椎(第七颈椎棘突下)

风府(枕骨下凹陷)

攒竹(眉头凹陷中)

胸、腹部

颈臂(锁骨的内1/3与外2/3交界处上1寸酸麻处)

中府(锁骨下1寸,前正中线旁开6寸处)

天突(胸骨上缘凹陷处)

膻中(前正中线平第4肋间,男子相当于两乳头连线之中点)

巨阙(脐上6寸)

中脘(前正中线脐上4寸)

梁门(脐上4寸,旁开2寸)

水分(脐上1寸)

神阙(脐)

天枢(脐旁2寸)

大横(脐旁4寸)

气海(脐下1.5寸)

中极(前正中线脐下4寸)

关元(前正中线脐下3寸)

会阴(在阴囊与肛门之间)

曲骨(下腹部,前正中线,耻骨联合上缘的中点处)

腋、胁侧部

极泉(腋窝正中,腋动脉搏动处)

期门(乳头直下,第6肋骨间)

日月(期门穴直下一肋)

章门(在侧腹部,十一浮肋端稍下处,侧卧取穴)

背部

肩井(在肩上,前直乳中,当大椎与肩峰端连线之中点)

大杼(在背部,第1胸椎棘突下,旁开1.5寸处)

膈俞(在背部,第7胸椎棘突下,旁开1.5寸处。第7胸椎棘突下,正当两侧肩胛骨下缘连线与脊柱之交点)

风门(第2胸椎旁开1.5寸处)

夹脊(脊柱旁开1指)

身柱(第3胸椎棘突下)

肺俞(第3胸椎棘突下,旁开1.5寸处)

心俞(第5胸椎棘突下,旁开1.5寸处)

胰俞(第8胸椎棘突下,及其旁开1.5寸处)

肝俞(第9胸椎棘突下,旁开1.5寸处)

胃俞(第12胸椎棘突下,旁开1.5寸处)

脾俞(第11胸椎棘突下,旁开1.5寸处)

胆俞(第10胸椎棘突下,旁开1.5寸处)

三焦俞(第1腰椎旁开1.5寸处)

大肠俞(第4腰椎棘突下,旁开1.5寸处)

肾俞(第2腰椎棘突下,旁开1.5寸处)

腰眼(第4腰椎棘突下,旁开3-4寸凹陷处)

腰阳关(第4腰椎棘突下)

八髎(骶骨背面,四对骶后孔中)

至阳(两侧肩胛骨下缘连线与脊柱之交点,正当第7胸椎下)

肩外俞(在背部,当第1胸椎棘突下,旁开3寸。可沿肩胛骨内侧往上摸到第1肋骨下)

上肢

大鱼际(拇指根部下面掌侧肌肉)

合谷(虎口,在第一、二掌骨之间,约平第二掌骨中点处)

少商(拇指桡侧距指甲角1分处)

商阳(食指桡侧距指甲角1分处)

内关(前臂掌侧,腕横纹上2寸,两筋间)

支沟(腕背横纹上3寸,尺骨和桡骨之间)

曲池(曲肘成90°,肘横缝桡侧端)

中冲(中指尖端,距指甲约1分许)

神门(在腕部,掌侧横纹尺侧端,尺侧腕屈肌腱的桡侧凹陷处)

臂中(内关与曲泽穴之间的硬结)

列缺(两手虎口交叉,食指尖所指筋骨凹陷处)

太渊(腕横纹桡侧凹陷处)

八邪(手背相邻两个掌骨小头之间,左右共8穴)

手三里(曲池下2寸)

劳宫(手掌心横纹中,第二、三掌骨之间)

阳池(腕背横纹中,指总伸肌腱尺侧缘凹陷中)

阳溪(腕背横纹桡侧端凹陷中)

腕骨(手背尺侧,碗豆骨前凹陷中)

天井(屈肘,尺骨鹰嘴上1寸凹陷中)
大陵(腕横纹中央凹陷中)

下肢
足三里(外膝眼下3寸,胫骨外侧约1横指处)
丰隆(外踝上8寸,相当于外膝眼与外踝尖连线的中点,胫骨前缘外开2横指处)
梁丘(髌骨外上缘上2寸凹陷处)
涌泉(不包括足趾的足底前、中1/3交界处,正当卷足时足前部凹陷处)
悬钟(在小腿外侧,当外踝尖上3寸,腓骨前缘)
三阴交(内踝尖上3寸,胫骨后缘)
阴谷(正坐屈膝,腘窝横纹内侧端,两筋之间取之)
承山(在小腿后面正中,委中与昆仑连线中点处,伸直小腿或足跟上提时,腓肠肌肌腹下出现的尖角凹陷处)
委中(腘窝缝中央)
昆仑(外踝尖与跟腱连线中点)
胆囊穴(阳陵泉穴下1-2寸处)
阳陵泉(在小腿外侧,腓骨小头前下方凹陷处)
隐白(足大趾内侧,距趾甲角1分许)
大敦(足大趾外侧,距趾甲角1分许)
行间(足背,第一、二趾间的缝纹端)
八风(足背相邻两个跖骨小头之间,左右共8穴)
阴陵泉(屈膝,胫骨内髁下缘凹陷处,与胫骨粗隆平齐)
公孙(足内侧,第一跖骨基底之前下凹陷之赤白肉际处)
太白(足内侧,第一跖骨小头的后下方赤白肉际处)

环跳(骶—股骨大转子连线的外 1/3 处)
太冲(足背,第一、二跖骨底之间凹陷中)
太溪(内踝与跟腱间)
水泉(太溪穴下 1 寸)
申脉(外踝下缘凹陷中)
昆仑(外踝与足腱之间凹陷中)
照海(内踝下缘凹陷中)
丘墟(外踝前下方,趾长伸肌腱外侧凹陷中)
犊鼻(髌骨下缘,髌韧带外侧凹陷中)
蠡沟(内踝上 5 寸,胫骨内侧面的中央)
风市(大腿外侧,患者以手贴于腿外,中指尖下是穴)
血海(髌骨内上方 2 寸)

按摩手法简介

  推拿的手法来源于人们的日常劳动,如推、拿、按、摩、揉、捏、擦等。但这些动作并不等于手法,只有将这些手法以一定的规范和技术要求来使用,才成了今天的推拿术,亦称为手法。它是一种随心所欲的技能,故古人云:"法之所施,使患者不知其苦,方称为手法也。"

  熟练的手法应具备持久、有力、均匀、柔和、深透五大要素。这五个要素要求医者必须坚持日常训练,由生到熟,继而生巧,乃至得心应手,运用自如。

  推拿手法众多,见于文字的就有 110 种,但实际用于临床的不过十余种,这是因为我国幅员辽阔,人口众多,天时人俗各不

相同,故手法易形成门户之别,但从其用力原则上来看,不过数类而已。下面介绍几种常见的手法:

一、推法类

以指掌面或手掌面在皮肤上垂直用力,直线单向运动的手法,因部分不同可分为:指推、掌根推、掌推、分推法。

二、拿法类

这是一种自明、清以来就广泛应用的一种手法。以拇指与中指相对,逐渐挤压用力,作用于腧穴。动作要领:"捏而提起是谓拿。"

因手法相似,其同类手法还有抓、拧、扭、提等法。

三、按法类

此法是最早用于推拿的手法之一。以不同的手形对穴位进行垂直的挤压,可分为:

1.按法(图1)

是以手指掌面对体表进行挤压的方法。临床常以拇指按压为主,亦可使用掌按法,适用于较大面积部位,如腰、腿、背等部位(图2)。

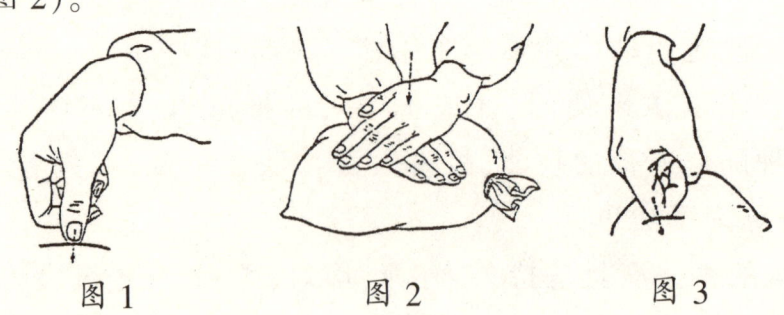

图1　　　　图2　　　　图3

2.点法(图3)

以掌指关节或剑指作用于某一穴位,刺激较强,适用较小部位的治疗。

四、摩法

这是一种最早应用于推拿的手法,亦是推拿手法中最轻柔的一种。此手法以手掌面对体表进行圆周运动(图4),根据应用部位大小,可以用指摩或掌摩法。

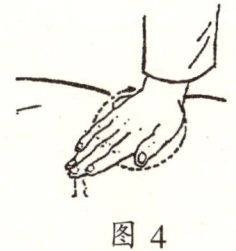

图 4

五、擦法

以手掌、指在患者身体表面进行来回的直线运动(图5)。

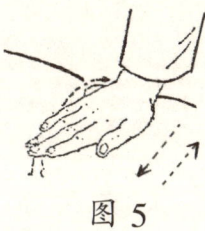

图 5

六、揉法

这是民间乃至推拿中最常用的手法,宁波人称其为 nou。以大鱼际、小鱼际或掌根吸定于所需部位(亦可用指面),作环形运动,带动皮下组织。(图6)

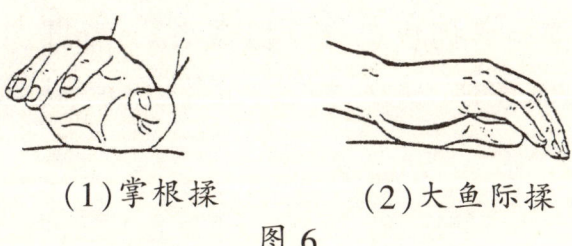

(1)掌根揉　　　(2)大鱼际揉

图 6

方剂汇编

一画

一贯煎(《柳州医话》)：沙参、麦冬、生地黄、枸杞子、当归、川楝子。

二画

二陈汤(《和剂局方》)：半夏、桔红、茯苓、炙甘草、生姜、乌梅。

八正散(《和剂局方》)：木通、车前子、瞿麦、萹蓄、滑石、大黄、栀子、甘草梢、灯芯草。

三画

小柴胡汤(《伤寒论》)：柴胡、黄芩、人参、半夏、生姜、炙甘草、大枣。

大秦艽汤(《素问病机气宜保命集》)：秦艽、石膏、甘草、川芎、当归、芍药、羌活、独活、防风、黄芩、白芷、生地、熟地、白术、茯苓、细辛。

四画

五苓散(《伤寒论》)：桂枝、白术、茯苓、猪苓、泽泻。

六君子汤(《和剂局方》)：党参、白术、茯苓、炙甘草、法半夏、陈皮。

六味地黄丸(《小儿药证直诀》)：熟地、山药、山萸肉、丹皮、茯苓、泽泻。

天麻钩藤饮(《杂病证治新义》)：天麻、钩藤、生石决明、桑寄生、杜仲、川牛膝、山栀、黄芩、益母草、茯神、夜交藤。

天王补心丹(《摄生秘剖》)：人参、丹参、元参、茯苓(茯神)、五味子、远志、桔梗、当归身、天冬、麦冬、柏子仁、酸枣仁、生地、辰砂。

五画

半夏厚朴汤(《金匮要略》)：半夏、厚朴、生姜、茯苓、紫苏。

甘麦大枣汤(《金匮要略》)：甘草、淮小麦、大枣。

龙胆泻肝汤(《兰宝秘藏》)：龙胆草、栀子、黄芩、柴胡、生地、车前子、泽泻、木通、当归、甘草。

玉女煎(《景岳全书》)：石膏、熟地黄、麦冬、知母、牛膝。

生脉散(《内外伤辨惑论》)：人参、麦冬、五味子。

左归丸(《景岳全书》)：熟地黄、山药、山萸肉、菟丝子、枸杞子、川牛膝、鹿角胶、龟板胶。

右归丸(《景岳全书》)：熟地黄、山药、山萸肉、枸杞子、菟丝子、杜仲、附子、肉桂、当归、鹿角胶。

四逆散(《伤寒论》)：柴胡、芍药、枳实、炙甘草。

白虎加桂枝汤(《伤寒论》)：石膏、知母、甘草、粳米、桂枝。

归脾汤(《济生方》)：人参、当归、茯神、白术、黄芪、龙眼肉、酸枣仁、远志、木香、甘草、生姜、大枣。

六画

耳聋左慈丸(《重订广温热论》)：熟地黄、山萸肉、山药、泽泻、丹皮、茯苓、菖蒲、磁石、五味子。

百合固金汤(《医方集解》)：生地黄、熟地黄、元参、贝母、百合、麦冬、当归、芍药、桔梗、生甘草。

地黄饮子(《医学六书》)：生地黄、巴戟天、山萸肉、石斛、肉苁蓉、五味子、肉桂、茯苓、麦冬、炮附子、石菖蒲、远志、生姜、大枣、薄荷。

血府逐瘀汤(《医林改错》)：桃仁、红花、当归、生地、川芎、赤芍、牛膝、桔梗、柴胡、枳壳、甘草。

防己黄芪汤(《金匮要略》)：防己、黄芪、白术、甘草、生姜、大枣。

七画

补中益气汤(《脾胃论》)：黄芪、白术、人参、甘草、当归、陈皮、升麻、柴胡。

补肺汤(《永类钤方》)：人参、黄芪、熟地黄、五味子、紫苑、桑白皮。

补阳还五汤(《医林改错》)：黄芪、当归尾、赤芍、地龙、川芎、桃仁、红花。

沙参麦冬汤(《温病条辨》)：沙参、麦冬、玉竹、桑叶、天花粉、白扁豆、甘草。

杞菊地黄丸(《医级》)：生地黄、山药、山萸肉、丹皮、茯苓、泽泻、枸杞子、菊花。

附子理中汤(《和剂局方》)：附子、干姜、人参、白术、甘草。

八画

实脾饮(《济生方》)：附子、干姜、白术、甘草、厚朴、木香、草果、槟榔、木瓜、茯苓、生姜、大枣。

金匮肾气丸(《金匮要略》)：熟地黄、山药、萸肉、茯苓、丹皮、泽泻、桂枝、附子。

苓桂术甘汤(《伤寒论》)：茯苓、桂枝、白术、炙甘草。

羌活胜湿汤(《内外伤辨惑论》)：羌活、甘草、独活、川芎、藁本、蔓荆子、防风。

参附汤(《正体类要》)：人参、附子。

知柏地黄汤(《医宗金鉴》):熟地黄、山药、山萸肉、茯苓、丹皮、泽泻、知母、黄柏。

九画

济生肾气丸(《济生方》):熟地黄、山药、山萸肉、丹皮、茯苓、泽泻、附子、官桂、川牛膝、车前子。

香砂六君汤(《和剂局方》):党参、白术、茯苓、炙甘草、陈皮、半夏、木香、砂仁。

祛风散(《经验方》):荆芥、防风、蝉衣、苦参、白藓皮、土茯苓、苍术、丹皮、银花、连翘、赤芍。

独活寄生汤(《备急千金要方》):独活、防风、秦艽、当归、芍药、川芎、人参、茯苓、杜仲、牛膝、细辛、干地黄、桑寄生、肉桂心、甘草。

荆防败毒散(《摄生众妙方》):羌活、独活、柴胡、前胡、枳壳、茯苓、荆芥、防风、桔梗、川芎、甘草。

十画

养血润肤饮(《外科证治全书》):生地黄、熟地黄、天冬、麦冬、天花粉、当归、黄芪、升麻、黄芩、桃仁、红花。

真武汤(《伤寒论》):茯苓、白芍、白术、附子、生姜。

涤痰汤(《济生方》):半夏、胆南星、桔红、枳实、茯苓、人参、菖蒲、竹茹、甘草、生姜、大枣。

润肠丸(《脾胃论》):大黄、当归梢、羌活、桃仁、麻仁。

桃红四物汤(《医宗金鉴》):当归、赤芍、生地黄、川芎、桃仁、红花。

柴胡疏肝散(《景岳全书》):柴胡、芍药、枳壳、川芎、香附、陈皮、甘草。

益胃汤(《温病条辨》):沙参、麦冬、生地、玉竹、冰糖。

消渴方(《丹溪心法》):黄连、天花粉、人乳汁、藕汁、生地黄汁、姜汁、蜂蜜。

十一画

清燥救肺汤(《医门法律》):桑叶、石膏、人参、甘草、胡麻仁、阿胶、麦冬、杏仁、枇杷叶。

清金化痰汤(《统旨方》):黄芩、山栀、桔梗、麦冬、桑皮、贝母、知母、瓜蒌仁、桔红、茯苓、甘草。

麻子仁丸(《伤寒论》):麻仁、枳实、大黄、杏仁、芍药、厚朴、白蜜。

黄芪汤(《和剂局方》):黄芪、陈皮、麻仁、白蜜。

黄芪建中汤(《金匮要略》):炙黄芪、桂枝、芍药、生姜、炙甘草、大枣、饴糖。

黄芪生脉饮(《经验方》):黄芪、人参、麦冬、五味子。

黄连阿胶汤(《重订通俗伤寒论》):黄连、阿胶、芍药、鸡子黄、鲜生地黄。

羚羊角汤(《医醇賸义》):羚羊角、龟板、生地、丹皮、白芍、柴胡、蝉蜕、薄荷、菊花、夏枯草、石决明。

银翘散(《温病条辨》):银花、连翘、桔梗、薄荷、竹叶、生甘草、荆芥穗、淡豆豉、牛蒡子、芦根。

十二画

温胆汤(《备急千金要方》):半夏、陈皮、茯苓、竹茹、枳实、甘草。

葱豉桔梗汤(《通俗伤寒论》):鲜葱白、桔梗、焦山栀、淡豆豉、薄荷、连翘、生甘草、鲜淡竹叶。

十三画以上

镇肝熄风汤(《医学衷中参西录》):代赭石、龙骨、龟板、生白芍、元参、天冬、牡蛎、怀牛膝、川楝子、麦芽、甘草、茵陈蒿。

酸枣仁汤(《金匮要略》)：酸枣仁、川芎、茯苓、知母、甘草。

蠲痹汤(《杨氏家藏方》)：酒当归、羌活、姜黄、白芍药、炙黄芪、防风、炙甘草、生姜。

主要参考书目

1. 周凤梧等.黄帝内经素问语释.济南:山东科学技术出版社,1985
2. 南京中医学院中医系.黄帝内经灵枢译释.上海:上海科学技术出版社,1986
3. 赵立勋主校.景岳全书.北京:人民卫生出版社,1991
4. 周文泉等.实用中医老年病学.北京:人民卫生出版社,2000
5. 耿德章.中国老年保健全书.(2).北京:人民卫生出版社,1997
6. 杜建.中西医临床老年病学.北京:中国中医药出版社,1998
7. 李建生.老年医学概论.北京:人民卫生出版社,2003
8. 吴恩亮等.老年病防治300问.(3).北京:中国中医药出版社,2004
9. 陈灏珠.实用内科学.(13).北京:人民卫生出版社,2009
10. 叶任高.内科学.(6).北京:人民卫生出版社,2003
11. 王明惠等.内科医师查房必备.北京:世界图书出版公司,1997
12. 黄文东.实用中医内科学.上海:上海科学技术出版社,1985
13. 黄慧芹.常见病家庭中医防治.北京:金盾出版社,2004
14. 陈勇毅等.老年常见病中医保健.北京:人民卫生出版社,2000
15. 田金洲.中医老年病学.天津:天津科学技术出版社,1994

16.陈学达.名医谈胆石病.宁波:宁波出版社,2000

17.王明如.名医谈肾炎.宁波:宁波出版社,2000

18.张蕙芬等.实用糖尿病学.(2).北京:人民卫生出版社,2001

19.贾海忠.高脂血症调养与护理.北京:中国中医药出版社,1999

20.张暋等.中西医结合高脂血症治疗学.上海:人民军医出版社

21.黄兆胜等.肥胖病、脂肪肝与高脂血症中西医诊疗与调养.广州:广东旅游出版社,2001

22.刘艳骄.肥胖病调养与护理.北京:中国中医药出版社,1999

23.沈力.名医谈中风.宁波:宁波出版社,2000

24.赵忠新.临床睡眠障碍学.上海:第二军医大学出版社,2003

25.李宗衡等.失眠.北京:中国中医药出版社,2000

26.王德生等.老年性痴呆.北京:人民卫生出版社,2001

27.张汤敏等.老年痴呆中医防治.北京:人民军医出版社,2002

28.郑观成.健脑养生与老年痴呆.上海:上海科学技术文献出版社,2000

29.沈渔邨.精神病学.(3).北京:人民卫生出版社,1995

30.季建林.精神医学.上海:复旦大学出版社,2003

31.李家育.老年性痴呆病人护理210问.北京:科学技术文献出版社,2000

32.施杞等.骨伤科学.北京:人民卫生出版社,2001

33.马树泉等.颈椎病中医新疗法.北京:人民卫生出版社,1997

34.伊智雄等.实用颈背腰痛中医治疗学.北京:人民卫生出版社,1997

35.刘忠厚.骨质疏松学.北京:科学出版社,1998

36.肖建德.实用骨质疏松学.北京:科学出版社,2004

37.叶海等.名医谈骨质疏松症.宁波:宁波出版社,2000

38.陈锐深.现代中医肿瘤学.北京:人民卫生出版社,2003

39.段可杰.肿瘤疾病家庭防治精选100问答.天津:天津科技翻译出版社,1993

40.甲田光雄(日本).奇特的癌症防治法.北京:中国中医药出版社,1996

41.董志伟等.常见恶性肿瘤预防与控制手册.北京:中国协和医科大学出版社,1999

42.王建璋等.癌症的初期警号及防治.(2).北京:知识出版社,2000

43.周文泉等.中国药膳辨证治疗学.北京:人民卫生出版社,2002

44.刘昭纯等.实用药膳学.济南:山东文化音像出版社,1998

45.余彦文.李时珍药膳菜谱.武汉:湖北科学技术出版社,2002

46.黄明河等.中国民间传统疗法.广州:广东科技出版社,1999

再版后记

《常见老年病自我防治备要》一书的再版,缘起于一个电话。年前,出版社来电询问:"新华书店要书,不知是否还有余书,如没有,打算再版吗?"这样,再版的脑细胞开始萌动。后来又获悉,市老年大学要继续将此书作为有关专业教材的消息。——社会的需要,凸显着行为的价值,在"要书"信息的撞击下,再版的决心终于下定了。

编撰本书的初衷,是为了让老年朋友更多地了解一些养生之道,增强老年病"以防为主、防治结合"的观念,提高自我保健能力,使老年朋友能科学而理性地对待健康、对待疾病,化解精神上莫名的困扰和遗憾。从而在这充满阳光和暖意的生活中,增加一些轻松感、祥和感,能多享受一些健康生活的乐趣。

为了适应医疗卫生事业的发展,根据广大读者历年来对本书提出的意见、建议和要求,这次再版对初版的错字、误印作了订正,同时,对所述内容作了必要的修正、充实和更新。如"高血压"一节中,血压水平的定义和分类,采用了《中国高血压防治指南》2010年修订版的标准,对第二章各节,补充了"防治误区"的内容,另外还增加了过去没有编入的"慢性腹泻"一节等。

本书的成编,是参与编写的诸多专家、同仁默默付出的结果,是集体经验和集体智慧的产物。这次再版,还得到了有关行家的支持和帮助,如主任中医师胡慈姚、陈霞波,主任医师吴力,副主任中医师徐立民、龚文波等都倾注了一片深情和心力,在此表示衷心的感谢!同时对促成本书再版的有关单位和朋友致以深深的谢意!

再版后的本书,虽作了必要的修订和增改,但限于水平,仍可能存在错误和不足,敬祈广大读者和行家批评指正。

"莫道桑榆晚,为霞尚满天"。虔诚地祝福老年朋友能健康长寿,愉悦常伴。

洪善贻
2012 年 3 月